The Unique World

**方
寸**

方寸之间　别有天地

瑜伽 新史

从
古
印
度
到
现
代
西
方

〔英〕阿利斯戴尔·希勒
Alistair Shearer
著

罗金 潘丽妃—译

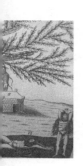
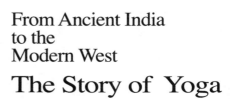

From Ancient India
to the
Modern West

The Story of Yoga

社会科学文献出版社
SOCIAL SCIENCES ACADEMIC PRESS (CHINA)

瑜伽修行致力于保持自由状态下的稳定，只有长期坚持不懈和勇猛精进，修行才能稳固扎根。自由是意识离欲的殊胜状态，心止息了它对所见所闻甚至经中所许诺的事物的渴望。至高无上的自由是成为绝对的自我，由此从世事无常中完全解脱。

——帕坦伽利《瑜伽经》（1.13–1.16）

"瑜伽士我们做不到，布拉瓦茨基 ① 我们成不了，

我们想要的所有只是一点银行存款和出租车里的一位姑娘。"

——"风笛音乐"（Bagpipe Music），作者路易斯·麦克尼斯（Louis MacNeice）

---

① 布拉瓦茨基（Blavatsky，1831–1891），俄国女通神学者、作家，1875 年在纽约与他人共同创立通神学会。——译者注（本书脚注除标示外，均为译者注）

目 录

PART I　昨天

开　端

入侵的时代

致　谢

我想要感谢几位朋友。首先是我的非正式研究团队成员：苏拉德瓦·埃文森（Suradeva Evenson）、詹姆斯·吉布森（James Gibson）、杰克·麦克蒂格（Jack McTigue）、汤姆·普里斯特利（Tom Priestley）以及艾伦·史林普顿（Alan Shrimpton）。他们持续关注着有关印度的一切事物，没有他们的贡献本书难以完成。感谢艾奥瓦大学的弗雷德里克·史密斯（Frederick Smith），他对本书最初的草稿提出了鼓励性意见。同样感谢安妮·克拉克（Anne Clark）、伯纳黛特·海利（Bernadette Haley）和梅蒂·克拉克（Maidy Clark），他们对书稿提出了宝贵的反馈意见。最后，非常感谢我的老朋友——作家、画家兼出版了许多哲理书籍的出版人托奈特·利普（Toinette Lippe），感谢她在重压之下仍不厌其烦审阅本书的手稿。

术语表

不二论（Advaita）　　　又称"非二元论"，主张把世界视为一个最高意识的化身。许多印度教和佛教流派中，都有不二论思想，但这通常与阿迪·商羯罗（Adi Shankara）的学说有关，他是8世纪南印度的一位老师，也是一位文本评注家。见下文吠檀多（Vedanta）。

体式（Asana）　　　　　"坐"或者"宝座"；是身体瑜伽姿势的总称，也是帕坦伽利"瑜伽八支"（Eight Limbs of Yoga）之三。

外支（Bahiranga）　　　是瑜伽的外在方面，与内支（antaranga），即瑜伽内在方面，形成对比。

收束（Bandha） 一种"能量锁"，尤其运用于哈他瑜伽练习中，以控制生命气息（参阅 prana）的流动。有三种主要"锁"，分别为：根锁（mula）——收缩骨盆底，腹锁（uddiyana）——收缩腹部，喉锁（jalandhara）——锁住喉咙。

梵行期（Brahmacharya） 字面意思是"献身于绝对真理"，但通常指禁欲。

脉轮（Chakra） 精微体中的能量"轮"或"汇集点"。

拜见得福（Darshan） （a）"看见""目睹"：来到圣人或伟人前的体验。（b）"视角""观点"：用来描述一种哲学体系，尤其是正统印度教六大哲学之一的哲学体系。

执持（Dharana） 把所有注意力集中于冥想。帕坦伽利"瑜伽八支"之六。

禅定（Dhyana） 在冥想中使注意力向内移动。帕坦伽利"瑜伽八支"之七。

正式接见（Durbar） 源于波斯语的一个词语，在印度使用，意为皇家法庭或国王就国家事务进行研讨的正式会议。

二元论（Dvaita）	"二元性"；耆那教、小乘佛教和数论派等宗教和哲学体系中都有意识xviii和物质永恒隔离的观点。
本性（Guna）	"绳线"。在数论派哲学中，有三种不同的组合，构成了时间、空间和因果关系的相对世界。它们是：激性（rajas，运动、能量）、惰性（tamas，质量、惯性）和悦性（sattva，光、纯净）。练习瑜伽的目的是磨炼和平衡前两种美德，并使第三种美德占主导地位。
哈他瑜伽（Hatha yoga）	最初是一种净化粗重体和精微体的严格体系；现在常被用作身体瑜伽的通称。
独存（Kaivalya）	"孤独"；超然的状态，是帕坦伽利《瑜伽经》的目标。
迦梨时代（Kali Yuga）	第四个也是最后一个人类大循环时代；一个无知和痛苦的时代，处于下一个黄金时代或真理时代之前。
身心净化法（Kriya）	"行动"；哈他瑜伽中的一种特殊的清洁程序。通常被统称为六作（Shatkriyas）或六业（Shatkarmas），即"六种（净化）行为"。

昆达里尼（Kundalini）	"蜷伏的生命力"；人类潜在的进化能量，由瑜伽激活。
精微体［Linga（or sukshma）sharira］	"精神体"，即另一种的或无形的神经系统。由非常精细的物质构成，科学无法察觉，但可以被激活且被主观地体验。净化这个介于传统身心概念之间的身体是瑜伽练习的目的。
印契（Mudra）	"印"或"标记"，一种象征性的姿势，经常通过手和手指练习，以引导生命气息（参阅prana）的流动。
传承（Parampara）	瑜伽大师将权威教义传给弟子。
原初物质（Prakriti）	"原始本性"，或所有物质的因果能量，与原人（参阅purusha）形成对比。这个词也出现在耆那教、佛教教义以及瑜伽中。
生命气息（Prana）	精微的生命能量，类似于古希腊的圣灵（pneuma）和中国的气（qi）的概念。
调息法（Pranayama）	"精微生命能量的延伸"；身体瑜伽中呼吸练习的总称。帕坦伽利"瑜伽八支"之四。

制感（Pratyahara）	"朝向/远离（prati）食物（ahara）"; xix 将注意力从总体感官印象中撤出，允许意识移动到内在更迷人的领域。帕坦伽利"瑜伽八支"之五。
原人（Purusha）	"人"或超个人的自我，作为终极原则，或无限的精神，永远与物质世界分离。这个术语是从《奥义书》中开始使用的，并且通过数论派（参阅 Sankhya），对古典瑜伽哲学产生非常重要的影响。
三昧（Samadhi）	"聚在一起"或"连贯"；冥想中不断深入的专注状态的总称。帕坦伽利"瑜伽八支"之八。
数论派（Sankhya）	"枚举"，是正统印度教六大古典哲学流派（shad darshana）之一。它构成了瑜伽理论的基础。
遁世者（Sannyasin）	印度教信徒或宗教托钵僧。
悉达（Siddha）	开悟的大师。
粗重体（Sthula sharira）	"肉身"，或可量化的物质身体。
苦行（Tapas）	字面意义上的"热"；传统意义上的精神苦修。

第四状态（Turiya）	"第四或超验意识"；在《奥义书》中被描述为纯粹的存在，超越了意识中易变的清醒、做梦和睡眠的状态。
《奥义书》（*Upanishads*）	"在附近安定下来"；吠陀经文的形而上的部分，可以追溯到公元前600年。
离欲（Vairagya）	瑜伽中冷静的美德。
吠陀（Veda）	"知识"；正统印度教徒的根本经典。
吠檀多（Vedanta）	一元论的"吠陀的成果"，是正统印度教六大哲学观点之一。
流瑜伽（Vinyasa）	某些身体瑜伽体系中的连续动作。
禁制（Yamas）和劝制（Niyamas）	行为规范。分别是帕坦伽利"瑜伽八支"之一和之二。
瑜伽（Yoga）	"联合"；通常被理解为个体意识与普遍意识的结合。

引　言

　　这不是一本教你"怎么做"的书——这样的书已经够多了——这本书将告诉你"为什么"。为什么一条历史悠久的顿悟之路摇身一变，成了年产值 250 亿美元的健康产业？从古印度的洞穴和森林到现代西方的健身房、工作室和乡村礼堂，这条曲折的道路见证了怎样的历史和社会转折？在被移植到外国土壤后，瑜伽宗师们最初的教义失去了什么，又获得了什么？为什么瑜伽有那么多不同的形式，似乎囊括了从肌群练习到正念体验，从压力缓解到精神解放的方方面面？在一定程度上，本书试图定义我们口中的"瑜伽"。

　　不管答案是什么，当今世界上，几乎每个国家都有人在教授和练习某种形式的瑜伽。在美国，瑜伽行业发展的速度就非常惊人。从 20 世纪最后几十年到 2001 年，进行过某种瑜伽练习的人数从几十万人增加到 400 多万人，2016 年则超过了 3700万人，这一数字是五年前的 2 倍，且上升趋势仍在持续。《瑜伽杂志》(*Yoga Journal*) 调查显示，还有 8000 万人对开始瑜伽练习抱有浓厚的兴趣。[1] 这绝不仅仅是产业宣传，美国国立卫生研究院（National Institute of Health，NIH）为数据调查提供了支撑。当然，英国练瑜伽的人要少些，保守估计为 300 万人，但这个数字也在不断攀升。瑜伽逐渐融入我们的日常健身训练、社区教育和治疗体系中，我们对它的热情似乎也在与日俱增。

身体与心灵

1896 年，斯瓦米·维韦卡南达（Swami Vivekananda）① 出版了一本颇具影响力的著作《胜王瑜伽》（*Raja Yoga*）。他是将瑜伽传至西方的第一人，本书第 11 章还将对此进行介绍。他在书中讲述了神与魔去向一位伟大的智者学习探究"宇宙自我"的故事。

神与魔跟随智者一起修习了很长时间。最后，智者告诉他们："你们自己就是你们所追求的存在。"于是，他们便将自己的身体视作自我，心满意足地回到自己的世界，告诉那里的同类说："吃喝玩乐，该学的我们都学了。我们自身便是真正的自我，于我之上，再无他物。"魔天生无知，所以停止了进一步的求索，深陷唯物主义的桎梏。而神是一个更为纯洁的存在。不久，当看到肉身承受的疾病、痛苦和死亡的折磨后，神回到智者身边，问道："大师，您曾教我身体就是自我，对吗？如果是这样，我看到所有的肉身都会死去，但真正的自我应该是不朽不灭的。"智者答：

---

① 斯瓦米·维韦卡南达（1863~1902），又译作辨喜，印度教哲学家和社会活动家，在瑜伽与吠檀多哲学方面具有相当大的影响力，一生致力于印度的社会改革。

"我告诉过你，你就是那个自我。好好去感悟真意吧。"经过无数次的探索，神终于意识到自身即超越一切思想的自我，不生不灭，剑不能刺穿，火无法灼烧，其不会蒸发也不会融化，没有起源与终点，是无法动摇、无形、无所不知、无所不能的存在。神通过自身体验得知，自我既非身体也非心灵，而是超乎一切的存在。神心满意足，完全领悟了，但那个可怜的魔仍未识清真相，因他对肉身有着过分执念。[2]

尽管我们现代人可能既不相信神也不相信魔，但瑜伽宗师斯瓦米的故事仍未失其时代风采。在全球掀起的瑜伽热的背后藏着一种普遍的困惑，即瑜伽练习的真正目的是什么？有关身体文化和精神欲求关系的谜团，如斯瓦米的古老故事中的一样，至今仍未解开。

瑜伽术语在历史上的不一致性也无助于解释这种不确定性。许多教授现代体式瑜伽（Modern Postural Yoga，MPY）[3]的教练仍用"哈他瑜伽"①（意为"力的瑜伽"）这一传统命名向学员阐述他们所学的内容。然而，最近的学术研究表明，最古老的哈他瑜伽并不重视瑜伽的体式。[4]本书第 5 章和第 10 章将说明，对哈他瑜伽的记载并不关注肉体的组成，而更重视无形的内在对应物，即精微体，宇宙中的生命气息正是通过精微体流转的。[5]所谓"粗重体"，指向能被感官所理解的世界，它受限于时间和空间的法则；与之相对，"精微体"指向

---

① 哈他瑜伽又名传统瑜伽，在"哈他"（Hatha）这个词中，"哈"（ha）的意思是太阳，"他"（tha）的意思是月亮。"哈他"代表男与女，日与夜，阴与阳，冷与热，以及其他任何相辅相成的两个对立面的平衡。

存在于相应现实世界内部或者背后之物，由不受时空所限的意识形态构成，包括各种对无形存在的感知，如灵魂、恶魔和神灵。我们的肉身受制于严格的净化戒律，这种清洁过程统称为"六业"（Shatkarmas），即六种瑜伽清洁术，其目的是在身体和心灵两个层面净化人体系统，以适应我们不断升级的思想意识。其中一些清洁术包括：吞咽长条布带清洁胃部（道悌法，dhauti），进行瑜伽灌肠（巴斯悌法，basti），用盐水或蜡线清洁鼻腔（涅悌法，neti）。此外，"哈他瑜伽"的整个训练过程是以形而上的形式表述出来的，这在很大程度上无法被现代人的思维所理解。例如，有说法称，当一个成熟有志者的身体和心灵得到适当的净化时，深度冥想将赋予他超凡的力量，让他最终从尘世的束缚中完全解放出来，这就是开悟（enlightenment）。

003

这些内容在今天典型的瑜伽体式课程中难觅踪迹，倒是毫不意外。尽管这些课程能帮助我们保持健康，获得幸福感，但今天打着"哈他瑜伽"旗号的瑜伽课程通常与古典哈他瑜伽大相径庭。简单来说，在 15 世纪的印度，即哈他瑜伽经典作品《哈他瑜伽之光》[①]写成之时，"哈他瑜伽"的含义与它在 21 世纪的西方世界中的含义截然不同。

在另一个常见的分类"胜王瑜伽"中也存在类似的歧义。自

---

① 《哈他瑜伽之光》（*Hatha Yoga Pradipika*）是关于哈他瑜伽的梵文经典，成书于 15 世纪。湿瓦玛罗摩在《哈他瑜伽之光》里描述哈他瑜伽体系有四个步骤：体式法（Asana），呼吸控制法（Kumbhaka），手印法和收束法（Mudra & Bandha），纳达斯（Nadas）。

维韦卡南达将瑜伽传至西方以来，有许多人，尤其是他的追随者，已经把"胜王瑜伽"理解为以冥想为主的瑜伽。事实上，在历史上冠以"胜王瑜伽"之名的理念和实践十分繁杂，其中也包括非冥想式训练，这些内容在不同时期和不同文本中呈现的侧重点也不尽相同。当我们考虑到各种经典瑜伽时，对于瑜伽风格的定义就变得更加混乱了，现代瑜伽亦是如此。在印度传统中，并不存在一套通称"瑜伽"的单一体系，而且某位当代学者（也是位瑜伽从业者）已确定了超过 42 种不同的瑜伽练习方法。[6]

考虑到这一复杂情况，在对这一主题的总体研究路径中，我暂且大致区分出"身体瑜伽"和"心灵瑜伽"两个简单类别。身体瑜伽包括常规体式训练（体式法），收缩肌肉并关闭喉咙、收缩并提升骨盆底的肌肉或将盆底肌肉向内拉（收束法），净化训练（身心净化法）和呼吸调整训练（调息法）。[7] 心灵瑜伽则包括了精神内省或冥想的特定技巧练习。

但即使是这种简单的分类也引发了新的概念混淆。"冥想"一词的使用非常宽泛，涵盖了各种不同实践，而这些实践又完全不一致。反思和畅想、创造性的形象化、自我肯定、听氛围音乐、正念策略、有引导的想象之旅和渐进式放松技巧，都常常被统一归入这一笼统术语之下，并因此被赋予几乎平等的地位。此外，许多人声称，他们在进行园艺活动、慢跑或遛狗时会"用自己的方式进行冥想"。这些活动当然是令人愉悦的，于我们也大有裨益。但是说到底，它们依旧只是活动，不能与身体和心灵逐渐进入休止状态的真正冥想等同。

所谓"冥想"，我指的是印度大圣哲帕坦伽利（Patanjali）在他的《瑜伽经》(*Yoga Sutra*) ① (约前 250) 中描述的过程，这也为许多其他瑜伽大师所遵循。原则上，冥想是一段无声的、内化的旅程，通过清晰和渐进的放松、内化和扩展阶段进行，不受外部因素的干扰。当开始进行冥想时，我们需要先进行制感（ pratyahara ），然后进行执持（ dharana ）和禅定（ dhyana ），最后到达稳定连续的精神状态，即三昧（ samadhi ）。[8]

需要及时警惕的是，任何对身体和心灵的分割必然只是暂时的，因为当今不断深入的科学研究表明，二者之间密切、持续地相互影响。从生物学的角度来看，我们所经历的精神和情感世界在很大程度上是生化机制的结果，这种机制是经过数百万年的进化形成的；我们所感知到的现实总是和身心相关，这既由意识决定，又由身体中的化学物质决定。同样，我们的精神状态会影响身体的生物化学反应。"身心复合体"（ mind-body complex ）的说法比谈论身体与心灵两个单独分类更加准确。几个世纪以来，瑜伽已经证实这一点：其通过培养和练习身体及心灵两方面的技巧，来创造一种主观上的幸福感，无论外界环境如何。也许这种身心交流的神经过程比较复杂，但可以很轻松地被激发。关注身心整体的瑜伽教练都清楚，轻松完成一个瑜伽体式，接着不需要花费太多力气保持住这个动作后，人的心绪能平静下来，并产生一种肌肉记忆，随着多巴胺引起的愉悦情感得以释放，这种肌肉记忆便激活了人们重复整个过程的欲望。同样，专业的冥想教练

---

① 大约在公元前 250 年，印度圣哲帕坦伽利创作了《瑜伽经》，印度瑜伽在其基础上真正成形。帕坦伽利是一个对瑜伽有巨大意义的圣人。他撰写了《瑜伽经》，提供了与瑜伽有关的所有理论和知识，在这部著作里，他阐述了瑜伽的定义、瑜伽的内容 、瑜伽给身体内部带来的变化等。

也都知道，运用一些心理技巧可以让呼吸和身体发生可感知的愉悦变化。身体和心灵就像是一枚硬币的正反面，永远都不能真正分开。然而，为了了解不同类型瑜伽之间的细微差别，区分"身体瑜伽"和"心灵瑜伽"仍较有助于我们描述那些相对独立又重合且总是相互联系的瑜伽活动。

对一些读者来说，上述区别似乎有些过于学究气，但对于消解两种瑜伽关注度不对等的现象却是有必要的。关于"身体瑜伽"的讨论已经足够详细，人们从解剖学的角度越来越全面地研究各个瑜伽体式及其对身体的影响，并且对它们进行归类。每一年，最新的研究结果都会通过大量论文、学术会议、研讨会、瑜伽节传遍世界。但人们对"心灵瑜伽"的理解，从上述冥想式的自我超越这个意义上来说，是不够准确的。实际上，作为现代瑜伽必不可少的一部分，心灵瑜伽几乎已经被忽略，变成了每个人只能通过自己去探索的附加选项。因此，心灵瑜伽的练习方法在很大程度上还是片无人探索的领域，人们只能在缺乏指导的情况下尽力摸索着前行。

东方还是东方吗

当古老的教义被连根拔起，再移植到现代的土壤，会发生些什么？对这一问题的探索是本书中反复出现的主题。对于从东方到西方、从神圣到世俗的转变中可能产生的混淆，我们可通过印度智慧三个分支的外传情况进行考察。姿势瑜伽、冥想和阿育吠陀（Ayurveda，意为"生命的知识"）在 20 世纪从吠陀之乡开始外传。其中的阿育吠陀，即印度传统医学体系，如今和瑜伽联系紧密，部分原因是当今一些瑜伽大师常将二者联系在一起，如马哈利希·马赫什·约吉（Maharishi Mahesh Yogi）、斯里·斯里·拉维·尚卡尔 ①（Sri Sri Ravi Shankar）和巴巴·拉姆德夫（Baba Ramdev）。[9] 本书还会进一步阐明，将某一个时空的智慧转移到另一个时空，这个过程绝不像人们认为的那样简单。任何事物都有自己的背景，现实模型以及认知表达在不同文化、不同时代中差异巨大。最理想状况下，在转变过程中不可避免产生的变化、调整及误解都是无关紧要的，但在某些情形下，最初的教义可能遭受损害，甚至诋毁。有关文化上的混淆对身体与心灵瑜伽产生的影响将在本书第二部分中进行讨论。

有关瑜伽的学术研究

过去 20 年，对瑜伽的研究主要集中在其惊人的流行趋势上。与此相对应的是，近年来出现了更专业的研究主题，这些研究旨在揭示瑜伽的起源、历史发展及文化背景。[10]

与前几代研究者不同的是，现在很多研究者本身就是瑜伽实践者，这令人欣喜，也早该如此，但他们的研究在很大程度上与实实在在的瑜伽实践相去甚远。很多瑜伽实践者可能想要研究瑜伽的历史根源，但他们的尝试往往会陷入学术术语的泥潭。在后德里达－福柯时代的学术殿堂中，对方法论选择的界定和对意识形态立场的合理化使一项研究能被接受，但这些并不是真正的瑜伽爱好者们所要寻找的。他们对瑜伽的理解不是在大学图书馆或人类学田野调查中获得的，而是在瑜伽垫上。当他们要寻求权威意见

---

① 在中国常以俗称"古儒吉大师"为人熟知。

时，更可能去找在瑜伽之路上有实操经验的老手，而不是为各自观点争论不休的严谨学者。

　　我要提醒读者，这本书的部分目的是提炼一些新近研究，并将之用一种易读易懂的方式呈现出来，从而让瑜伽老师、练习者，乃至普通读者，都可以扩充知识、感受乐趣。我的这本书不是一项学术研究（尽管前几章因涉及早期文献，不可避免地颇具学术性质），但如果它能激发出新的思考和讨论，那就更好了。对那些希望对特定主题进行更深入研究的人来说，书中涉及的150多篇文献，有些学术性较强，有些较通俗，都已在注释中标明，可供读者展开深入研究。

翻　译

　　重要的经典瑜伽文本用梵语写成，这种语言富有诗意与想象力，具有多义性及迂回婉转的色彩。关于翻译的争论，即采用学术语言直译还是贴近瑜伽活动的诗性翻译，会异常激烈。对词源的考证争议不断，有时会出现曲解。在我看来，为了达到服务瑜伽的目的，翻译应该将语言的准确性和文本中合理推测出的种种可能性所催生的灵感相结合。为此，我在本书中选用了多种翻译文本。早期的吠陀段落的翻译源自珍尼娜·米勒（Jeanine Miller），一位对神智学感兴趣的实践型瑜伽学者。从帕坦伽利的《瑜伽经》中摘录的诗句是我自己翻译的，引自我公开出版的译本（Bell Tower，2004）；同样，《奥义书》（Upanishads）中的一些段落摘自我的《奥义书选集》（Bell Tower，2003），其他部分摘自艾内斯·艾斯华伦（Eknath Easwaran）所译的畅销版《奥义书》（Nilgiri Press，2007），该译者是一位文学教授，也是加州伯克利蓝山冥想中心（The Blue Mountain Center）的创始人。与其他较新且备受好评的版本，如瓦莱丽·罗巴克（Valerie Roebuck）版（企鹅出版社，2004）和帕特里克·奥利维耶（Patrick Olivelle）版（牛津大学出版社，2008）相比，艾斯华伦版的翻译相对自由，但必须说明的是，该版本中偶尔会插入原文没有的解释性成分。尽管如此，他的翻译连贯流畅、容易理解，不会受到脚注过多的影响。正是这些特点让它在全世界的瑜伽学员中一直备受欢迎。《薄伽梵歌》（*Bhagavad Gita*）的翻译出自马哈利希·马赫什·约吉译本（企鹅出版社，1968），而其他引用的翻译段落，如深奥的中世纪哈他瑜伽材料，出现时皆标明了出处。

小　结

在解释我们称为"瑜伽"的杂合产物时，我试图阐明其非常混杂的起源、诞生时奇异且有时令人费解的环境，以及它在现代社会中的地位。关于最后这一点，鉴于瑜伽已经深深融入当代生活中，它已不能跟塑造我们社会的其他有影响力的运动相分离。任何对瑜伽的深入研究都必须考虑到一些显然有差异但又相互关联的议题，包括妇女权益、数字化革命、名人文化、压力流行病以及面对前所未有的变化时人们对真实自我的追求。此前还未有人尝试过如此大范围的文化探讨，而这本书正好为那些看似不相关的议题提供了宽广、兼容而井然有序的讨论空间。这些议题涵盖学术与丑闻、风尚与哲学、批评与认可、智慧与任性。欢迎翻开瑜伽的故事。

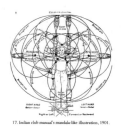

17. Indian club manual's mandala-like illustration, 1901.

PART I
昨天

开
——————
端

1

追溯到何时

在美国某个市中心典型的周五晚上，一群年轻的瑜伽练习者，其中大多是身着时尚运动装，带着塑料运动水壶的女性，相继来到宽敞明亮的健身房。她们拥有晒得棕褐的肤色、紧致的身躯，在办公室劳累一整天后，终于有机会来到这里放松片刻：充分收紧腰腹和松弛的肌肉，让血压和胆固醇渐渐降低。整个课程沉浸在"一分耕耘，一分收获"的氛围中，你能不时听到对身体组织结构细节的讨论；拉伸与放松可能需要借助瑜伽砖、绳索或其他装备，但大多数瑜伽姿势能使人获得一种坚定的力量。在布满镜子的墙面前，瑜伽练习者的每一次努力都能被看到，这一做法的理念核心便是要练习者朝着自己的目标前进。每个人都有所得：燃烧多余的脂肪，让压力随汗水挥洒，不断挑战自我。一堂瑜伽课结束后，他们身体充满能量，头脑重获清醒，一边聊天一边快速换回日常穿着。有人在吹捧最新排毒疗法的神奇功效，有人在讨论高热能膳食，而几乎每个人都在翻看着自己的手机，确认接下来的日程。

　　在城市另一侧的不远处，另一群人聚在一块。这群人比去健身房的那群年纪更大些，但也几乎都是女性。这里灯光要昏暗些，播放着舒缓的西塔琴音乐，从舞王湿婆画像前的香炉内缓缓飘来一阵阵檀香。这堂课的老师是位取了印度名字的西方人，她在圣城瑞诗凯诗（Rishikesh）灵修中心静修了3个月，刚刚回来。她从印度教经文里的圣歌开始吟诵，发音有些不标准，学员们相继跟着重复经文里的祷文。每一个瑜伽体式都以梵语术语命名，学员们缓慢而轻柔地练习着。课程在引导冥想中告一段落，大家放松地聊着天，拥抱告别后，便奔向各自精彩的周末生活。

　　本书将会在后文中介绍第一群人练习的那类瑜伽，但现在先让我们聚焦第二类人。这类瑜伽练习者，同其他数百万人一样，都认为他们的练习跟印度智慧的滋养源泉或多或少相联系。无论这种模糊的联系多么难以道清，学员和教练都坚信这种瑜伽是印度次大陆赋予全世界的实实在在、永不枯竭的精神馈赠。帕坦伽利的经典《瑜伽经》最受喜爱的英译本之一名为《如何认识神》（*How to Know God*），由定居加州的印度大师斯瓦米·普拉巴瓦南达（Swami Prabhavananda）和英国作家克里斯托弗·伊舍伍德（Christopher Isherwood）以诗歌的形式合作译成。这个译本最初于1953年出版，至今仍是吠檀多出版社（Vedanta Press）的畅销本，多年来获誉无数。英国官方瑜伽管理机构——"英国瑜伽扶轮会"（British Wheel of Yoga，BWY）最近还将该译本作为瑜伽教练培训课程的参考书目。作者在书的绪论的开篇段落告诉我们："瑜伽的学说据说是从史前时代流传下来的。"如此惊人的起源或许有一天会得到证实，但当下还没有确切的证据支持这一说法，对身体瑜伽来说也当然如此。自此书译本首次出版起已近 70 年，相关的学术讨论从未间断，而如此宏大的表述在今天也不是没受到过质疑。事实上，正如我们所见，无论是在社会文化规范方面，还是就其精神目标来说，许多在 21 世纪练习的瑜伽其实跟我们了解的古印度都关联甚少。

　　一提到发展历程，有关瑜伽的巡回演说常常称这一运动始于"5000 年前"。但现今任何对印度或印度人熟悉的人都知道，只要"5000 年"这个标签出现在有关文化的讨论中，其含义就并不在于精准的数字，这是一种简略表达——其本义为"一段很久远的时间之前，至于具体多久无人知晓，也并不重要，因为当下讨论的主题是永恒的事实"。这种随意的态度在某种程度上是可以理解的，因为早期的印度历史在确切的年代上是出了名的模糊，在其中许多大段的时间里，我们对在这一次大陆上发生了什么几乎一无所知。这种不严谨可能会让知识分子们产生挫败感，而他们的挫败感又因印度的历史与神话（暂使用西方对这两个概念的区分）总是无缝融合而加剧。梵语中有个词叫"印度神话"（itihasa）："就这么发生了。"这个词同时包含了历史与神话，从而将西方人眼中的客观真实与纯粹的奇特想象混在一起。从印度传统观点来看，真正重要的是过往事件的典范价值，而非编年顺序等细枝末节。如此看来，历史记录的目的在于教育与启迪人民，他们既是个体，也是社会的一员。当下人们经过重新审视，将历史视作一系列片面的叙事，而非客观的记录，但这还不足以使我们认同印度的传统观点，即《摩诃婆罗多》（*Mahabharata*）中的故事在真实性上并不逊于印度次大陆奋力摆脱英国统治，争

015

取独立的历史事实——尽管新德里许多有影响力的人物也发表过相同观点。鉴于此，任何定位瑜伽的精准起源或追溯其历史发展轨迹的尝试，都只是徒劳；在印度，可靠的记载通常并不存在，我们能获得的只有"神秘史"（mythistory）。

文字记载的匮乏，部分原因在于识字的普及是晚近才实现的。在这个年代，识字被视作文明的最低标准，因而我们很容易忽视，古代先人并不像我们一般自然而然重视读写的能力。神圣的知识太过宝贵，因而不能用文字记录下来，因为文字记录容易被篡改和误读，未受过教育的读者也很有可能因无法完全理解而损害教义的纯正。这也说明了当书面媒介在苏美尔和古代中国等远古文化中出现时，为什么仅仅被用于记录税、债务、产权等商务交易，而从未用于传播哲学或神圣的知识。事实上，书写的诞生是与历史上最早为人所知的货币"麦元"（"currency" of barley）完全同步的，都出现在公元前 3000 年左右的苏美尔地区。

灵性知识在印度一直有一种"耳闻"传统，通过口耳相传得以延续，又通过个体的实践迅速传播开来。即便是神圣知识与仪式的卫道士也不一定具备读写能力，因为能确保他们完整无误传播教义的是手把手的教导，是心口相传。当瑜伽作为一门有关转变的学问在印度大地上出现后，它一直是以"老师-弟子"的方式传播各种体式练习的，这一方式通过密切监测每个人的进步来保证学习成效。这种封闭式传统的重要性也能解释印度历史上婆罗门种姓一直以来的排他性。不管现代人多么不喜欢，在传统社会中，获得重要的知识——宗教知识又是其中最重要的一种——总是高度专门化的事务，而不是一种平等的"权利"。它的纯洁性通过一种功能层级制得以维系，这种层级制被视作神圣秩序的缩影。宇宙的整体论在吠陀印度中叫作"黎多"（rita），后被印度教术语"达摩"（dharma）替代，在西方基督世界中最先被柏拉图阐释为"存在巨链"（Great Chain of Being）。016这一观念与我们当今学问堡垒中所教授的后现代相对主义截然对立。在当下的认知中，层级制是一种具有剥削性质且主要用于垄断权力的父权式社会建构，与其高尚的起源无关。当然，古人除了受玄妙神学的影响，也受制于尘世忧患。无情的季风雨和洪水、贪得无厌的蚂蚁、毁灭性的军事冲突，这一切都对书面的记载构成威胁，无论这些记载是记在树皮上、棕榈叶上的，还是从8世纪左右开始记在纸上的。

口耳相传内容的准确有赖于超凡记忆力，这可以通过死记硬背式的学习与不断重复进行培养，同步的肢体动作能帮助加速这一进程。如此一来，学生将知识进行消化吸收，而不仅仅是积累知识，这种专门技能也内化为其自身的一部分。识字因为要依赖外部资源，所以往往会破坏我们与生俱来的记忆能力。正如印度人说的，"书本上来的知识只能停留在书本上"。我们所熟知的西方演说家们的惊人记忆力，如今在印度叙事诗歌者和吟游诗人身上仍可觅得，这对于我们这些识字量大但缺乏注意力的现代人来说几乎难以想象。[1]

"5000年"的转义是一种古老而浪漫的憧憬，投射在印度这片充满想象的文化沃土上，数千年来圣人与智者的智慧在这里累积。从一些古典时代的游记中已可见一斑。约公元前320年，希腊使节麦加斯梯尼（Megasthenes）就将印度描绘为"这片神秘又神奇的土地"，而大概 300 年后的毕达哥拉斯派哲人，提亚那的阿波罗尼奥斯（Apollonius of Tyana），见证了婆罗门在空中升起两把腕尺以敬拜他们的神明的场面。在 18 世纪末启蒙运动 [2] 的学术话语中也可见到相关讨论。人们常认为瑜伽智慧蕴藏于吠陀文化（参见下文）及其富有生机的产物印度教中，但后者本身是个有问题的概念。"印度教"（Hinduism）这一术语由英国传教士、官员及随后的学者在 18 世纪末 19 世纪初所创。"印度教的"（Hindu）是个更古老的术语，最初被当作一个地理或民族上的概念，用以描述居住在印度河畔的族群，很多年之后才演变成一个概括性形容词，涵盖在这一次大陆上发现的各种宗教信仰和习俗。印度人并没有自然而然地使用这个词。自 19 世纪早叶开始，我们不断听到正统教派使用"萨纳坦纳达摩"（Sanatana Dharma，意为"永恒正法"）一词来区分他们古老的宗教与在基督教传教影响下的各式改革运动倡导的宗教。今天，不喜欢"印度教"这一外来说法的人常使用"萨纳坦纳达摩"一词，在他们看来，自己世世代代传承下来的生活智慧远非世界上许多其他宗教中的一种那么简单。"正统"（orthodox）一词在此对我们也同样重要，这是由于吠陀 – 印度正统之外的一些印度宗教——其中主要是耆那教和佛教——也一直在进行某些形式的瑜伽练习。事实上，我们许多早期的文献记载都出自这些非正统来源。

　　了解这些背景后，我们再来考察早期的印度文明，看看能否从中找到 21 世纪人们在健身房、乡村礼堂乃至医院里认真练习的瑜伽的起源。

印度河文明（约前 3000~ 前 1500）

印度河文明（The Indus Valley Civilisation）是能够证明印度大地上存在过先进有序文化的最早证据。这一文明几乎与中国早期文明和美索不达米亚文明同时代，其博大有序的城邦文化从巴基斯坦南部向外延伸近千里，东至当今德里，南至孟买，覆盖了不少于 500 个大大小小的村落。在这片次大陆上发掘的早期遗物并不多，但其中一件手工艺品多年来被视作瑜伽存在的早期证明，甚至在今天都常常被用来证明姿势瑜伽可追溯至最古老的时期。这是块仅仅 2 英寸（1 英寸约合 2.54 厘米）见方的滑石印章，出土于印度河文明的主要城市摩亨佐达罗（Mohenjodharo，今在巴基斯坦境内）。印章上刻有一人像，像神明或君主，又像位大祭司，以根锁式（mulabandhasana）盘腿而坐，这也是后来备受密宗瑜伽士推崇的体式。印章上人物的生殖器呈勃起状态，其坐在一个类似于今天印度仍然用于冥想的矮沙发上。他还戴着一个巨大的头饰，上有突出的角，四周是大象、老虎、犀牛和公牛等野生动物，在他前面还坐着一对看上去像鹿的动物。

这一切细节使 20 世纪 30 年代初发掘该遗址的英国考古学家约翰·马歇尔爵士（Sir John Marshall）认为该像是后来印度教湿婆神的原型。"大瑜伽士"（Mahayogi）为湿婆众多形态的其中一种，是典型的苦行高僧；另一种叫作"面南神明"（Dakshinamurti），高坐在喜马拉雅山，俯瞰着次大陆，传授神圣的知识，并守护着其追随者。这些特征都能通过该人物的姿态和显著的威权感呈现出来。还有一种湿婆形态叫作"众生之主"

（Pashupati），这与刻像四周围绕着动物相匹配。这种象征意义还可延伸至瑜伽上，因为在后来的湿婆派教义（Shaivite teaching）中，"pashu"这个词的字面意思为"被束缚的动物"，指的是典型的、未得再生的人类，他们需要通过瑜伽修行来改造自身。对于我们这些迷失在无知兽性中的世俗者而言，作为瑜伽智慧之主的湿婆是我们最先的求助者和最终的解放者。他还有其他称号："死亡征服者"（Mrityum jaya）和"快乐赐予者"（Shankara）——这些属性后来都被赋予了这位完美的瑜伽士本人。

马歇尔认为印章上的刻像是推崇瑜伽的"湿婆原型"，这一说法在半个多世纪里被不加批判地接受，却为现代学者所否认。有人将印章上的人物视作一种萨满，而非最初的姿势瑜伽实践者。在文明的开端，萨满教的先知备受尊敬。他们能进入虚幻的状态与神灵交流，这使他们成为群体中的精神首领。与此同时，他们在日常的社会功能方面往往不起作用，因为他们的使命超越了世俗的事务。后来的瑜伽士也会处于这种矛盾的地位。

将人物视作萨满的解读似乎更符合稀少的事实证据。这一印度河文明时期的刻像戴的明显是某种动物守护神的角，这意味着他与全世界很多其他宗教人士一样，通过与图腾动物的精神交流来获取神秘的力量。无论是美国平原上的水牛、北方苔原上的驯鹿，还是蒙古草原上的牦牛和马，所有这些都是泛灵论部落的圣物，它们的身体部位在萨满服饰上都有所体现，尤其是在头饰上。诚然，萨满教主要是游牧民族的宗教，而印度河文明是一种旨在恒久存在的定居文化。尽管如此，印度河文明的起源依然未知。

　　有趣的是，这一印章上的细节并不为印度独有。一个惊人相似的形象——在地上盘腿而坐，戴着某种鹿角，四周动物环绕——也在刚德斯特鲁普银锅（Gundestrup Cauldron）上被发现。这是口装饰华丽的银锅，可追溯至公元前 200 年至公元 300 年之间，1891 年在丹麦的泥炭沼泽中被发现，出土位置与印度河流域相距甚远。虽然我们对古代文明相互之间的联系的了解程度不足，无法对这一显著的相似性做出明确评价，但它似乎更偏向支持萨满祭司论，同时引起人们对次大陆湿婆联系论的进一步怀疑。

　　此外还有"瑜伽"的姿势。这一刻像的姿态即使象征的不是君王权势，也显露出几分权威者的意味，但盘腿而坐一直是印度人的自然坐姿，直到今天对数百万欧洲以外的人来说也是如此。也许更关键的点在于，做瑜伽体式时通常不会戴着大大的带角头饰，更不会是完全勃起的状态。此外，倘若如一些人所称，瑜伽是印度早期宗教生活的一个重要组成部分的话，难道不应该有描绘其他体式的印度河文明时期的印章吗？因此，虽然印章上的权威形象肯定享有某种图腾式的地位，但我们仍然难以对他下确凿定义。印章上的文字也难以有所帮助，因为印度河文明时期的所有文字记录至今仍未被破解，这让人感到好奇。

　　然而，考古学持续为这个问题带来新的线索，尽管进展十分缓慢。最近在拉贾斯坦邦巴拉塔勒（Balathal）的印度河文明遗址发现了一具 2700 多年前的骸骨。这具骸骨以三昧的姿势坐着：两腿盘屈，双手放在膝盖上，拇指和食指相碰，呈瑜伽的智慧手印（jnana mudra）的手势，象征着精神的内省。这是许多瑜伽士在冥想时采取的姿势，也是在他们下葬时采取的姿势，据说他们还活着时就已准备好以此姿势下葬。

吠陀时代（约前 2500~ 前 500）

在探究瑜伽起源的过程中，有一个处于印度早期历史的下一个阶段的时代，这个时代以《吠陀经》（*Vedas*）命名，而《吠陀经》正是正统印度教的支柱。经文收录的赞美诗集共四种：记载神谕知识的《梨俱吠陀》（*Rig Veda*）、记载歌咏明论的《娑摩吠陀》（*Sama Veda*）、记载祭祀明论的《耶柔吠陀》（*Yajur Veda*）、记载自然法则的《阿闼婆吠陀》（*Atharva Veda*）。经文之后还有大量附属文本，统称《优婆吠陀》（*Upavedas*）和《吠陀六支分》（*Vedangas*）。总体来说，这部作品非常详细地涵盖了生活的方方面面：宗教、祭祀、健康、医疗、建筑、占星、战争、艺术等。然而，书中却找不到任何提及身体瑜伽之处。

吠陀人民的主要宗教仪式是雅吉纳火祭（yajna），这是一种由熟练祭司执行的仪式，目的在于寻求高灵群神（devatas，字面意思为"闪闪发光者"）的支持。群神身处造物的微妙层，在日常生活的幕后运作，掌控其结果。雅吉纳火祭通常是为公众而非个人求福，国王常作为仪式的赞助人和民众代表。《梨俱吠陀》第九册（*Mandala*）中专门提到过一种雅吉纳火祭，涉及苏摩（soma）的准备仪式与献祭。苏摩是种有致幻作用的植物，可使祭司看到神灵居住的妙境，并与这些无形精神力量交流。在有记载的历史之初，印度文明就表现出一种出神①的天性，这一直是

020

---

① 即灵魂感受到神灵的启示。

印度文明中不同文化的重要特征。尽管多年来产生过许多理论，但苏摩究竟为何物依然未有定论。有学者推测是麻黄或一种致幻菇 [3]。"压榨分离"——这是"苏摩"一词的词源义——在过滤并与牛奶和其他液体混合后，蒸馏后的苏摩被倒入圣火，作为献给神的祭品，也被祭祀者饮用。人们认为苏摩具有神力，能够消除罪恶，带来健康、长寿与永生，赋予人超自然力量。值得注意的是，所有这些益处此后都被归功于瑜伽练习。

当"瑜伽"一词在这些早期文本中使用时，其含义似乎与体式或冥想练习相去甚远。该术语在《梨俱吠陀》中多用在游牧、战争和死亡的场景下，其中有几处描述了垂死的战士被"挂在他的战车上，升到太阳的天界"。要解释这种隐喻困难重重，因为梵语简洁与概括性的本质意味着意象之下的层层含义通常无法为现代人直接看透。这一特殊的隐喻似乎将战事意象与虔诚祭祀者的旅程相结合，通过婆罗门祭司为他举行的祭祀，他得以升至天国神境。同样的意象也被用来生动地描述人死亡时离开身体的感受：临终者驾驭着一辆无形的"自制"战车，战车上满载尘世里的丰功伟绩，其将之作为他献给死神"阎摩"的礼物。[4] 当然，这种天国之旅也可作为沉思内向升华的喻体：心灵对外部世界和有限自我宣布"死亡"，前往遥远的超自然领域，带着全新的活力与洞见获得重生。[5] 总而言之，这类神秘篇章依然晦涩难解，大多数学者出于维护声誉和维持生计的考虑，也不愿妄加推测。[6]

摩诃婆罗多时期（约前300~300）

《摩诃婆罗多》是部卷帙浩繁的史诗，其二十万诗行历经好

021

几个世纪才完成，其中"瑜伽"一词出现了不下 900 次。其中一些引文是指哲学意义上的瑜伽，同时对其给予高度评价："没有比数论派（Samkhya）更高明的智慧，没有比瑜伽更强大的力量。"[7] 另一些则继续将瑜伽与吠陀时代的战士和他的太阳之旅联系起来。《摩诃婆罗多》中的《薄伽梵歌》是所有印度教经文中最受欢迎的部分，其中记载，在至尊之神克里希纳（Krishna）看来，刹帝利（kshatriya）战士最光荣的命运是战死。这样的自我牺牲是他通往天神领域的达摩（dharmic）之路，为他打开了克里希纳所称的"通往天堂的大门"。[8] 以这种崇高方式离世而登上天国者也被视作瑜伽行者（yogayukta）。

然而值得注意的是，《摩诃婆罗多》也用"瑜伽"一词描述圣人的肉身忏悔和苦行。在这一语境下，经文中多处提到了另一种更具体的旅程：瑜伽士离开自己的身体而进入另一个人的身体。帕坦伽利提到过帕卡亚·布拉威斯（parakaya pravesh）这一附身他人的法门，[9] 这一法门后来在精通瑜伽者所获的神功（siddhis）标准清单中也可找到。甚至连 8 世纪的阿迪·商羯罗，即吠檀多不二论（Advaita Vedanta）的极端正统大师，在所有关于他的民间叙述中也被认为通此法门。事实上，这使他在与吠陀仪式捍卫者之间的那场关键论战中获胜，从而确立了他的心灵瑜伽之路相较文本知识和祭祀技能的优越性。[10] 这些叙述尽管都是理想化的传记，是卓越的神话史，但也表明了神秘的瑜伽术是当代时代精神的重要组成部分。

随着时间的推移，吠陀仪式中祭祀用的苏摩将融入身心，并被视作瑜伽士通过修行（尤其是性欲的节制）在体内产生的一种微妙的物质；超越肉身限制而在潜修或精神层面的提升将成为借瑜伽冥想之路找寻超自然自我的隐喻。无论如何，使用致幻剂在宗教仪式上一直以来都很重要。帕坦伽利的《瑜伽经》比《吠陀经》晚了约 1500 年，这部作品更清晰地提到，药草（oshadi）是提升瑜伽者超自然力量的四种手段之一。[11]

流浪的圣人

所有的早期文献中提到的瑜伽士并非我们今天熟知的那种生活整洁、注重健康、体态匀称的修行者。练习瑜伽的圣徒，虽然一般被称为娑度僧，即"好人"（sadhus），但他们更像是自由游荡的吉卜赛人，拒绝传统束缚，不计代价地追求精神上的狂喜状态。这样不羁的娑度僧群体有数以百万计的信徒，至今依旧是印度丰富多样的宗教社会场景的重要组成部分，尽管他们现今钟情的兴奋剂已不再是吠陀时代的苏摩，而是印度大麻及其煎剂。他们对最近一波寻求"永恒印度"的旅行者产生过重要影响。这些旅行者是在 20 世纪 60~70 年代经陆路跋涉到印度的"垮掉的一代"成员（The Beats）和嬉皮士，其中许多人回国后成为西方最早练习姿势瑜伽的人。[12] 多亏了娑度僧成群聚集的印度大壶节（Kumbh Mela）① 影像资料及其全球相关研究，这些看起来野性十足的圣人现已成为人们熟悉的人物。

吠陀经文中也提到了流浪的娑度僧，他们被描述为长发的

---

① 大壶节又称为圣水沐浴节，每 12 年举办一次，是世界上最大的宗教印度教的集会，也是世界上参加人数最多的节日之一，娑度苦行僧们也会在该节日聚集。

苦行者（Keshins），通过精神修炼而进入狂喜状态。[13] 他们似乎已经形成了在传统社会之外的团体，与为国王和集体利益进行火祭的正统祭司截然不同。《阿闼婆吠陀》的编撰时间较另外三部略晚，其中有许多关于一个特殊团体的描述，这个特殊团体被称为"弗拉提亚"（Vratyas），即"那些已经发过誓的人"。这表明了其成员的会员身份，但也指向了他们的另一别称——"蜜蜂"，或"玛度弗拉塔"（madhuvrata），意为"那些发誓要得到花蜜的人"，因为他们四处漫游，寻求代表极乐的花蜜。这些聪慧的觅食者，能良好适应自然界的节奏和听从自己身体的召唤，不禁使人想起了无拘无束的时代：人类没有被束缚在自己种植的田地里，也没有被困在自己建造的城市中。

弗拉提亚人在印度次大陆的北部地区旅行，尤其是现今的旁遮普东部区域。他们使用马和骡子拉车，常以 33 人一组为单位生活，形成了高度分化、几乎是军事化的社会秩序。弗拉提亚人的衣着华丽，蓬乱的长发上歪戴着黑头巾，肩披白毯，耳垂圆形银耳环，颈上挂着珠宝串成的项链。他们的下装是用鹿皮制的。与当今许多流浪的娑度僧一样，他们携有长矛、弓和尖头棒等武器。弗拉提亚人在作曲与歌唱上天赋异禀，他们发现通过练习调息法（pranayama），即一种呼吸控制法，可以唱得更好，音调也能拉得更长。有些人享受与随行妇女的性生活，有些人则进行自我节制，通过禁欲来产生精神能量。正如我们将在第 5 章所见的那样，这一策略在中世纪哈他瑜伽中发挥了核心作用，并成为后来所有瑜伽练习的共同关注点。[14]

我们读到，弗拉提亚人"利用他们的智慧与远见，唱起心中的咒语时，就看到了内心隐蔽处稳定的光芒"。[15] 这种内心的光芒超越了思想，"比思维还迅速"："我的耳朵和眼睛都加速来追寻我心中的光。"[16]

吠陀诗人常将狂喜的个人与宽广的宇宙相联系，或将个人内心的光芒等同于太阳——"在祈祷的第四层次，圣人发现太阳直到那时还沉浸在黑暗中"，[17] 或将这种内在的光芒人格化，称为阿耆尼（Agni），即光明与祭祀火焰之神。

与宇宙智慧的结合不关乎智力学习或仪式技巧，而是发自内心的接受："整个宇宙的主宰者，那位开悟者，已经进入我这位平凡者……"[18] 在中世纪的瑜伽中扮演重要角色的"奉爱"（devotion）也在经文中有所预示，如"我的赞美之歌，热情向上，作为因陀罗的信使，加速前进……从我的心灵发出，以触动他的心"；[19] 又如"愿这颂歌最能打动你心，使你获得幸福"。[20]

让人激动不已的永生——这是后来瑜伽的主要关注点——也为这些早期先贤所求。他们告知我们："我认识这非凡的天国圣人，他就像越过黑暗的太阳一样熠熠生辉。只有认识他，才能战胜死亡。别无他法。"[21] 别处还写道："他无欲无求、智慧、不朽、独立存在、满足于本质、无所欠缺。认识他的人不惧怕死亡，他是真实自我（atman），安详、不老、青春永驻。"[22]

在关于这些瑜伽士原型的早期文献中，我们还了解到一种不朽且普遍存在的意识："少了生命中不灭的火焰，任何事都无法成；理解不朽的本质方能理解一切，无论是在现在，还是在未来。"[23]

诸如此类的叠句预示了 1000 多年后的《奥义书》中的教义，

此后，这些教义不仅存在于中世纪的经文中，在直到今天的瑜伽哲学中仍可瞥见。

024　　　对早期心灵瑜伽的介绍到此为止，让我们回到对姿势瑜伽起源的探索上。重点在于，想要达到渴求的精神内省状态，显然要通过相关仪式或冥想，或者借助令人迷幻的苏摩或类似的致幻剂，而不是在瑜伽垫上进行几小时的运动。在"瑜伽"一词最早的各种用法中，我们找不到今天所教授的瑜伽体式，甚至任何可以被视作现代体式练习的明确原型。[24] 身体瑜伽爱好者们声称他们的日常锻炼从最初开始便是印度文化的支柱，从已有证据来看，这一说法显然站不住脚。

2

森林圣人的遗赠

尽管吠陀文明的大部分仍笼罩在时间的迷雾里，朦胧诱人，我们还是能瞥见其中的内核。这内核，如我们所见，即雅吉纳火祭——随着祭祀者抑扬顿挫地吟诵着饱含宗教力量的祭词，这一仪式娴熟而巧妙将神明的感召力带至人间。[1] 从事祭祀者为世袭的婆罗门，他们对自远古时代开始的由父及子、代代相传的神圣知识熟稔于心，好似一座座活图书馆。然而，自约公元前 800年（大约是《希伯来圣经》编撰时间）以降，新的灵修方式开始被编撰成典，其操练者如此前的弗拉提亚兄弟会，并非全出自祭司家族。然而，求此新方式者所面临的要求依然严苛，因为他们的目标正是与存在于所有形式和现象之中，又居于其背后的无形的绝对理念相"结合"（"瑜伽"一词原意）。这些有志之士开展了至高无上的探索，其目标甚至已超越火祭召唤的神祇的天国。他们关心的不仅是改善日常生活境况，更重要的是从日复一日的枯燥乏味和令人委顿的种种限制中完全解放。

总之，在印度历史上这一早期阶段，已能证实雅吉纳与瑜伽之殊异：前者通过献祭仪式的"外火"累积世俗生活中的福德，而后者借苦行散发出净化灵魂的"内热"来寻求对更高层次现实的直接体验。新一派修行者中最负盛名的当属生于今尼泊尔边境的王族后裔乔达摩·悉达多（Gautama Siddhartha），即历史上的"佛陀"（Buddha），意为"觉悟者"。还有一些其他大师，他们坐于圣树下，获得了渴求已久的心之自由。其中一位"大雄"（The Great Hero）马哈维亚（Mahavir），作为佛陀的同代人，他是耆那教二十四祖中的最后一位。祖师们也被称作"蒂尔丹嘉拉"（tirthankaras），意为"渡津者"。这些圣贤及其类似者是心灵瑜伽的典范人物，至今还激励着世世代代追求真理的人。

定　居

弗拉提亚人发现，靠近自然的生活能带来最直接的精神体验，因为他们远离了以家庭为单位的社会中种种费时费神的职责。渐渐地，居无定所的精神漫游者们汇聚成了隐世团体，创造出了自己的神圣文学，这也是吠陀经文的一个分支，被称作《森林书》（Aranyakas）。从该作品中又进一步提炼出另一组教义，其被称为《奥义书》（Upanishads）。这个词源自"upa"（接近）、"ni"（向下）和"sad"（坐下，或定居）的组合，意为"在导师身旁坐下"，向他学习看不见的生命真理。通过这种精神训练习得的品质正是几个世纪前《梨俱吠陀》中所倡导的：精神英雄主义、男子气概、奉献精神、尊重、包容、慷慨、自控、冷静和一视同仁的友善。我们在此后的瑜伽文献中还将看到这些理想品质。

早期的《奥义书》，尤其是最古老的两部，即《大森林奥义书》(*Brihadaranyaka Upanishad*)和《歌者奥义书》(*Chandogya Upanishad*),重申了一些吠陀仪式的主题,这些主题现已通过作为心灵瑜伽上升阶段的冥想练习内化。一个讨论最多的主题是内在和外在世界之间的联系,以及同时支撑两者的更伟大的、无所不包的现实:

> 那么,在这间小房子里,这朵心莲里,人们所找寻、探索和要实现的究竟是什么?外面的宇宙有多大,心莲的宇宙也有多大。栖居其中者有天、地、日、月、闪电和繁星。[2]

更伟大的现实即无形的绝对真理(Absolute)。所有的宇宙都自然存在于这个超验的生命领域中,是其暂时且不受约束的变体,而对我们人类来说,生命的目的在于触及绝对真理。古典奥义书试图教导我们:如何接近、理解并最终与作为一切源泉和本质的"一"相结合。正如《弥勒奥义书》(*Maitri Upanishad*)所说的那样,"在火中的,在心中的,在太阳那边的,那就是'一'"。

尽管绝对真理无法自我显现,但仍以种种诗性、象征或隐喻的方式被描绘出来,心灵瑜伽则更是被认为是实现绝对真理的直接路径。为达此目的,建议采取舒适的坐姿,如莲花坐(padmasana),以让身体平静,来进行冥想。不过在《奥义书》里大量广泛且深入的话题中,没有对构成现代姿势练习的许多体式法、身心净化法或调息法进行过持续或系统的讨论。相反,《弥勒奥义书》主张以"六重瑜伽"的方式实现内心的统一,并对这一术语进行了解释:"由于一个人以多种方式实现连接或结

027

合（yuj），包括呼吸、唱诵'唵'（OM）等，这些被统称为瑜伽。由于它也是呼吸、心智和感官的结合，瑜伽意味着弃绝和克己。"[3]

《弥勒奥义书》阐明了瑜伽的效果及适用场景：

> 通过瑜伽练习，人们可以获得满足感、耐性、包容力和平静。这个至上的秘密不该告诉心不诚、不向学和心绪不宁者，而应教给心无旁骛并具有一切美德者。[4]

心灵瑜伽被描述为一种内在的献祭："了解这一点的人，便是位克己者、瑜伽士，是位自我牺牲者。如同进入空房间见到曼妙女子而不为所动之人一样，拒绝感官诱惑的人便是克己者、瑜伽士和自我牺牲者。"[5]

《弥勒奥义书》出现得相对较晚，但第三古老的《泰帝利耶奥义书》（*Taittiriya*）（约前500）也明确提到了超越心灵的终极现实，并称之为"梵"（brahman）：

> 意识到所有的言语和思想都无法企及之处，
> 就知晓了梵天之乐，
> 从此无所畏惧。[6]

"梵"一词，即"整体"，派生自动词词根"brh"，意为"增长、扩充、扩大"，暗示了一切生命的绝对来源中内在的创造力。《泰帝利耶奥义书》中的其他篇章描述了这一终极层次的极乐体验，其是"内在的自我，是持久快乐的源泉"。[7]

《泰帝利耶奥义书》还包含了对内在宇宙论的描述，这些内容在几个世纪后的中世纪哈他瑜伽文献中再次出现；也描述了由食物、维持生命的呼吸、心灵、理解和幸福构成的五重自我层次，这在后来的教义，尤其是吠檀多中，将被正式定义为遮蔽内在自我光芒的"五鞘"（koshas）。[8]

在《蛙氏奥义书》（*Mandukya Upanishad*）中可以找到对各种意识状态的最纯粹的阐述，这在后来的瑜伽体系中逐渐发展成为公理。这部明了易懂的作品清晰描绘了三种不同的意识状态——清醒、做梦与睡眠——与被简称为"第四状态"（turiya）的下一层次相对应。"第四状态"超越了心灵和物质的易变性，是宁静、永恒、不受干扰的。其他奥义书的篇章还勾勒了小我与大我的对比，小我参与世俗体验，历经种种变化，而独立的第四状态，即超然的自我（大我），除了见证生命的游戏，什么都不做。这种泰然自若后来成为瑜伽的核心主题，对此还有生动的描述：

> 两只羽翼华丽的鸟，亲密无间，栖居同一枝头。一只尝尽喜乐和痛苦的果实；一只冷眼旁观。[9]

在所有古典奥义书中，《羯陀奥义书》（*Katha Upanishad*）对心灵瑜伽的描述也许是最全面和清晰的。在这个阶段，早先出现在吠陀经文《梵书》（*Brahmana*）和《森林书》中但含义未定的"禅定"（dhyana）一词，已被接受为内省沉思或冥想的一般术语，因此也被认为是心灵瑜伽的关键环节和通往自我认识的路径。《羯陀奥义书》的语言秀美隽永，通过一位年轻的真理追求者和死神阎摩之间的对话，清晰展现了印度智慧体系中的方法论与人们通常理解的"哲学"之间的区别。书中说道：

> 冥想使他们能够
> 越来越深地进入意识。
> 从语言世界到思想世界，
> 然后超越思想，抵达大我的智慧。[10]

这种心灵的发展，视觉上可想象成一种上升或下降，主要依赖于一种人格模型，这也是后来所有瑜伽流派的基石。该模型将个人意识划分为精微程度不断递增的不同功能层级：

> 感官源于感知对象，
> 感知对象源于心灵，
> 心灵源于智力，
> 智力源于自我，
> 自我源于无差别的意识，
> 意识源于梵天。[11]

029　这种层级划分在正统印度教流派"数论派"的教义中得以明确阐述。数论派由生活在公元前 600 年左右的吠陀圣人卡皮拉（Kapila）所创立，但在正统印度教派之外的当代佛教和耆那教文本，以及其他奥义书 [12] 中也能发现与这种层级划分几乎相同的内容。后来的《薄伽梵歌》也明确了卡皮拉理论模型和瑜伽实践之间的联系："无知的人，而非智者，才会认为数论与瑜伽不同……谁看到数论与瑜伽合而为一，他便是真看到了。" [13] 在这些话写下后的约 100 年后，数论构成了帕坦伽利伟大作品《瑜伽经》的精神基础，这将在下一章中得到阐述。

《羯陀奥义书》为心灵瑜伽提供了一个清晰的定义：

> 当五官静止时，当头脑静止时，当智力静止时，智者称此为最高境界。他们说瑜伽是这种完全静止的状态，在这种状态下，人进入了统一的状态，再也不会分离。如果一个人没有进入这种状态，统一的状态就会飘忽不定。 [14]

对于内在修行远优于外在仪式的观点，我们并不陌生，这种观点有时也被毫不含糊地表述出来：

> 但实际上，这些仪式是不安全的小船，它们不能到达最远的海岸。吠陀科学不过是低级的知识。无知的人若把它看得过高，就会再次陷入年老和死亡的困境。虽然他们认为自己博学聪慧，实则迷失在无知中，受尽苦难，没有方向地徘徊，犹如盲人给盲人引路。这些无知的孩子，被二元论困住，以为他们的旅程已经完整。他们被执着所蒙蔽，看不见真理。 [15]

这种分离在有关两个层次知识的学说中正式成形，体现为低级与高级、相对与绝对之分。这种对正统的尖锐批评理应被纳入经典经文宝库，受到后人的尊重，因为这表明了早期印度宗教探索过程的开放与包容。

前文提及的"精微体"在中世纪《哈他瑜伽之光》等文本中占据重要地位，其他古典奥义书虽然对此也有所讨论，但对于我们今天熟知的体式法、身心净化法、收束法和调息法却几乎没有提及。目前我们所掌握的所有早期瑜伽哲学文本都只注重瑜伽练习的内在或精神层面。为解释这一空白，有人称身体瑜伽是一种实践性很强的练习，需要导师对学生进行个人指导，有关体式的细节通过口头传授，而不会以书面形式记载。然而，神圣的知识虽然确实需要被谨慎地保护，不让猎奇之人随意触碰，但印度官方总是对其认为重要的事物进行详细分类，无论是建筑和占星术，还是饮食和性爱。因此，如果在早期阶段存在公认且权威的体式组合，其肯定会在某处被记录下来，这种记录可能会非常详细，或至少是有助于记忆的经文体，以便在瑜伽导师需要时作为现成指南。此外，冥想意识的内在境界肯定比身体控制更精微。但正如我们所见，这些文本不仅包含了这些抽象意识状态的理论性细节，而且还提供了进入这些状态所需的基本技巧。那么，为什么身体瑜伽反而没有类似记载呢？

《瑜伽奥义书》（约前 100~400）[16]

我们现在得快进 1000 年，才能在历史的长河中找到被尊称为"奥义书"的第二类文本：大约 20 部被统称为《瑜伽奥义书》（*Yoga Upanishads*）的作品。这些稍晚出现的作品，从此前对一切形态下抽象的绝对真理的关注，转向关注精神领域和内省意识中迷宫一样的可能性。这些内容以及密宗实践的种种细节，都与第 5 章中我们将会看到的早期哈他瑜伽教义有关。这一系列作品中最重要的是五部"点"（bindu，"种子"）奥义书，即《甘露点奥义书》（*Amrita Bindu Upanishad*）、《甘露滴奥义书》（*Amrita Nada Upanishad*）、《声点奥义书》（*Nada Upanishad*）、《禅定点奥义书》（*Dhyana Upanishad*）和《光明点奥义书》（*Tejo Upanishad*）。

这些文本确实提到了身体姿势，但除了收束法外并没有涉及任何细节。这可能是头一次有记载表明复杂程度不同的身体姿势能带来不同的特定好处，这是我们可以从今天的实践中认识到的。这意味着其与古典奥义书、《瑜伽经》和《薄伽梵歌》的教义不同，在以往教义中，"体式"一词仅指坐姿，其价值仅限于使身体稳定以进行长时间冥想。这种用法符合这个词本身"久坐"的固有含义，因为"体式"（asana）一词——派生自动词词根"Öas"（"坐下、存在"）——原意为"座位"或"宝座"。

国王和圣人

在等级森严的人类社会中，静止状态往往意味着有地位。最好的例子便是国王：他满意地坐在宝座上，而他的臣民则活力十足地四处奔波，为他效劳。然而在印度宗教的语境下，这种社会地位的巅峰——或者说坐的状态①的巅峰——当属开悟的瑜伽士。

① 英文原文为"the acme of such social standing—or rather sitting"，"standing"此处取"地位"之意，但其义"站"与"sitting"的"坐"之义相对应。

其是精神上的君主，统治的手段是放弃而非占有，也当之无愧地被称为马哈拉吉（maharaj），即"伟大的国王"。宁静地坐在树下，这样的圣人是他所看到的一切的独立之主。他从枯燥的身体行动中解放出来，仅仅通过清晰的思想力量就实现了他的所有愿望；他什么都没做，却完成了一切。作为与静止的自我相结合的一个活生生的隐喻，这样的瑜伽士常常哪儿都不需要去，而世界却向他走来。[17]

从佛教石刻圣地挖掘出的雕刻作品和壁画（约公元前 200 年出土）开始，印度艺术中就已存在这样一个流行的主题：国王对隐居林中的瑜伽士屈膝跪拜。最古老的《大森林奥义书》告诉我们，这样一个高贵祈求者的原型是遮那迦（Janaka）——毗提诃（Videha）地区的统治者和罗摩神（Lord Rama）的岳父，他曾跟随著名的圣人雅吉尼亚瓦尔克亚（Yajnavalkya）学习。后来的一篇文章称，遮那迦为了能接受瑜伽士阿什塔夫（Ashtavakra）的精神指导，准备放弃自己的整个王国。《薄伽梵往世书》（*Shrimad Bhagavatam*）是关于克里希纳救世的经典著作。这是第一部被翻译成欧洲语言的《往世书》（*Puranas*），由圣人苏卡提婆（Shukadeva）向继绝王（King Pariskshit）口述。这位君王在接受神圣知识的过程中非常虔诚，据说他不吃不喝、一动不动地坐了 7 天。[18]

静止的智慧在其他地方也反复出现。在考底利耶（Kautilya）关于治国的经典著作《政事论》（*Arthashastra*，约公元 100）中，"体式"（asana）一词被用来描述"坐在围栏上"[①] 伺机而动的策

---

① 英文原文为"sitting on the fence"，表示观望的中立态度。

略。然而，从后来的《瑜伽奥义书》开始，该词的用法发生了变化，"体式"一词除了用以描述瑜伽，还出现在更多各式各样的语境下，涉及的领域包括摔跤、武装战斗与性交。

最早的非坐姿体式出现在自 10 世纪开始的各种文本中，包括孔雀式（mayurasana）、公鸡式（kukkutasana）和卧龟式（kurmasana）。但即便在那时，与早期经文的精神相呼应，著名的尸式（shavasana）仍然被认为是心灵瑜伽的秘密技术（samketa）或"秘诀"，而不是今天许多瑜伽课程中所教授的简单身体放松技巧。值得注意的是，这些《瑜伽奥义书》中没有任何地方提到当今瑜伽体式练习中的向太阳致敬的标志性体式系列——"拜日式"（surya namaskar）。

总的来说，早期撰写瑜伽经文的先知们显然对体式的关注远不及对念咒冥想、调息法和"精微体"（linga sharira）及其生命气息（prana）的经脉（nadis）和脉轮（chakras）的关注。其中对昆达里尼（kundalini）的关注尤甚，这是一种蛰伏在个人神经系统中的宇宙进化力量，被束缚在脊柱深处，等待唤醒。最后，除了对精微体生理学的深奥描述外，文本还提到了瑜伽练习的终极目标：在三昧中长久体会心灵的安定，最终沉浸在绝对自我中。这些文本认为，其他任何一种练习，无论是外在的还是内在的，都只是为这种最终的内省状态做准备，而非目的本身，这至少是已明确陈述的理想。但在实践中，正如我们所见，这种精神上的完美状态似乎仍是一个遥不可及的愿景，让位于一个更具诱惑力的目的：培养能让瑜伽士的意识超越时空世俗限制的超常能力。

　　总而言之，《瑜伽奥义书》展示了一个丰富的，即便并非一以贯之的，从古典纯粹论到巴洛克宇宙论，从神灵崇拜到吠陀时代非二元论的教义集合。典型的学术观点认为，这些多元主题的共存证明了来自不同乃至经常对立的哲学流派的思想是以某种方式被拼凑在一起的，思想的折中导致文本的完整性会因固有的矛盾性而受到影响。然而，一些实践者采取了不同的角度看问题。他们认为这些不同的主题构成一段改革历程，宛如漫长朝圣之旅的各个连续的阶段，是在连续发展的自我超越旅程中的一个个站点。当心灵超越了依附于身体的自我意识的限制，穿越灵魂深处抵达一切事物的超然的源头时，它将体验到各种不同的观点与现实。每一种体验在对应的阶段都有合理性，但也只是暂时的，就如同只有等莲花的每一片花瓣都展开，完整的启蒙之花才能绽放。15 世纪受人尊敬的评注家智比丘（Vijnanabhikshu）是位持此观点的权威人士，对他来说，数论派、瑜伽派和吠檀多的观点是旅程中的一个个阶段，而非互不相容的目的地。其他古今中外的先哲们都表示同意，但西方学术界仍磨着奥卡姆剃刀（Occam's Razor），试图否定这一观点。

3

伟大的帕坦伽利悖论

　　如果说有一个文本是瑜伽练习者们即便没有读过也有所耳闻的，那就是马哈利希·帕坦伽利（Maharishi Patanjali）所写的《瑜伽经》了。帕坦伽利究竟是谁还有待商榷。多年来，人们通常将《瑜伽经》的作者与几个同名的人联系在一起，其中包括一位伟大的语法学家、一位吠陀祭司、一位著名的数论派老师和一位南印度的印度教湿婆派宗师。印度文本的归属问题还可能会变得更加复杂，因为如果一个作者觉得他只是在传播自己所继承的纯粹的教义，而没有个人的补充或阐释的话，他有时会在自己的作品上加上他老师的名字。印度瑜伽流派偏爱神话历史起源论，经常称赞帕坦伽利，认为其不亚于湿婆的化身。当湿婆以"大瑜伽士"的形态出现时，他不仅是瑜伽练习者的原型，也是瑜伽士的守护神。而作为"面南神明"备受崇拜时，他又成了瑜伽知识的源头导师。有些人甚至将帕坦伽利视为"舍沙"（Adishesha）的一种形态，即一条巨大的蛇，而宇宙就立于其上。

　　撇开作者的问题不谈，《瑜伽经》可能是在公元 350 年前的某个时候创作出来的，是我们所知专门讨论这个主题的文本中最古老的。几个世纪以来，它似乎颇受推崇。在中世纪，它是翻译版本最多的古印度文本，从梵语被翻译成许多种印度语言，甚至是古爪哇语和阿拉伯语。随后，此文本在公元 1000 年末神秘失宠，又接着沉寂了近 700 年。在 18 世纪后叶，西方学者才重燃对《瑜伽经》的兴趣。最后，大约过了 100 年，其通过斯瓦米·维韦卡南达（Swami Vivekananda）的作品第一次得到普及。斯瓦米是我们将在第 11 章中谈到的一个关键人物。

从那时起，仅翻译成英语的文本就已经数不胜数，而且它们还在继续大量生产，并在世界各地的瑜伽社区甚至其他地方得到广泛研究。翻译要忠于原文是极其艰难的，而"意译"出来的文本又可能会与原文大相径庭。在《瑜伽经》文集中，有几个版本是由那些不懂梵语的人制作的，他们通过结合各种现有的翻译，依靠他们对诗歌的理解来融合原作的精神内涵，从而得出了自己的版本。由于《瑜伽经》的格言形式的简洁性，读者在阐释文本时可以充分发挥想象力，去推测一个文本可能意味着什么，或者应该意味着什么，甚至是为了表达什么含义。无论这些第三方的努力价值几何，不可否认的是，至少它们都表明了源文本中蕴含某种神秘的吸引力。[1]

维韦卡南达给帕坦伽利的作品盖上了金印，称之为"关于胜王瑜伽的最权威的文本"和"瑜伽之王"，他的评价关注的是瑜伽的冥想而不是姿势。然而，奇怪的是，即使是他也禁不住诱惑，对原著进行了详细的阐述，并承认他"对《瑜伽经》的翻译是相当自由的，还附有连续的评注"。[2]

更后来的权威学者，包括那些只关注瑜伽身体姿势的权威，都同意斯瓦米的阐释。对现代瑜伽姿势影响最大的克里希纳玛查里亚（Tirumalai Krishnamacharya）热情高涨地写道："如果它不在《瑜伽经》中，那它就不属于瑜伽。"就连通常与公认的观点背道而驰的美国杰出学者温迪·多尼格（Wendy Doniger）也同意这一观点，并表示帕坦伽利的作品"对任何人理解……瑜伽练习都是必不可少的"。[3]

同样的认可还来自更出乎意料的地方。戈弗雷·德弗里克斯（Godfrey Devereux）是一位高产的作家和瑜伽创新者，他将自己创立的动态瑜伽（Dynamic Yoga，流瑜伽的一个分支）描述为"一种流动且活跃的运动形式，这种形式大大降低了传统瑜伽的静态性，并且与传统的随着音乐锻炼的课程一样，是很有效的心血管锻炼方式"。尽管他自己也承认，他的这一套锻炼体系与帕坦伽利提议的实际上相去甚远，但德弗里克斯仍然认为《瑜伽经》是不可或缺的，并把它称为"瑜伽圣经"。因此，不管在传统上、学术上还是创新性上，《瑜伽经》似乎都是一部必不可少的作品，为想要踏上瑜伽之路的人提供着指引。[4] 所以它被许多瑜伽培训机构放在学生必读书目的首位也就不足为奇了。

但是请等一下。在一片令人舒心的认可声中，却有一个强烈反对的声音，并且，考虑到这个声音是由《瑜伽经》相关最详细的传记[5]的作者——加州大学的学者大卫·戈登·怀特（David Gordon White）发出的，我们不妨留意一下。怀特坚决反对将《瑜伽经》与现代瑜伽练习混为一谈，正如他在其导论的开篇段落中清楚表明的那样："《瑜伽经》与今天所教授和练习的瑜伽的关系就像理解内燃机的工作原理与驾驶汽车的关系一样"。

鉴于怀特对这一话题的深入研究，他的观点不能作为一种单独的反常现象而被忽视。那么，这里谁是正确的？换句话说，现代瑜伽练习与这门学科最受推崇的经典之作之间到底有什么关系呢？

考虑到《瑜伽经》的受欢迎程度，我们可能会合理地认为其是当今瑜伽课堂上所教授的诸多体式的一个目录式指南，或者至少是一个温床。但是，任何阅读帕坦伽利这本杰作的人首先会感到惊讶，在全书总共 196 节中，只有三节是关于身体姿势的。我们应当提醒自己，将以下简短的句子作为参考："身体姿势应该稳定舒适。当我们不用蛮劲，心灵沉浸在一个无限的空间时，我们就掌握了这些姿势，并且不会再被各种二元性的冲突所戏弄。"6

这一简短的引文告诉我们，要断定一个人掌握了瑜伽体式，不是看他变得多么灵活敏捷，也不是看他的健康和幸福得到了多大的提升，而在于此人能够轻松地进入心灵的沉浸状态。这种沉浸不能被简单地理解为一种无所事事的放松状态，而是一种在超越二元性冲突的无限空间中获得的深层次的心灵平衡。（最后一句话的含义多么丰富：从冷和热到天堂和地狱的一切！）为了突出他的观点，即身体练习的目的是精炼心灵，帕坦伽利没有提到任何一个体式的名字，更不用说详细解释了。然而，他却用了几十篇经文来描述冥想时内在的不同阶段及其影响。在这样一部以探索心理现实的细微差别为乐的作品中，身体的物理性几乎没有被触及。帕坦伽利关注的总体方向证明了历史上对我们现今已经有所接触的体式练习缺乏关注；它阐明了《奥义书》的观点，即身体的主要功能是作为心灵的栖息之所。

在其作品的开头，帕坦伽利将瑜伽定义为"头脑中思想波动的止息"。[7] 几个世纪后，他的主要评注家，圣人毗耶娑（Vyasa），会用一个更简洁的定义来强调这一点："瑜伽是平静的心灵。"[8] 这种心灵优先于身体的现象通常可以通过维韦卡南达的主张来解释，即帕坦伽利和他的学派倡导胜王瑜伽，即心灵的瑜伽，而如今的姿势练习直接继承自传统的哈他瑜伽（身体的瑜伽）。事情绝不是我们在"引言"中已经讨论过的那么简单，但即使我们暂时接受了这个不准确的定义，至少可以说，现代姿势瑜伽继续将帕坦伽利作为其指路明灯的事实仍然令人好奇。

036

超常能力

事情变得更糟了。帕坦伽利继续发展他的观点，其方向与那些试图将瑜伽简化为身体锻炼的人完全相反。很快我们就发现，如果我们基于他作品 1/4 以上的篇幅都是关于冥想这个事实来判断，他对冥想非常感兴趣的一点（虽然不是唯一的一点）是冥想所赋予的超常能力。作为其中第三个也是最长的章节，"成就篇"（Vibhuti pada）[9] 详细描述了大约 40 个"完善之法"，也就是"神功"（Siddhi）这个词的主要含义。许多神功的主要特征是，它们展示了心灵超越身体极限并在其限制性框架之外运行的能力。正如帕坦伽利所说，"只有减少对身体的依赖"，"对心灵的完美认知"才会到来。[10] 挣脱实体所带来的启示力量是很明了的：超脱肉身禁锢的心灵活动被称为"超越身体的伟大状态"（mahavideha），正是它摧毁了遮蔽精神洞察力之光的面纱。[11]

换句话说，神功可以是被用来摧毁最后一道无知障碍的工具——可以说是一种精神体式——但是，就它们自身而言，仍然是限制，而不是最终目标。这是因为它们"从属于纯粹无界的状态"，仅代表"仍在微妙层次进行的心灵完善"。[12] 那么，修习神功就是在生命最微妙的层次上运用心智，在如此的深度上才能够打乱在其表面上运行的世俗的时空法则。但是所有这样的活动仍然是活动，因此，它是由一个有限的个人心灵产生的欲望所推动的。正是这种欲望阻止了自我与我们所有精神活动背后绝对意识的不活跃部分相融合。

帕坦伽利还警告说，如果瑜伽士被精神领域的魅力所引诱，精神上的自满可能会让他膨胀。[13] 他用自律（samyama）来描述神功，而自律是一种精炼的精神聚焦术，最终会带来完全的自我超脱，进入他称之为"独存"（kaivalya）的状态。虽然这种做法可以被归类为实现自我认知的一种仁慈手段，但几十种比《瑜伽经》更受欢迎的文本却并不总是有此等宏大的目标。虽然有帕坦伽利这位大师的指导在前，但似乎在他之后的几个世纪里，许多瑜伽训练都是为了获得力量而开展的。

在毗耶娑所处时期之后，即公元 5 世纪之后的一段时间里，研究《瑜伽经》的哲学家和不研究《瑜伽经》的修行者之间似乎出现了重大分歧。公元 1000 年后期，帕坦伽利的作品从瑜伽实践领域中完全消失，直到 700 多年后，随着欧洲地区对其重燃兴趣，它才重新获得重视。因此，在它的家乡印度，心灵瑜伽被视为获得力量的一种手段，而且从很早的时候就开始被运用了。其中一些力量是身体上的，而不是精神上的，比如长寿或增加体力和耐力。这种对强大的身体力量的迷恋仿佛古老的魔法。在帕坦伽利之前，一本关于治国之道和经济学的重要著作《政事论》建议："通过用猫头鹰和秃鹫的脂肪涂抹骆驼皮做的鞋，并用榕树叶包裹这双鞋，一个人可以走 50 由旬（Yojanas，约 750 公里）而不会感到疲劳。"[14] 其他早期文本还提到改变男人阴茎形态的咒语，最理想的是类似大象、驴或马的阴茎。

除了许多唯物主义流派 [15] 之外，古典印度教的思想体系普遍接受这些表面上的超常能力。非正统的瑜伽体系，如早期的佛教和耆那教，可能对神功并没有那么热情，但暂时没有怀疑它们的存在。也并非像那些希望尽量减少其较多巴洛克元素的人所声称的那样，正统瑜伽彻底否定所有神功，认为它们偏离了实现启蒙的真正目标。神功之中有一组被统称为"八大神通"（ashtasiddhi），它们不是通往启蒙的障碍——或者一种战略手段，像帕坦伽利所教导的那样——而是随着国家解放后变得繁荣而自发出现的。毗耶娑在他对帕坦伽利的评论中列举了这些 [16] 并表示赞许，而且人们普遍认为这些神功是猴子将军哈奴曼勋爵（Lord Hanuman）所享有的，他将它们赐予他喜爱的信徒。尽管如此，正如帕坦伽利提醒我们的那样，只有不依赖这些高贵的礼物，甚至也不依赖全知带来的恩惠，才能成为一个真正的瑜伽士。正是这种专横的冷静最终摧毁了"束缚的种子"，并把我们从自我中心主义紧握的拳头中永远地解放出来。[17]

帕坦伽利的观点

撇开神奇的力量不谈，《瑜伽经》的基本教义是什么？帕坦伽利的观点生根于数论派思想体系的理论框架。这一框架描绘了存在的不同层次，这些层次又最终被分立为两个不同的原则。一个叫作"原初物质"（prakriti），即"显现者"，由 24 个层次的"真性"（tattvas）组成，其构成了一整个由因果报应驱动的物质宇宙，包括个人的身心。另一个原则，与"原初物质"截然不同，是纯粹意识的原始土壤，它不仅超脱了个人的头脑，也超越了时间、空间和因果关系的所有限制。这片被称为"真实自我"（purusha），也即"人"的土壤是我们真正的本性，是我们的本质。正如帕坦伽利在他作品的开篇章节中告诉我们的那样，瑜伽的目标是将我们自己从原初物质的网中解脱出来，并有意识地实现我们与真实自我的本质统一。正确的瑜伽带来了"预见者"和"所见"的分离，摧毁了所有人类痛苦的根源，即形而上学的无知。一旦这种分离完成，我们就体验到了生命的全部，既包括它客观变动的相对阶段，也有它主观不变的绝对阶段。当精神从物质和生命的束缚中解放出来时，我们得以生活在自由、和平和与生俱来的幸福之中，这种幸福超越了感官所带来的那种转瞬即逝的愉悦。这样的解脱解除了因果关系的业力羁绊，让我们从有限的自我意识中挣脱出来。

因此，数论派是一个纯然的二元体系，它将《瑜伽经》与耆那教和早期佛教的教义联系在一起。《瑜伽经》所追求的独存（孤独，单一）状态可以被看作与所有存在之基础的一个主观的

038

和内在的统一，但是它与外部世界没有任何关系，它只是为了实现我们与外部世界的彻底分离。然而，对帕坦伽利文本的解读往往倾向于忽略这一点，即其核心教义。瑜伽界众所周知的一个例子是我们在第一章开头已提到的斯瓦米·普拉巴瓦南达和克里斯托弗·伊舍伍德所作的《如何认识神》。在书中绪论的结尾，作者说：

> 因为在帕坦伽利之前，瑜伽最初是植根于吠檀多哲学的，所以我们一直从吠檀多的角度来解释《瑜伽经》中的格言。在这一点上，我们与帕坦伽利本人的观点并不相同，因为他信奉的是数论派哲学。但这些仅仅是术语上的差异，如果过度强调这些差异会让读者变得困惑。

无论多么用心良苦，从一个大师本人显然不持有的立场来展示和阐释他的观点（帕坦伽利绝非吠檀多的追随者），并且打着避免混淆的幌子这样做，是非常不真诚的——这个评价还相对委婉了些。二元论的数论派和非二元论的吠檀多在立场上就是截然不同的，因而不能认为它们仅仅只有"术语上的差异"。

统筹增长

今天的瑜伽老师忽略了神功的教学一点也不奇怪。它们通常不属于那种学起来简单易懂的瑜伽体系，帕坦伽利阐述的冥想部分的微妙复杂性显得有些晦涩。现代瑜伽将注意力集中在其教义中最知名的部分——"八支"，即阿斯汤加（ashtanga）瑜伽。的确，对很多人来说，这种"支"就是指瑜伽。然而，考虑到仅有31篇经文谈论"支"，[18] 现今这种瑜伽的教学偏好可能会让书中其余 80% 的信息被忽略。许多姿势训练的爱好者进一步增强了这种选择的偏好性，将自己的兴趣集中在老师提供的训练方法的一半上，即只关注前四支：禁制（yama）和劝制（niyama）（两种行为规范）、体式（asana）（姿势）和调息法（pranayama）（呼吸练习）。通过忽略第二个四重奏——包括制感（pratyahara）（感官的撤出）、执持（dharana）（精神专注）、禅定（dhyana）（心灵的安定）和三昧（samadhi）（心灵的沉浸）四个部分的冥想阶段，他们同样也忽略了大师自己明确称为的"比前面的各支活动更加详尽的瑜伽核心部分"。[19]

忽视这个"核心"的一个常见的理由是，阿斯汤加瑜伽包含一系列阶段，在前面的阶段有一定程度的掌握是必要的，这样我们才可以去尝试后面的阶段。直到最近，这还是世界各地身体瑜伽课程给出的标准解释。但问题是，它公然忽略了文本的语言和逻辑。渐进意味着我们在进入下一个阶段前必须先完成第一支，即禁制，或者至少有良好的掌握。因此，我们必须在某种程度上精通禁制的五个细分领域，即必须精通以非暴力、诚实、正直、贞洁和不依附为特征的"生命法则"。这之后我们才能进入第二支，即劝制，也就是包括简单、满足等特征的"生活法则"。按照同样的逻辑，我们必须完成了第二支才能进入第三支，去学习一套基本的体式！这种推理显然是荒谬的。几乎所有的瑜伽老师都会在练习一开始就向学生介绍体式，这一事实表明，他们根本不认为阿斯汤加瑜伽的学习是一个循序渐进的过程。

要解决这样的混乱很简单，我们只需要看看文本中的术语。帕坦伽利故意选择使用"肢体"①这一词，而不是其他表示途中一个阶段或站点的术语［如菩萨地（bhumi）、定境（jhana）等］。为什么呢？因为人的肢体是同时生长的，而不是一个接一个或以线性顺序生长的。我们的左臂不会比右腿先长出来；在脚趾变长或脚踝变粗之前，手指不会先变长。身体是作为一个有机的整体在成长，肢体的生长是完美同步的，每一个单独的肢体都会为了整体的良好发展而与其他所有肢体保持协调。这样，整个身体构造才会自然发展成为一个协调运行的实体，其每个组成部分相互平衡且相互促进。同样，练习者在瑜伽修行中通过其每一支同时、互补和相互强化的发展来获得成长，而不是试图一个接一个地培养，以期最终达到第八支的遥远目标，即三昧的沉浸状态。

040

三昧的首要地位

事实上，三昧远不是一个遥远的终点，它从一开始就是旅程的一部分。《瑜伽经》的四个部分中的第一部分而非最后一部分被命名为"三昧篇"（Samadhi Pada），也就是"定心之章"，这并非巧合。这一开头部分相当详细地对"三昧"进行了解释，又紧接着解释了另外三个概念，即"上路"、"扩张"和"解放"。仅从这个顺序就可以推断出，三昧的状态不是在花了很多时间和精力完成前面的阶段之后才达到的。事实恰恰相反。一些安定

---

① 英文原文中使用的是"limb"（肢体）一词，但在瑜伽的"八支"中，中文通常使用"支"，故本书除此处外均译为"支"。

心灵的经验从一开始就有，是"上路"的前提。否则，如果"三昧"真的是瑜伽修行的遥远终点，那么"三昧篇"肯定也会被放在作品的末尾，作为最后一部分，为之前的辛勤画上圆满的句号。

三昧是瑜伽修行的起点而非终点，因为正如帕坦伽利在开头部分非常明确表示的那样，三昧是一个笼统的词语，涵盖了实现心灵安宁的许多微妙阶段和层次。每个阶段和层次都有自己的名字和特点，可以通过各种方式实现。因此，三昧不是一种特定的状态，也不仅仅是心灵完全平静后的最终目的地。因为忽略了这一点，太多练习瑜伽的人满足于一种单一的可能性，如果他们遵循文本的建议，看得更深一点，探索得更远一点，他们很可能会发现一个多彩奇妙的广阔世界。这是缺乏可靠教学的结果。一些瑜伽老师声称他们的学生"还没有准备好进入冥想阶段"，这暴露了他们对这门学科认知的浅薄，也是对帕坦伽利文本的曲解。

注释的传统

在讨论像《瑜伽经》这样的经典文本时，我们必须把几个世纪以来的所有相关权威注释考虑在内。这些注释之所以重要，一部分是因为《瑜伽经》中的格言警句过于简洁。帕坦伽利的作品包含了近 200 条格言警句，但其中只用到了 6 个动词！每一篇"经文"[Sutra，即梵语中的"线"，与英文单词"缝合线"（suture）同一词根] 都像老师手中的备忘录一样，虽然只是一个简练的短语，却能提炼出不同层面的含义，然后编织成一张充满启发意义的挂毯。在没有老师的情况下，评注家对这些格言的注释代替了老师的位置，发挥着阐释的功能。随着时间的推移，注释不断涌现，每一条都使得经文的阐释体系越发壮大。在训诂学的传统中，这意味着要研究《瑜伽经》的内容，就要研究其所有著名的注释。

因此，在我们寻找身体瑜伽起源的过程中，我们应当注意到很重要的一点，即帕坦伽利作品的主要评注家毗耶娑在他的文章中只提到了瑜伽的五种体式。阿迪·商羯罗（Adi Shankara）在大约 400 年后也表现出了类似的倾向，并不关心瑜伽中有关身体的方面。他也许是当时印度最有影响力的哲学家、圣人和主要宗教文本的评注家。不同于普拉巴瓦南达和伊舍伍德的是，在他个人的吠陀学观点中，体式显得并不重要。在对《瑜伽经》的评注中，商羯罗描述了其中的 13 种体式，然后就像毗耶娑一样，以"等等"二字结束列举。[20] 他最后还解释了毗耶娑对"等等"二字的使用："评注中的'等等'（adi）二字表明，这些其他体式可能会依据老师的教导而有所变化。"不管这些"等等"指什么，它们似乎并不构成不同的姿势，仅仅是"变化"，因此不值得进一步讨论。

事实上，这位非二元论的大师对详细描述瑜伽姿势越来越不感兴趣。[21] 当有一次被问及他认为哪种体式是最好的体式时，商羯罗幽默地回答道，最好的体式就是心无杂念的状态（nididhyasana），这是一种超越思维的精神扩张，能让你立即体验到超越心灵的真实自我。[22] 他还补充说，"痛苦的呼吸练习是为无知的人准备的"。尽管如此，他的总体结论是，身体瑜伽是有益于精神探索的，因为它"点燃了真知的火焰"。[23] 在其他相关权威人物身上我们同样可以观察到他们对瑜伽中身体细节的忽视，多年来他们一直致力于对帕坦伽利的作品做出详细解读。其中包括一些印度最伟大的思想家：哲学天才瓦哈斯帕蒂·米什拉（Vachaspati Mishra，10 世纪）和他的追随者博贾国王（King Bhoja，11 世纪），以及开明的学者维吉纳希克舒（Vijnanabhikshu，15 世纪）。

042 　　在最终点头认可身体瑜伽的种种局限时，我们也应该记住，印度灵性的伟大传统总是和《奥义书》、佛教和耆那教的教义相一致，即人类的痛苦是由自我中心主义带来的，它们将自我中心主义定义为由于错误地认同身体而产生的一种自我错觉。这种对身体的依恋最终只会被自我超越和自我解放所击败。商羯罗本人经常嘲笑同时代的唯物主义哲学家，因为他们支持被他称作"身体即自我"的思想体系。[24] 同样，帕坦伽利在他的作品开篇将我们的"真实本性"[25] 描述为一种不受个人身心活动约束的普遍意识，并在最后一篇经文中把对时空和因果关系这整个物质领域的成功超越作为结尾。[26] 与这一崇高的形而上学目标相反，当代很多姿势瑜伽练习仅仅关注身体，与《瑜伽经》的作者和许多追随他的圣贤的观点相差甚远。这些权威人士都不认为瑜伽练习是一种完善人体自身的手段，而将其看作一种完全超越种种恼人限制的方式。总而言之，《瑜伽经》之所以受欢迎，部分是因为缺乏与现代瑜伽练习相关的早期文本。

4

梵歌瑜伽

认真学习瑜伽的学生究竟该如何学习《薄伽梵歌》？他迟早会接触到这部作品，因为普遍认为《薄伽梵歌》是古代教义的精华，是多重主题的集大成者。事实上，除了瑜伽这个可能被提了上百次的词，《薄伽梵歌》（亦称"神之歌"）① 的 700 颂，涉及的主题几乎涵盖了印度哲学和宗教的各个方面。讨论的主题范围很广，包括不同的哲学体系，如二元论的数论派和一元论的吠檀多；对神的忠诚（宗教虔诚，bhakti）和差异性的形而上学知识（智慧，jnana）；关于如何最好应对日常活动（业力，karma），如何面对死亡过程，以及转世的建议。此外，还有对人类思维、层次和心理的分析，对冥想技巧的指导，以及关于道德、战争、爱的教化和通过弃绝完成自我超越的建议。书中还涉及深奥的神学知识。在关于神的本质的讨论中，上帝被证明既是内在的又是超

---

① "薄伽梵"（Bhagavad）是对黑天（Krishna，音译克里希纳）的尊称，黑天是大神毗湿奴的化身，因此，《薄伽梵歌》也可被称为"神之歌"。

越的，既无所不在又超越一切，既有人格特征又超越肉身，整个叙述因至尊之神克里希纳独特的魅力而添色。我们在书中还看到了有关时间的抽象理论——时间被认为是宇宙生住异灭的无限循环，书中还有关于理想的社会组成和家庭及文化传统重要性等更世俗的讨论。

《薄伽梵歌》中的观点如此丰富，难怪印度所有派别的导师，都或多或少借鉴过这本书。社会改革者也不例外。圣雄甘地不止一次宣布《薄伽梵歌》是他最喜欢的经文，因为尽管它的神学和哲学论述令人生畏，但仍是一本实用的生活指南。甘地最亲密的弟子、土地改革活跃分子维诺巴·巴韦（Vinobha Bhave）也表达过同样的看法，他曾评论说："在《薄伽梵歌》中，没有长篇累牍的论述，一切都不复杂，这是因为书中所说的每一件事都能在普通人的日常生活中得到检验，其目的就是在实践中得到验证。"[1]

在"神之歌"这条色彩绚烂、工艺精巧的织毯中，始终贯穿着一条不变的主线：精神的解放使我们能够在日常生活中不可避免的起起伏伏中保持神性的意识。秘诀就在于获得与超越世界变化者的统一。这一教义是统一《薄伽梵歌》众多内容的核心。

《薄伽梵歌》包括了印度最伟大的史诗《摩诃婆罗多》第六章的一部分。《摩诃婆罗多》长达 10 万节，是迄今为止世界上篇幅最长的文学作品：比《奥德赛》（*Odyssey*）和《伊利亚特》（*Iliad*）加起来还要长，是《圣经》（*Bible*）的 4 倍。《摩诃婆罗多》于公元 1~2 世纪写成，其中有很多关于瑜伽的内容——"瑜伽"一词在文本中出现了近 900 次——还囊括了有关这一主题的最古老的系统化讨论。[2] 它还广泛讨论了瑜伽在哲学上形影不离

044

的伙伴数论派，即上一章讨论过的二元论哲学。而对这两个主题的论述与呈现，可以说没有比《薄伽梵歌》前几章更中肯的了。

《摩诃婆罗多》讲述了一场灾难性大战争的故事。这场战争在般度族（Pandavas）和俱卢族（Kauravas）间展开，两部族为夺取古印度婆罗多（Bharat）王国的统治权激战了 18 天。在这场战争的 13 年前，原本统治该地区的般度族在一场骰子赌局里中计，丢掉了王位，并流亡到森林中。现在，他们重新回来夺回自己的领土。般度族中一个叫阿朱那（Arjuna）的，是那个时代最伟大的弓箭手，但尽管正义在他这边，他却仍疑虑重重。虽然他的军人职责，即他的刹帝利正法（Kshatriya dharma），是为了支持他的兄长合法地夺回王位而战斗，但对面的俱卢族军队中也有他的家人——同辈亲戚兄弟，从前的师长和许多朋友都在其中。因此，阿朱那陷入了两难的境地：无论他做什么都会伤害亲人，给他们带来痛苦。幸运的是，他的堂兄克里希纳神，作为毗湿奴（Vishnu）神的化身，可以摈弃人世间的偏见，站在最高处观察并为阿朱那提供指导。因此，《薄伽梵歌》本质上是战士阿朱那和他的神性导师克里希纳之间的对话。

从更广泛的背景来看，阿朱那代表了面对各种困境的普通人形象。我们生活在一个充满利益冲突的世界里，选择正确的行动方案，往往是一件困难与矛盾的事情。为了应对这种常见的困境，《薄伽梵歌》里的瑜伽最初并非神学上的救赎手段，而是作为一种实用方法来提供更宏大的视角（以及更高的智慧），对人类行为产生影响。它提供了在日常生活中冷静且有力行事的方法，因为正如克里希纳神自己在书的开篇所说，"瑜伽是行动的技巧"（yogah karmasu kaushalam）。[3] 这一句本身就巧妙地体现出双重教义。克里希纳不仅明确指出瑜伽统一的力量是一种巧妙处理世俗生活的手段，还同时暗示，最"娴熟"的行动正是踏上通往"瑜伽"，即与神"结合"的道路。

克里希纳所说的瑜伽不是指体式练习。《薄伽梵歌》只提倡心灵瑜伽，而并不关注现代瑜伽中的体式。书中简要提到最好有一个牢固的座位，以镇定的坐姿坐直。但该内容和《瑜伽经》里的一样，也是一种明确的冥想指导，企图将小我——个人的身心、自我意识上的"我"，与宇宙中的大我——人类局限之外超个人的、无限的意识——相结合起来。[4] 事实上，克里希纳显然无暇顾及当代一些佛教和耆那教苦行者的艰苦的身体训练。他并不提倡这种苦行主义，不仅因为印度教正统观念不认可，而且还因为"那些爱慕虚荣，同时充满激情、执念和力量的人，进行经文中未认可的严苛苦修"仅是为了炫耀。[5]

他所提供的不是这种极端的手段，而是能够通向成功的、有意义的生活的实用步骤，既包括物质生活，也包括精神生活。对克里希纳的信徒来说，他是神性的体现。我们一旦熟悉了他的故事，就能开始自己的故事。

在《薄伽梵歌》前段的两节重要经文中，神劝告阿朱那：没有真理，生命将如同一片干枯的树叶，任凭一阵阵微风的摆布。如果他想要找到真理，他的思想必须超越物质世界的范围，去往内心深处寻找不变的本质。随后，书中视瑜伽为实现神性领悟的最高方式。但克里希纳十分务实，他认为凡事要先做再说。他使用了数论派的术语，并对三种性质或"三性"（gunas）进行分析，

"三性"通过不同的组合构成了处于变化中的不稳定世界，[6] 他劝诫道："你要超脱三性和对立性，超脱保业守成，把握自我，阿朱那啊！永远保持真性。"[7]

因此，根据神的说法，成功行动的先决条件是有意识的无为，所有有价值的"做"都依赖于事先建立一个"存在"的状态。通往这种稳定意识状态的手段是冥想，它使心灵超越易变的二元性，进入一个稳定、集中且不受阻碍的空间，这个空间独立于外界存在，不受身体或精神的干扰。事实上，这种内在的完整纯粹潜力是我们真正拥有的唯一财富，是永远无法从我们身上夺走的真正自我。在这一稳固不变的基石上，我们的思考与行动都能够冷静、有力、不执着，因为这些都是我们自我存在的基石里的内在品质。

虽然通过不断接触并最终实现与绝对自我的结合显然能带来实际好处，但克里希纳还指出，这也是任何有效的神性体验的基本前提。因此，自我了解优于以宗教名义进行的活动。在这一点上，《薄伽梵歌》呼应了《奥义书》中的圣人在 500 多年前就表达过的观点。他们告诉我们，真正的婆罗门的标准不是继承下来的社会地位与祭祀知识，而是对所有形式背后的绝对真理的直接感知："面对那些通过仪式赢得的世界，真正的婆罗门不为所动。因为未成之事不来自已成之实。"[8]

现在，克里希纳神更进一步，站在更激进的立场上，认为即使是《吠陀经》本身——所有经文中最神圣的，也是正统永恒的滋养源泉——也不及绝对自我中对自由的体验：《吠陀经》关注的是三性……对于开悟的婆罗门来说，所有的吠陀经文都没有什

046

么用处，这就好比在水乡的一方池塘。"⁹ 在如此正统的文本里，这样的说法显得有些异类，但"开悟"这个词值得注意。克里希纳在这里使用的"婆罗门"这个词也很重要。一个没有接受过祭司技能教育的人很可能无法认识到《吠陀经》里至高无上的智慧，但克里希纳神的意思是，即使是一个有知识、受尊敬的婆罗门，他接受了所有训练，十分熟悉仪式能带来的好处，也必须认识到，无所不在的真理并非通过学习或仪式体验就能获得的。这一认识就是他开悟的成果。

这种高尚的意识状态被与瑜伽画上等号："摒弃执着，财富的赢家！对于成败，一视同仁；你立足瑜伽，行动吧！瑜伽就是一视同仁。"¹⁰

此处，瑜伽再次被清楚描绘成一种心灵状态。当心灵充分成长，跨越了有限的个人状态时，它就摆脱了情绪反应与自我执着，因为它已实现与超然神性自我的有意识的结合。这种状态是真正的"财富"，是最伟大的收获。在此节经文中，瑜伽的这种状态被描述为摆脱对结果的执念。虽然我们能清楚看到不受我们通常视作"失败"的东西所影响的好处，但克里希纳进一步指出，瞬息变化的世界所称的"成功"也难以比得上瑜伽士内心的满足感。命运的波动不可避免，但对我们的影响只限于我们从中获得自我意识的程度。

克里希纳所说的"财富的赢家"还有另一层含义。《薄伽梵歌》之所以一直以来如此受欢迎，主要是由于它一直被视为持家者的指南，他们需要尽忠职守、操持家务。与生活在社会边缘的弃世者不同，典型的持家者通过积累物质财富与享有人际关系来寻求幸福和安定。但在这节经文中，克里希纳巧妙地指出，所有行动的目标——主观的满足感——已由成功的瑜伽士实现。这种至高无上的满足感是心灵与宇宙自我结合的结果；不管周遭发生什么事，漠不关心的圣人都能保持自足。这种内在的充实，无论外在环境如何都能自然而然维持的幸福，是真正有价值的生活的基础，使我们向神性靠拢。[11]

因此，在瑜伽的状态下，整个时间、空间和因果的世界与个人内在意识范围几乎分离开了。这就是帕坦伽利在几百年后所说的"独存"（kaivalya）——"孤独、寂寞、独立"——即内在与外在的分离，这也标志着数论瑜伽体系的顶峰。通过与主观的原人（purusha）原则（即真正自我）相结合，瑜伽士永久离开了三性世界的束缚，获得了永恒的解脱。[12]

无欲之业

瑜伽这种心灵状态的实现并非被动取得，而是一种存在的形态，在《薄伽梵歌》中被有力地称为"无欲之业"（nishkama karma）："在'没有'（nish）自我'欲望'（kama）的前提下采取的'行动'"。这种无私的活动与有限的自我所催生的活动截然不同，后者通常由需求驱动，也就是"要"（want）这个词原始的含义"缺乏"。由结果驱动的行为会产生一种情绪反应——成功带来快乐，失败导致悲伤——这反过来又会促成更多以自我为中心的行为。这就是"业力"的循环，只有当心智在瑜伽状态下充分舒展，能够有意识并持续反映出永远超越行动的纯粹意识时，这种循环才能被打破。在瑜伽状态下，人没有了对欲望机制的执着，因为小我的意识已经发展为大我，后者作为最高层次的幸福，不依赖任何行动来获得本源和自发的满足感。

欲望机制接下来会发生什么变化呢？对瑜伽士而言，其可能还会产生欲望，但欲望已不再具有约束力，因为寻找幸福的目标已经毫不费力地实现了。此外，这种欲望将不再为个人目的服务，而是为了普遍利益和宇宙的目的而存在。这是真正无私的行动，没有偏见，不由需求、恐惧或不足来驱动。在一个宏大的段落里，克里希纳神描述了自我实现的存在及其与活动的矛盾关系：

> 如果从事一切行动，而摆脱欲望和企图，行动经过智火焚烧，聪明人称他为智者。摒弃对成果的执着，永远知足，无所依赖，那么，即使从事行动，他也没有做了什么。控制思想和自己，摒弃执着，无所企求，他仅仅是活动身体，不会犯下什么罪过。满足于偶然所得，超越对立，毫不妒忌，对成败一视同仁，他行动而不受束缚。① 13

在这种自由中，"了悟者"（jivanmukta），即"生活中获解放的人"，自发且随时地从宇宙自我中获得自我的身份认同。因此，他的住所与行动的世界全然分离，不依附于他心中可能自发的任何想法或有限的身体所执行的任何行动。事实上，他甚至对于无为也无动于衷。这种至高无上的漠然是本质与物质、精神与

---

① 参见〔古印度〕毗耶娑《薄伽梵歌》，黄宝生译，商务印书馆，2011，第50~51页。

实体、原人与原初物质、自我与非自我之间相分离而产生的经验效应。

无论使用什么术语，这种意识都赋予人一种全新的身份认同感，开启了一种与世界完全不同的关系。克里希纳接着描述了这种意识在日常活动中带来的影响：

> 与神性结合者洞悉真谛，认为自己没有做什么；看、听、嗅、尝、触，行走、睡觉和呼吸，说话、放掉和抓住，睁开眼和闭上眼，他仅仅认为感官在感官的对象中活动。[14]

通过使用"仅仅"一词，克里希纳暗示这种意识状态不是有意识地试图"超脱"的结果。与感官的自然吸引力做斗争，或试图通过否认在头脑和心中产生的感觉来培养一种宁静的情绪，这些都不是通往自由的途径。克里希纳在这里说的是不费吹灰之力的自发状态，没有诡计、期望或动机；瑜伽士高尚的不执着并非持续保持弃绝、否认或控制等策略的结果。在《薄伽梵歌》诞生前的好几个世纪，这种体验自我和见证自我的内在分离首先被想象成两只形影不离的鸟，它们栖息在同一棵树上，一只鸟品尝苦涩与甜蜜的果实，另一只鸟只旁观，了无牵挂、自由自在。[15]

世界上还有许多先贤都描述过如"无欲之业"这般自然的不执着。颇具影响力的新柏拉图派哲学家普罗提诺（Plotinus）在《薄伽梵歌》即将完书的时期曾经写道：

> 我们可以认为灵魂存在于身体里——不管它是在身体

049

之上还是在身体之内——因为这两者的结合构成了活的有机体，即有生命的东西。灵魂使用身体作为工具，并不意味着灵魂必须分享身体的体验：一个人本身不会感受到他使用的工具的所有体验。[16]

1000 多年后，多明我会（Dominican Order）修士、玄学大师艾克哈特（Meister Eckhart）通过神学语言解释了从有限的自我利益中解放的自发状态："心中有神者，对待一切事物时心中有且仅有神，神便无时无刻不伴随着他去往任何地方，神替他完成一切。"[17]

这种极度漠然的体验在任何情况下都可能发生，其突出特点是活动毫不费力。不费力的活动自然充满喜悦；这是玩耍，而非工作。顶尖运动员和体育界人士所谓的"在状态"，就是指没有压力的运动体验，即身体完美地自发进行着运动，而他们只在旁边看着。在最高层次上，这也是克里希纳本人的状态，通过他淡然的"游戏"（lila），整个宇宙的剧本被写下来，搬上舞台供观众享受。

最高的统一

《薄伽梵歌》内容的多元无疑保证了它受到各种不同读者的欢迎。不管你的观点如何，在文本的某个地方你总会找到慰藉、得到滋养和获得启发。但是，有没有办法将不同的教义统一成一个更大的整体呢？正如前一章提到的，一种方法是将它们视为一次旅程中的多个渐进发展的阶段。诸印度哲学体系在传统上被称为"拜见得福"（darshana，同 darshan），这个词的字面意思是"一种看法；一个视角；一个观点"，意指这些体系是部分的和暂时的。

正如《薄伽梵歌》的前几章所教导的，数论瑜伽的目的是解释和建立"预见者"与"所见"的坚定分离。但是作为最高的奉献对象，随着他诗歌的发展，克里希纳要进行更深入的教导，因为这种精神和实体、自我和非自我的彻底分离，并不是最终的瑜伽；瑜伽毕竟意味着"结合"。当然，一种与最深处的自我的结合，即独存，已经随着数论派的巅峰期的到来而建立起来，但是外部世界呢？主观自我与客观非自我的分离、精神与实体的分离，最终必须被治愈并调和成更高的、包罗万象的统一体，那就是神自己。为了实现这一点，我们必须超越数论派的对立观点，进入被称为"知识的顶点"（Vedanta）的一体性王国。

对吠檀多非二元论者来说，整个时间、空间和因果关系只是其绝对本质的一个短暂的、非约束性的阶段。这个量子花招——这个空幻境界（maya）——是如何完成的，成了一个引发印度历史上所有对形而上学感兴趣的智者共同思考的话题，但对克里希纳来说，这只是他自己为之欣喜若狂的重大游戏，深不可测。他住在每个人的心里，指挥着宇宙的旋转曼陀罗，然而，他并没有被其创造出的物质魔术表演所触动，他仍然隐身在幕后。正如神所解释的，他超越了时间，因此永居于出生和衰败之外，但是被二元性所蒙蔽的人们没有察觉到他。[18]

要理解神的游戏的奥秘，既需要对神圣原则的成熟敬信（bhakti），也需要关于所有形式和现象的最终状态的直接智慧

（jnana）。只有到那时，瑜伽修行者才能体验到最高的真理，即世界是他自己显现出来的自我，所有的分离感都是基于对现实的无知的幻觉。在这种主体－客体关系的彻底转变中，客体不再被视为在空间中分离的物质实体，而是意识本身的非约束性转化，并且他就是意识。对完全开悟的人来说，没有"他者"，只有无所不在的神性，那就是我的自我。正如克里希纳所解释的："他的自我建立在瑜伽中，他的视野无处不在，他在众生中看到自我，在自我中看到众生。无论在哪里看见我，在我身上看见一切的人，我不会迷失于他，他也不会迷失于我。"[19]

不同类型的瑜伽？

让我们回到实处。人们通常认为《薄伽梵歌》为不同类型的人呈现不同类型的瑜伽——哈他瑜伽（hatha yoga）、业瑜伽（karma yoga）、信瑜伽（bhakti yoga）、智瑜伽（jnana yoga）。从另一个角度来看，也是一个与我们日常生活实际相关的角度，各种瑜伽也可以被视为一个完整统一的增长过程的相关方面，而不是各种分开的路径。因此，它们模仿了帕坦伽利的"八支"瑜伽，正如我们在上一章中看到的，"八支"瑜伽长期以来被误解为单个的序列阶段。毕竟，我们没有一个人是专门的实干家、感觉家或思想家；在不同的时期，我们以不同的方式拥有这些身份，一个平衡的生活会以正确的比例包含它们。为了发展，我们至少必须与自己的身体保持健康的关系（哈他瑜伽），这是一种实践，包括饮食、锻炼、整体生活方式和自我形象的问题。还有对活动世界的参与和理解（业瑜伽），以及对我们与它的内在分离的渐进的认知。健康关系的发展导致一种发自内心的开放（信瑜伽）和最高知识的出现（智瑜伽），实现在所有明显的多样性内部和背后神圣的统一性。

这不仅仅是枯燥的哲学，而且也是生活体验，是瑜伽的真正范围。传统上，它通过"老师–弟子"（guru–shishya）关系的动态变化而有了生气，这就是为什么《薄伽梵歌》是以对话的形式写成的。克里希纳对阿朱那的教导是变革性问答互动的原型，用来消除真理的遮蔽，就像风吹走太阳上的云一样。克里希纳提出的崇高愿景是所有生命的统一；当他的学生的理解水平充分提高时，他会在适当的时候教授细节。然而目前，神的教导的实际逻辑是清楚的：首先，意识到你的自我。因为如果我们不首先知道我们真正是谁，那么我们如何才能真正评价这个世界？

最后一句话。如果认为《薄伽梵歌》只是"印度智慧"，这就错了。尽管文本的文化基体与众不同，但正是克里希纳信息的普遍性吸引了几个世纪以来受其影响的许多人。他们把"神之歌"（Lord's Song）看作对形而上学本质的精辟阐述，它把所有伟大宗教团结于共同的核心之下。从这个角度来看，它是整个人类的遗产。阿尔多斯·赫胥黎（Aldous Huxley），追随德国数学大师戈特弗里德·莱布尼茨（Gottfried Leibnitz）的脚步，称这种普遍智慧为"永恒哲学"（Perennial Philosophy）。关于《薄伽梵歌》，他写道："《薄伽梵歌》是赋予人类价值的精神进化的最系统的陈述。这是有史以来对永恒哲学最清楚和最全面的总结之一；因此，它的持久价值不仅属于印度，也属于全人类。"[20] 许多当代瑜伽追随者会由衷地赞同。

5

野蛮的人，可疑的名声

这位老伊顿人——沃尔瑟姆斯托（Walthamstow）的第五代准男爵，一定是《伯克贵族名谱》（*Burke's Peerage*）中提到的唯一一个喜欢穿腰布并留着涂抹圣牛粪的齐腰脏辫的人。这样的服饰偏好不仅仅是他个人的奇思妙想，也不是为了在阿斯科特赛马会（Ascot）的豪华帽子或亨利赛舟会（Henley）的鲜艳条纹上衣中搏眼球，而是为了表明他是朱纳·阿卡拉（Juna Akhara）的正式成员，这可能是最古老、最受重视的瑜伽娑度僧团体。[1] 欢迎来到詹姆斯·"吉姆"·马林森（James "Jim" Mallinson）爵士的多彩世界，他是世界上研究哈他瑜伽早期历史的重要学者，是悬挂式滑翔机专家，有时是一位苦行者，有时是一位顾家者，但在英国古怪的东方主义学家的长而高贵的队伍中，他始终是最新成员。[2]

在通过研究《飞行术》（*Khecharividya*）（哈他瑜伽的根基文本，可追溯到大约 13 世纪）获得牛津大学的博士学位后，马林森花了 20 年的时间研究相关手稿，并与讲印地语的娑度僧在印度北部进行实地考察。他目前在伦敦大学亚非研究学院（SOAS）领导一个研究哈他（hatha）起源的国际项目。[3] 在很大程度上多亏了他和他团队开创性的努力，长期存在于瑜伽早期历史上的迷雾才被拨开了。近年来，这一领域的学术研究不断增多，毫无疑问，这在一定程度上是由于人们希望为商业化身体瑜伽的迅速发展提供背景。人们希望通过了解瑜伽的社会和教义根源，来理解现代姿势练习的真正本质。[4]

快速回顾一下历史。正如我们所看到的，至少从《奥义书》时代起，教导与内在自我结合的心灵瑜伽就已经蓬勃发展了。相关群体存在于传统社会的边缘地带，生活在与世隔绝的森林里，很多文本都指出他们与吠陀祭祀宗教的官方文化有分歧。在《歌者奥义书》中，傲慢的年轻学生什韦塔克图（Shvetaketu）对自己新获得的宗教知识颇为得意，回到家后以为自己无所不知。他的父亲严厉地把他拉回现实，并教导他，无论祭祀知识多么深奥，内在神性自我的直接体验都比它们更有价值。男孩和他父亲截然不同的方法后来被分别称为"低级知识"——带来世俗收益和通往死后理想天堂的仪式和专业技能——以及赋予精神启蒙的"高级知识"。[5] 后者具有包容性和无宗派性；早期的一篇文章称"不朽的绝对真理"深藏在内心之中，"无关家庭，无关种姓"。[6]

我们知道，在公元的第一个千年里，随着印度社会变得越来越城市化、阶层化和货币化，这些研究和实践《奥义书》智慧的森林隐居文化越来越成为一个浪漫的象征，象征着一个生活不那么拘束、更加自然的时代。任何参观遍布北印度的佛教、印度教、耆那教的早期石刻圣地的游客——其中阿旃陀（Ajanta）石窟和埃洛拉（Ellora）石窟是最著名的杰作——都会注意到，它们经常用各种图案进行装饰，以怀旧的方式模仿早期的木、竹和茅草结构。这种做法甚至延续到了这些宗教后来大量建造的风格复杂的独立式寺庙中。木梁和托梁用石头或大理石复制；雕刻的或绘画的花卉和植物图案在天花板、墙壁和柱子周围蜿蜒。这种装饰没有任何结构上的意义；它纯粹是为了象征一个失落的天堂，一个更纯粹、更简单的时代，一个精神知识活跃、人类与主宰所有生命的"自然法则"和谐相处的黄金时代。居住在这些梦幻的伊甸园里，你也会看到许多瑜伽圣人，他们坐在圣树下，你很容易通过长发、胡须和念珠认出他们。这种怀旧的瑜伽观念根植于印度人的心里，从未消失。正如我们之后所看到的，当印度民族主义运动在 19 世纪末重新发现这种做法时，它又复活了，还产生了巨大的影响。

其他更加戏剧性的变化也在酝酿之中。9 世纪和 10 世纪见证了入侵时代的开始，当时一股充满活力的变革力量——伊斯兰教占领了次大陆的大部分地区。这种先知宗教充满活力，但往往不宽容，它不仅带来了新的信仰和习俗，还带来了一种不同的社会结构，这种社会结构对印度教不宽容。同时，它也无暇顾及其繁复的寺庙习俗、复杂的种姓规则和饮食限制。外来者造成的大范围社会混乱，一定会促使那些与世隔绝的心灵瑜伽流派在其丛林和山区隐居地里更加隐蔽自己。

马林森指出，正是在这个时期首次出现了某种持续的身体瑜伽教学。这使早期严格的禁欲主义传统开始正式化，这种传统自吠陀时代以来一直是印度社会的一部分。瑜伽体式的清单出现在了潘迦拉朵拉（Pancharatra）瑜伽流派的文本中，其中最早的是 10 世纪的维曼那查纳卡尔帕（Vimanarchanakalpa）。这些团体崇拜毗湿奴，暗示了早期瑜伽的吸引力比以前所认为的更加广泛，因为湿婆通常被认为是瑜伽的万物之主。[7] 也是在这个时候，其他与身体瑜伽相关的身体技巧，如瑜伽手印术——操控微妙生命能量的身体方式——正在被传授。这些练习并不是什么新鲜事，它们的前身可以在 1000 年前的早期佛教和耆那教的文本中找到，尽管在那些教义中，它们被认为是仅次于有价值的精神内敛技巧的方法。

公元前 4 世纪，马费顿国王亚历山大大帝（Alexander the Great）在印度河畔遇到了一群被他的人民称为裸体苦行者（gymnosophists）的人。这些苦行者的热情给他留下了深刻的印象，但当这些苦行者试图改变那些总是与他的军队一起行进的哲学家们的想法时，却没有成功。理论争论很激烈，但当这些苦行者坚持要求希腊人采取禁欲主义的做法以进一步提高他们的认识时，后者拒绝了。在长篇巨著《印度记》（Indica）（西方文学中最早记录印度的第一手资料）中，当代历史学家麦加斯梯尼对印度苦行者的苦修印象深刻，他让他的读者相信，有些人没有嘴巴，但却能靠烤肉、水果及鲜花的香味生存。

大约从这一时期开始，《摩诃婆罗多》和《罗摩衍那》（Ramayana）也描述了苦行者采用艰难的姿势进行苦修的情况，这些一般都归为苦行（tapas），其字面意思是"热"，有时会持续数年：坐着、蹲着、保持单腿站立、双手举高，在夏天的烈日下坐在炽热的火边，或在寒冷的冬天浸泡在冰冷的水里。这种肉体上的折磨并没有完全从本土瑜伽中消失，它在"哈他瑜伽"这个名字里得到了遥远的呼应，"哈他"意味着"力量"，这一点经常被使用此术语的现代身体瑜伽的倡导者所忽视。

根据中世纪早期的瑜伽文本，成功的苦行具有强大的效力，不仅赋予修行者日常的祝福和诅咒能力，还赋予修行者一种更为稀有的能力——这里我们确实需要往古代森林圣人的方向致意——即在死亡和重生的繁重循环里获得解放。换句话说，我们看到了 1000 年前激励帕坦伽利的救赎论的延续，尽管是以一种更加巴洛克的形式。此外，第一个包含连贯哈他瑜伽教学的文本——《达塔特雷亚瑜伽论》（*Dattatatreya Yogashastra*）甚至包含"八支瑜伽"，尽管它被认为是《奥义书》中的圣人雅吉尼亚瓦尔克亚所著，而不是《瑜伽经》的作者所著。但总的来说，这些早期修行者最感兴趣的不是逐步的心灵沉浸，更不是最终的解脱，而是精液，或者，更准确地说，是对其进行的严格保存和纯化，以便从其生命能量中获益。

种子的力量

早期的印度思想家对潜藏在种子中的力量非常着迷，因为种子集中体现了生命的智慧，且在自然界中随处可见。巨大的菩提树诞生于中空的小种子，这就像一个教学工具，可以很好地解释宇宙产生于纯粹精神的虚无之中。[8] 就人类而言，男性种子［非凡事物（bindu），字面意思是"点"］的能力被认为是神圣的。根据瑜伽生理学，生命能量产生于精微的大脑中心，它从那里滴下，在消化火中燃烧，或作为精液流出身体。因此，精液的流失会削弱人的身体能量和精神活力，使健康状况恶化，加速衰老和死亡。另一方面，存留精液会创造一种微妙的能量——活力素（Ojas），让瑜伽修行者能够超越变化的过程，即使不能长生不老，至少也能保持年轻、健康和特别长寿。因此，瑜伽世界的男性首领——就像天主教牧师或中国的宦官一样——与自然选择的进化主旨背道而驰，背弃了有性繁殖的生理需要，而更倾向于将性能量向内和向上引导，以实现一个更普遍的目标。⁹正是这种对深奥的生理学的关注，而不是任何道德上的考虑，才解释了印度传统为什么始终要求精神修行者，尤其是瑜伽修行者，重视性节制。¹⁰

《达塔特雷亚瑜伽论》介绍了10种身体技巧，这些技巧在后来的作品中被归类为瑜伽印契法，其中一些是为了使精液留在头部而开发的。其中一个是方印法（khecharimudra），动作是舌头卷曲，顶住腭顶。今天流行的其他瑜伽体式最初也是为了达到同样深奥的目的。头倒立式（shirshasana），最初是一种长时间的倒立练习，目的是对抗地心引力，防止生命力下坠，现代许多学生因能做此动作而被同伴称赞。呼吸控制术也有同样的作用。《甘露成就》（*Amritasiddhi*）是12世纪金刚乘佛教的文本，传授了在古典奥义书时代就已经是公理的呼吸、精液和心灵之间的平衡关系。

在早期的哈他瑜伽典籍中，这种保存生命能量核心的技巧被称为性能量运行手印法（vajroli mudra）。据说如果掌握该法的瑜伽修行者在无意中射精——无论是通过性爱、春梦还是昆达里尼的唤醒——就会在腹部形成真空，并通过阴茎将溢出的种子吸回体内。在密宗流派实行的瑜伽性爱仪式中，熟练掌握手印法的修行者也能吸取伴侣的性液，并通过自己的精气神的循环流动，为自己注入能量。这种做法在身体上是否可行还有待商榷。如果可行的话，那就需要非凡的控制力和长时间的练习，在日常生活中，还需要使用导尿管。当然，现代修行者确实使用了这种辅助工具，马林森的最新研究实地考察了性能量瑜伽并借鉴了当前的医学知识，表明反复插入这些导管的主要目的可能是使射精机制完全脱敏，从而防止在正常的，甚至是长时间的性活动中失去生命能量。

如果这个理论是正确的，那就意味着 11 世纪到 15 世纪的早期哈他瑜伽文献有助于将这些以前从未被编纂过的、隐秘的禁欲主义技术带给更多的人，其中大概包括持家者和隐士。从此以后，如果一个人有足够的意志和决心，他既可以是一个享乐寻求者（bhogi）——"一个享受感官快乐的人"，也可以是一个瑜伽修行者。到了 18 世纪，我们发现了一篇经文，即《性能量瑜伽》（*Vajroliyoga*），开头是"向导师（guru），光荣的克里希纳神致敬！"——克里希纳神是爱神——并建议瑜伽修行者应该通过在定期释放后将尿液抽回膀胱，来完善保留精液的性能量运行手印法。"每天按照导师所教的方式做这件事的人，就能掌握这种非凡事物，而这种非凡事物能赋予其一切力量。通过 6 个月的练习，即使与 100 个女人做爱，非凡事物也不会减少。"[11]

无论事实如何，有一点是肯定的：对保护生命力的关注与印度的神学一样古老。最早提到的性能量瑜伽，尽管是作为一种避孕手段运用的，但仍可以追溯到最古老的《奥义书》，即至少可以追溯到公元前 6 世纪的《大森林奥义书》。[12]

最重要的是，被一个称职的老师监督是必要的。也有供女性运用类似性能量运行手印法的技术，叫作内引术（sahajoli），其目的是重新吸收自己的生殖液和伴侣的精液，尽管在我们已知的文本中确实提到了这一点，却很少有人注意到它。对男性的关注似乎是哈他瑜伽的核心信仰和实践，但现代许多姿势练习都声称源自哈他瑜伽，这是一种讽刺，因为 21 世纪的瑜伽界中 90% 是女性，这一点是不容忽视的。吠陀文学提到了一些奇怪的女性圣人，最著名的是令人敬畏的哲学家加尔吉·瓦卡纳维（Gargi Vachaknavi），她在《大森林奥义书》记录的一场著名的辩论中强烈地质疑圣人雅吉尼亚瓦尔克亚。印度在近代也一直有强大的女性圣人传统。[13] 但事实是，早期的哈他瑜伽，由于其前身是严格的禁欲主义，似乎在很大程度上是关于男性的事务。

更广泛地说，精液是生命的灵丹妙药的这种信念，使得尽可能保留精液至关重要，这一点也一直在现代瑜伽中实践着，被称为"梵行期"（brahmacharya），这个词通常被翻译为"独身主义"，意思是性节制，而不是不结婚。这个梵语术语在一定程度上是历史遗留问题，当时正统的婆罗门男孩会在结婚前经历一段禁欲的宗教学习时期，这被称为"梵行期"。然而，这个词本身并不带有性节制的含义——准确来说应该是"将自己奉献给绝对真理"。尽管如此，它还是被广泛地用来表示禁欲，而且一般来说，失去精液而带来的衰弱影响在印度社会仍被广泛接受。[14]

纳特瑜伽修行者

性能量运行手印法是一个瑜伽团体的专长：悉达·纳特（Siddha Naths），"力量之主"。其也被称为坎法塔（Kanphata，"裂耳"）瑜伽士，因为其成员戴着各种类型的大耳环来表示其熟练程度。这些纳特瑜伽修行者是公元 8~15 世纪兴起的诺斯替运动（gnostic movement）的倡导者，来自密宗；他们的早期文本没有使用"哈他"一词来描述他们的日常活动。他们关心的不仅是防止非凡事物的减少和浪费，还有唤醒昆达里尼这个精微体中的个体精神力量，它通常象征着沉睡在脊柱底部的女神，等待着被瑜伽实践唤醒。纳特经文是关于次级和能量神经系统的经典和权威手册，对脉轮、经脉、中脉（pingala）、左脉（ida）、右脉（sushumna）等做了很多详细介绍。他们专门制作了一个词汇表，今天许多瑜伽学生即使不能通过自己的体验完全理解，至少也会有所认识。

一旦唤醒了休眠的昆达里尼，她就会不可抗拒地上升，穿透6 个脉轮，即"精微体中的能量漩涡"，并释放各种压力的"结"（granthis），阻断生命气息这一内在生命能量的自由流动。这种释放会使天之甘露（amrit）流动起来，这被称为"永生的琼浆"。当在精微体生理学意义上的经脉周围循环时，这种流动会产生强烈的幸福感和神秘的力量，比如与无形灵魂的交流，享受对自然的控制和非凡的长寿，瑜伽经典权威书籍讲到了这样的世俗神通，但通常告诫修行者不要这样做。纳特派声称自己是九位主要大师的后裔，第一位是奥迪纳特（Adinath），即"第一纳特"，他通常被认为是湿婆。他们还推崇初始的 84 种奇迹般的神功。虽然他们最初是通过与女性伴侣进行瑜伽性仪式来修行的，但在编纂第一批哈他瑜伽文本时，纳特派似乎更倾向于一种禁欲的独身生活方式，性技巧被完全内化并用于珍贵能量的升华和转化。因此，13 世纪的《戈拉克沙百颂》（*Gorakshashataka*）是一个关键的纳特文本，以以下对古典密宗五种享乐（panchamakaras）[15]的倒置结束：

> 我们喝的是叫作非凡事物的滴液，是"滴"，不是酒；我们吃的是五官排斥的对象，而不是肉；我们拥抱的不是心上人，而是苏舒姆娜·纳迪（sushumna nadi），她的身体像吉祥草（kusha grass）一样弯曲；如果我们有性行为，它应该发生在溶于虚空的内心里，而不是在某个阴道中。

理想的瑜伽修行者是精液上注（urdhva-retas）之人："一个能使精液向上流动的人。"

《哈他瑜伽之光》（*Hatha Yoga Pradipika*）

如此深的水域可能只有最勇敢的人才能横渡，但有一篇几乎所有姿势瑜伽的练习者都熟悉的纳特经文:《哈他瑜伽之光》（HYP）。这本 15 世纪的著作宣称要为"众多教义的黑暗"提供一些其急需的光明，并指出当时瑜伽界普遍存在的混乱问题。它的作者湿瓦玛罗摩（Swatmarama）是伟大的纳特大师戈拉克纳特（Gorakhnath）的间接弟子，直到现在，《哈他瑜伽之光》一直被认为是哈他瑜伽的主要源书，在今天的推荐阅读名单上，仅次于帕坦伽利的《瑜伽经》。事实上，撇开它的血统地位不谈，这部作品更像一个混血儿；马林森已经证实了这是一部由大约 20 部具有不同观点的其他作品组成的概要。事实上，这些作品大部分都有非二元论（advaita）的哲学背景，这对统一湿瓦玛罗摩自己的文本没有什么帮助，因为哈他教义倾向于关注身体实践的细节，很少关注整个形而上学的背景。因此，在《哈他瑜伽之光》所述的"众多教义"中，有几个相互冲突的教义在其封面上和谐地并肩而立。例如，前文提到的方印法有两个完全不同的版本。

就姿势而言，文本告诉我们："湿婆教了 84 种体式。在这些体式中，我将描述基本的 4 种。"[16] 这一所谓的身体瑜伽权威把其兴趣限于仅仅 5% 的原材料上，这无疑是令人好奇的。归属于湿婆的说法也值得注意。这样一个神圣的来源显然是为了唤起人们的尊重，但真正的精神传承体系总是习惯于把它的起源归于一个真正的老师（或至少是一个神话中的老师），然后在传承的过程中说出历史上的其他导师，即所谓的师承（guruparamapara）。在《哈他瑜伽之光》中，甚至在我们所知的任何资料中，都没有确定体式瑜伽的出处。它们唯一的归属完全是神话或神。

另一部重要的、大致上是同时代的文本——《湿婆本集》（Shiva Samhita），采用了更坚决的非二元论方向；随着时间的推移，这种倾向在瑜伽文本中有增加的趋势。该文本不知名的作者不遗余力地让他的读者知道他从何而来，其开篇写道：

只有灵性知识才是永恒的；它无始无终；不存在其他实

体；我们在世界中看到的所有多样性都是单纯的感官条件的
结果。当这些停止时，只剩下了灵性。[17]

该文本还在后面表达了对《哈他瑜伽之光》的感激之情："有
84 种不同模式的姿势，在这些姿势中，我将提到 4 种应该采用的
姿势。"[18]

值得详细描述的姿势有至善坐（siddhasana）、莲花坐
（padmasana）、双腿交叉坐（svastikasana）和背部前曲伸展式
（ugrasana）。前三个是坐姿，用来辅助冥想。在《哈他瑜伽之光》
中，尽管所有体式都是伟大湿婆神的神圣礼物，也因此推测它们
的地位应该相差不大，但实际上，其他 80 种体式都被忽略了。
文本中确实列出了其中的 15 种，但没有给出细节。由此看来，
尽管此时许多体式已经为人所知，但只有少数体式被列出，其中
被推荐的就更少了。如果情况确实如此，那么实际上被练习的体
式又有多少呢？

除了上述姿势外，《哈他瑜伽之光》还涉及其他身体练
习——收束法、手印法、调息法，以及身体净化和正确饮食的必
要性，但按照纳特的喜好，湿瓦玛罗摩似乎对精微体更感兴趣，
热情地阐述了诸如昆达里尼、生命气息和最终导致开悟的不同层
次的三昧等主题。其提到了一项明确的身体技巧，即切断连接舌
头和口腔底部的肌腱，并将其延伸，使其能够触及前额。许多经
文都讨论了性能量运行手印法。如果在瑜伽修行者中占大多数的
女性瑜伽修行者视之为分歧点，她们可能也会对大师的其他一些
建议产生抵触，如"应避免火、女人和长期朝圣"。因此，戈拉

克纳特大师说："应避免结交女人或者和她们混在一起……"；[19]
他观察到"有两样东西很难得到：一个是牛奶，另一个是一个按
照你意愿行事的女人"。[20]

总而言之，湿瓦玛罗摩的文本蕴含着丰富且深奥的知识和复
杂技巧，但由于缺乏更易理解的早期材料，它才最终出现在这么
多姿势课程的阅读清单上。人们不禁要问，那些认真的健康及安
全机构——它们越来越多地规范"官方"瑜伽——对这一切有何
看法。

神奇的性爱行为还会造成尴尬。斯里萨·钱德拉·瓦苏
（Srisa Chandra Vasu）是一位受人尊敬的学者，他从 19 世纪 80 年
代起就将哈他瑜伽文本翻译成英语，是一位多产的译者，在 1915
年创作了他自己版本的《哈他瑜伽之光》，他没有提到任何关于
性能量运行手印法的内容，因为"这是低级别的密宗信徒所沉溺
的淫秽做法"。为了让现代主流人群接受瑜伽，这种删减是必要
的代价，且这种代价一直持续到现在。在瓦苏之后的半个多世纪
里，一个德文译本［其英文版本得到了艾扬格（B.K.S. Iyengar）
的认可］延续了这种趋势。译者解释说：

在省略这些段落时，我们只是绕过了一些晦涩和令人
厌恶的练习描述，这些练习只有那些缺乏意志力的瑜伽修
行者才会做，否则他们无法达到其目标。在这 20 段输洛迦
（slokas）经文中，有一种瑜伽，它与帕坦伽利或罗摩克里希纳
（Ramakrishna）的瑜伽除了名字相同外，没有任何共同之处。[21]

062

第二句话当然是正确的，但这两位模范大师展示的瑜伽并不是唯一的，总有比这更丰富的清单。尽管如此，在今天，湿瓦玛罗摩的完整文本很容易得到，最受欢迎的版本是由广受尊敬的比哈瑜伽学校（Bihar School of Yoga）出版的。它在亚马逊上卖得很好，但包装很普通，被列在一个无害的分项下：健康、家庭和生活方式 > 健身和锻炼 > 有氧运动。

权力政治

另一个重要的早期文本是《飞行术》（Khecharividya）（约1400年写成），其一个评述的版本，包含了马林森在牛津大学的博士学位论文，[22] 在主张上比《哈他瑜伽之光》更进一步。作者明确表示优秀的瑜伽士可以有超人的身体素质并且长生不老，"他们拥有像钻石一样不腐的身体，可以活上10万年，还拥有万象之力……与远距离的视觉和听觉。"他还说："一个人在这个世界上变得不老不死，所有的障碍都被摧毁，众神也很高兴，毫无疑问，皱纹和白发会消失。"

最后的描述是准不死之身的一种流传说法，但至少预示了21世纪一些关于姿势练习的关键问题。同样地，同时代的其他文本也表示瑜伽士将获得性吸引力。我们后来了解到，成功的瑜伽士还能够获得进入地下王国的力量——传说那里由蛇神守卫，是那加（naga）国王和王后的领域，其还能够找到埋藏在那里的宝藏并掌握炼金术。我们并不清楚这些力量是真正意义上的，还是一段用荣格式的想象性象征手法来描述的内在精神旅程。也许这并不重要。在一个文化环境中，内在和外在、神话和事实之间的理性障碍总是模糊的，在这个文化环境里，大多数受尊敬的圣人一贯批评对现实的正常理解，认为这是无知的，经常把它比作一个清醒的梦或一个集体的幻觉。

学者们一般都追随科学界的观点，断然否定了瑜伽经文中的通灵能力，然而证据的缺失不代表不存在证据。[①][23] 次大陆的外国旅行者却不那么怀疑。我们所知最早的是一个阿拉伯商人阿布泽德·西拉菲（Abu Zayd al Sirafi），他在 9 世纪环游印度时，遇到了许多苦行高僧。他告诉我们：

> 他们中有些人赤身裸体；有些人整天面对太阳站立，除了一小块虎皮或豹皮，他们也是一丝不挂的。我曾经见过一个这样的人；我离开了那里，16 年后才回来，在那里我又看到了他，仍然保持着同样的姿势。[24]

另一份证词来自弗朗索瓦·伯尼耶（Francois Bernier），他是一名法国贵族医生，于 1658 年首次来到印度，横穿印度北部，并写下了当时最宝贵的生活记录之一——《莫卧儿帝国游记》（*Travels in the Mughal Empire*）。通常来说，他是一名坚定不疑的理性主义者，但他似乎倾倒于他遇到的"某些游方修士（Fakires）"的魅力：

> 他们告诉每个人他的想法，使树枝在 1 小时内开花结果，

---

① 对于通灵能力问题，请读者审慎判断。——编者注

在 15 分钟内在他们的怀里孵出一个蛋，这个蛋能孵出任何其要求孵出的鸟，并使它在房间里飞来飞去，还有很多其他数不完的奇观。[25]

尽管花开富贵、鸟语花香似乎不太实用，但禁欲主义的一些好处也是一种坚定的实用主义；向伯尼耶提供消息的人向他保证，修行者能够控制他想控制的任何人。

虽然这种说法听起来很夸张，但还是有一些历史证据可以证明。早在 16 世纪初，欧洲旅行者就告诉我们，他们遇到的苦行者是"熟练的割喉者"和职业杀手。卢多维科·迪·瓦尔特马（Ludovico di Varthema）是一个土生土长的博洛尼亚人（Bologna），他在日记中写道，武士苦行者"带着一些铁片，像剃刀一样四处切割，当他们想伤害任何人时，就用吊索把这些铁片扔出去"。[26] 100 年后，法国珠宝商让·巴蒂斯特·塔维奈尔（Jean Baptiste Tavernier）发现了类似的群体，并在他的传记中进行了描述。他描述了行军中多达 1 万名的苦行者，他们"全副武装，大多数人用弓箭，一些人用步枪，剩下的人用短矛"。[27]由于他们的类军事组织结构，这些"圣人"实际上是雇佣兵，在整个 17、18 世纪和 19 世纪早叶，他们为任何愿意付钱的主人服务。[28]虽然《奥义书》中的心灵瑜伽的理想，可能仍然给人带来一种强烈的怀旧情绪，但人们所感知到的瑜伽现实，由于它混合了魔法和军国主义，通常会引起人们的恐惧和厌恶，而不是尊重或顺从。

事实上，这种负面的反应并不新鲜。早在公元前 4 世纪，精

064 明的王室大臣考底利耶就策划了孔雀王朝（Maurya Dynasty）的崛起，将亚历山大大帝的继任者逐出了印度西北部，并首次统一了次大陆。他是《政事论》的作者，该书是印度关于治国之道的经典著作，也是无可超越的现实政治宣言。正如马克斯·韦伯（Max Weber）所评论的那样："与它相比，马基雅维利（Machievelli）的《君主论》（*The Prince*）是无害的。"[29] 如今政客们所说的秘密情报活动是考底利耶的专长。通过他最喜欢的方式之一——使用密探，他能够挑起纷争、打败敌军并削弱对手实力。他告诉我们，这些人最好从社会上流动性最大的群体中挑选："例如神圣的苦行者、流浪的和尚和吟游诗人、赶车人、杂耍人、流浪汉和算命先生，他们都是做密探的合适人选。"[30] 考底利耶的瑜伽理念非常务实。在《政事论》的第十二卷和第十三卷中，他用这个词来表示一种欺骗策略，将其定义为"用来对付不受欢迎的人的秘密方法，特别是使用武器、毒药等"，[31] 对于那些狡猾地伪装成流浪苦行者进行破坏的间谍，他授予他们"瑜伽原人"（yoga-purusha）的称号。在第十四卷中，"奥义书"（upanishad）一词意味着一种神奇或神秘的伎俩。这种瑜伽和骗术的结合将继续下去，以确保人们对这一古老科学的反应始终是矛盾的。[32]

到 1800 年左右，纳特瑜伽士在印度北部拥有相当大的权力和影响力，并在社会中扮演着重要的甚至是矛盾的角色。当代的记载中特别提到了一位被称为马斯特纳特（Mastnath）的苦行僧，即"毒害之主"，对那些没有奉上足够供品的人，他能够让他们染上瘟疫，同时，他还能够将骆驼的骨头变成黄金。从逻辑上讲，后一种技能应该可以消除对运用前一种技能的需求，但显然马斯特纳特是一个喜欢对弱小生物无偿施展自己力量的人。他对强权政治也有敏锐的洞察力。1803年，他帮助拉贾斯坦的王子曼·辛格（Man Singh）登上了马尔瓦（Marwar）的王位，这个国家以首都焦特布尔（Jodhpur）为中心，是一个沙漠国家。马斯特纳特制造了一系列所谓的奇迹，最终导致曼·辛格的主要对手比姆·辛格（Bhim Singh）突然死亡，这个人是东印度公司一直支持的继承人。由于印度王公（Maharaja）的坚定支持，纳特瑜伽成为国家实际支持的宗教。英国政治代理人詹姆斯·托德（James Tod）确信马斯特纳特［他的另一个名字迪奥纳特（Deonath），即"神圣的主"］毒害了公司支持的候选人。他告诉我们：

> 每个地区的土地都被授予迪奥纳特，他的地产，或者说他所领导的教会的地产，远远超过了这片土地上最骄傲的贵族的财产；他的收入相当于国家收入的1/10。被主人信赖并掌管钥匙的那些年里，他能轻易打开国库，他为他那些吃饱喝足的懒惰教徒建立了不少于84个祭祀场所，以及与之相邻的寺院，这些人靠那些勤劳的人的劳动免费生活。迪奥纳特……行使着他不断增加的权力，让所有人都感到厌恶和疏远他，只有冲昏了头脑的王子除外。[33]

065

无论是否冲昏了头脑，曼·辛格王公（Maharaja Man Singh）始终是一个忠实的弟子。在焦特布尔王室拥有的画作中，有许多精美的袖珍画，描绘了统治者和他的大臣们接待、膜拜马斯特纳特和被这位圣人巫师 34 指导的过程。但这位狡猾的瑜伽行者并非不可战胜的，他在 1815 年被暗杀。

一群叛变的圣徒用计谋击败了强大的东印度公司，这已经够了不起的了，但如果说实话，英国人也要感谢他们。在马斯特纳特帮助曼·辛格夺取王位时，东印度公司占领了德里，凭此在南亚确立了统治地位。如果不是公司的主要对手马拉塔人（Marathas）已经被一个名叫阿努皮里（Anupgiri）的湿婆派（Shaivite）瑜伽士领主打败，后者用武器和魔法带领他的长发军队投入战斗，那么这场胜利是不可能会发生的。

湿婆派的新势力没能驯服纳特人。相反，纳特人迅速扩大了自己的影响力，强迫新成员加入教会，并经常夺取新成员的财产。他们绑架妇女，并被指控犯有其他可怕的罪行：通过献祭儿童和食人来增强他们的神秘力量。35 鉴于他们越轨的生活方式，印度同胞和英国官员对野蛮的苦行者团体普遍的负面反应就有迹可循了。仅仅是他们的数量就足以引起人们的恐慌。据当代编年史记载，到 18 世纪末，有 200 多万名瑜伽士，在当时的人口中占有相当大的比例。他们中的一些人以其怪异的"瑜伽"表演挤占了寺庙、朝圣地和公共市场，靠骚扰观众赚钱，而另一些人则在朝圣路线上充当骗子、皮条客和脚夫。但随着时间的推移，他们逐渐被驯化，在恒河平原的所有主要城镇以放债人、商人和业主的身份谋生。然而，加入世俗社会并没有使他们受到当地人的喜爱，他们的坏名声仍然存在。在 1915 年出版的《瑜伽的教义》（ Yoga Shastra）[《格兰达经》（ Gheranda Samhita）和《湿婆本集》

的联合译本］中，之前提到的学者斯里萨·钱德拉·瓦苏严厉批评了许多瑜伽士："那些可怕的人类标本，满身污垢和脏灰，在我们的街道上走来走去——吓唬孩子，向胆小善良的人勒索钱财。"[36] 在当代文学中，把邪恶的人物描绘成"瑜伽士"已成为一种惯例，这一形象也一直延续下来。今天，宝莱坞的反派经常被描绘成邪恶的苦行僧，北印度的村民仍然威胁他们的顽皮孩子，如果他们不听话，"瑜伽士会来把你带走"。不管怎样，瑜伽士已经变成了一个可怕的人。

入侵

_____

的时代

6

新月与莲花

如果说瑜伽在印度社会中已经成为一种有争议的、造成社会分裂的力量，那么在印度教和伊斯兰教交汇处，这样一个让人们出乎意料的领域，瑜伽实践却成为社会不和谐的缓和剂与治愈物。它的存在是非常有必要的，因为自9世纪以来，一波又一波的穆斯林涌入印度北部，造成了当地的混乱。严格来讲，与其说这些入侵者是敬畏真主的神圣先知（Holy Prophet）的追随者，不如说是贪婪的军阀和无情的掠夺者，他们被印度这个传说中的财富之国所引诱，相传这个国度应允人们"3个z"——zan, zar, zamin（"女人，黄金和土地"）。外来者狂热的破坏，也落到了所有本土宗教结构上。历代的征服者将佛教赶出了它的诞生国，摧毁了寺院，夷平了佛学大学，毁灭了佛学界，佛教徒向南逃往临海的斯里兰卡，或向北逃往喜马拉雅山及更远的地方。许多印度教和耆那教的寺庙及其藏书院、公共厨房和救济院都被摧毁。1192年，北印度的第一座清真寺在德里南部迅速建成，人们给这座寺庙取了一个非常合适的名字——"伊斯兰力量"（Might of Islam）。根据其东入口处的碑文，建成这座寺庙的石头来自许多当地被摧毁的寺庙废墟。[1]"伊斯兰力量"的建造者——库图卜丁·艾巴克（Qutubuddin Aiback）建立了众所周知的德里苏丹国（Delhi Sultanate），在其第一部官方史书《德里苏丹国史》（*Tajul-Ma'asir*）的记载中，在 1194 年，他因洗劫了北印度最神圣的印度教城市瓦拉纳西而受到赞颂。在那座城市里，他摧毁了众多寺庙，并在原处建立起清真寺。但也许非常自相矛盾的是，这位精力充沛的反传统者的确留下了一个稳定的帝国，这个帝国延续了 300 多年，横跨五个朝代，统治了印度次大陆的大部分地区。直到 1526 年，来自土库曼斯坦的军阀巴布尔（Babur）[坦伯兰（Tamburlane）和成吉思汗（Genghis Khan）的后裔]登上了王位，揭开了莫卧儿帝国的序幕。该帝国曾短暂衰落，在重振后他的家族一直统治印度，直到末代皇帝——爱空想的 82 岁诗人巴哈杜尔·沙（Bahadur Shah）被英国王室流放到仰光。当时英国在 1857 年的"印度兵变"（Sepoy Mutiny）后接管了印度次大陆。

波斯语是德里苏丹国的官方语言，莫卧儿人延续了这种做法，波斯语也一直在国内有着卓越的地位，直到在英国殖民统治时期被英语取代。不可避免的是，梵语这一婆罗门高雅文化和瑜伽文学的神圣媒介，被逐渐边缘化。尽管新统治者确实允许一些梵语学习中心继续运作，但印度教文化机构的命运，就如同印度人的宗教建筑，总是岌岌可危，在位皇帝和当地代表随心所欲地决定它们的去留。尽管莫卧儿人给他们移居的家园留下了非凡的文化创造资源和艺术遗产，但这些礼物往往需要印度人付出高昂的代价。例如，17世纪的沙贾汗皇帝（Shah Jahan）以建造印度标志性建筑泰姬陵（Taj Mahal）而闻名，它早已成为印度的象征，但很少有人知道沙贾汗延续了库图卜丁夷平瓦拉纳西寺庙的做法，他的儿子、继任者奥朗则布（Aurangzeb）皇帝也是如此。然而，这种对寺庙的亵渎似乎往往是出于政治原因，即制服一个反叛派别或公开惩罚当地国王的不忠，但同时也是出于严格的宗教原因。[2]

在穆斯林通过开伯尔山口（Khyber Pass）涌入印度后，伊斯兰教和印度教的相遇就如沙漠遇到丛林，这两种文化迥然不同。新来者是一种年轻、充满活力的信仰，致力于让异教徒皈依伊斯兰教，同时流动性很强。穆斯林被游牧民族的马和剑带到此地，他们敬奉唯一且完全超然的神，凡人几乎无法接近他，更不用说塑造出他的形象。他们面对的是一种古老且一成不变的生活方式，它不接受任何改变信仰的人，但又非常多元化，且广泛包容。印度教徒们寻求与至高无上存在的神秘统一，它通过几十个神灵复现，这些神灵富于变化，有着迷人的形象和富有想象力的神话。祭司管理着印度教徒的仪式和学习，他们主管着等级高度森严的种姓制度，这个制度规定了教徒的日常生活细节，而相比之下，伊斯兰教相对没有宗教等级或基于祭司地位的社会区别。两教教徒的饮食甚至也不一样：许多印度教徒是素食主义者，他们敬畏牛；而所有的穆斯林都惯常屠宰动物，同时也是肉食者。

尽管存在这些差异，人们仍然受到了极大鼓励去皈依伊斯兰教，至少在北印度，这种现象并不罕见。与其说这些人是出于信

仰的目的皈依伊斯兰教，不如说是出于实用主义，他们想要逃避
吉兹亚（jizya）税和其他针对非穆斯林的常规限制。而对于那些
有特殊才能的人来说，信仰新的宗教可能成为一种可以在莫卧儿
宫廷获得"肥缺"的方式。这也解释了为什么在当今印度北部，
著名的古典音乐家家族大多是穆斯林。

071

伊斯兰教苏菲派的角色

当先知的军队从阿拉伯半岛向北行进，传播"唯一真正
信仰"（One True Faith）的观点时，他们遇到了散布在黎凡特
（Levant）各地的隐士和苦行僧团体，自 500 多年前的基督教早
期以来，这些人一直在偏僻的静修地进行灵性训练。其中许多人
皈依伊斯兰教并加入了伊斯兰教的神秘兄弟会，他们被统称为苏
菲派（Sufis），也就是"那些穿着原始羊毛衣的人"。随着时间
的推移，这些敛心默祷的教徒为严肃的新宗教提供了更柔软的一
面。他们也更加宽容，无论先知的话传到哪里，苏菲主义都随之
而去，以正统伊斯兰教永远不会允许的方式吸收转化当地的信仰
和习俗。

苏菲派与本土印度教中的虔诚派和瑜伽派碰撞，在印度北
部的大部分地区创造了一种异常丰富的精神文化；土耳其、波斯
和阿富汗传统的经验被注入了印度宗教的血液，这种融合大有
益处，令人振奋。虽然一些穆斯林苦行僧（fakirs，这个词源于
阿拉伯语中的"贫穷"），效仿了长期以来一直是印度文化一部
分的苦行僧禁欲主义，但他们中更主流的人——他们想通过诚挚
奉献寻求与神结合——在印度教的巴克提（bhakti）流派中找到

了归宿。罗摩神（Lord Rama）的信奉者和爱神克里希纳的崇拜者与苏菲派分享了一条超越自我的精神陶醉之路，那便是像他们一样，通过音乐、舞蹈、诗歌和视觉艺术崇拜所有形式的无形之主。这两派都宣扬社会平等主义的统一观点，接纳许多低种姓的信徒，但在社会等级的另一端，也有着强大的统治家族，如印多尔（Indore）和瓜廖尔（Gwalior）的王室，他们都欢迎并支持苏菲派。与我们在上一章中看到的纳特瑜伽士不同，一些教派逐渐发展，有了举足轻重的地位。正如生活在 14 世纪德里的宫廷诗人伊萨米（Isami）在他的著作《苏丹的礼物》（*Futuh-us-Salatin*）中告诉我们的那样："众所周知，只有得到了穆斯林苦行僧的祝福后，国王或埃米尔才能掌权……当一个苏菲派离开一个国家时，这个国家将会遭受无尽的痛苦，这是一个已经被印证的事实。"

阿克巴大帝

072

阿克巴（Akbar）皇帝在位时期是莫卧儿王朝的鼎盛时期，他与另一位非凡君主英国女王伊丽莎白一世同时代。从气质来看，阿克巴更像是宽容的什叶派，而不是更严格的正统逊尼派，长期以来，他对苏菲派的教义非常感兴趣。阿克巴目不识丁，但无论他走到哪里，即使在艰苦的战役中，都要带着有成千上万册藏书的皇家图书馆。其中有波斯神秘主义诗人，如鲁米（Rumi）和哈菲兹（Hafiz）的作品，他特别喜欢让人给他读这些书。不久后，阿克巴的宗教宽容观念极大地受到了其精神导师谢赫·穆巴拉克（Sheikh Mubarak）的影响，偏离了正统宗教信仰。穆巴拉克在 1573 年宣布，他的皇家学生阿克巴应该在宗教事务上有不容置疑的权威。阿克巴对此欣然同意，并正式颁布"无误法令"（Infallibility Decree），这让他成为教会和国家的最高元首。依仗手中的新权力，他立刻拒绝成立正统伊斯兰教，并创立了一个以他为中心的新信仰——"神圣宗教"（Divine Region）。穆巴拉克的儿子阿布尔·法兹尔（Abu'l Fazl）成为阿克巴的得力助手，在皇帝漫长而动荡的统治期间，法兹尔一直是他最亲密的盟友和知己。虽然新宗教对遍布在印度次大陆的非伊斯兰教——印度教、耆那教、琐罗亚斯德教、基督教、犹太教——的信徒表现出善意，但对正统的逊尼派教徒，它却没有一点耐性，当然，逊尼派教徒也都憎恶它亵渎神灵且自命不凡。

阿布尔·法兹尔不失时机地为他的皇帝捏造了一个合适的神话。法兹尔声称阿克巴的血统可以追溯到亚当，并称他与天使加百利（根据穆斯林信仰，加百利向神圣先知启示了《古兰经》）有直接联系，他还宣布皇帝是比著名的苏菲派大师更明亮的精神灯塔。就像花蜜引来蜜蜂一样，这种称赞吸引了印度教哲人和圣人来到宫廷，这使印度教瑜伽练习者和他们的苏菲派同行建立了新的联系。仿佛是为了巩固这一联系，阿克巴翻译总结了《瑜伽经》和其他几部关于禁欲主义的印度教古籍。阿布尔·法兹尔所著的皇家圣徒传记《阿克巴本纪》（Akbar Nama）中记载，法兹尔对遇到的像体操一样的印度教身体瑜伽印象深刻。他称："这个国家的苦行僧可以屏住呼吸，12 年只呼吸一次。"[4]他还记录道："我惊讶地凝视着，想知道怎么会有人能以这种方式使身体肌肉、肌腱和骨骼都服从他的意志。"[5]

艺术中的瑜伽

073

　　莫卧儿人是袖珍画文雅而热情的支持者，他们认为袖珍画主要是一种记录王朝辉煌的方式。同《阿克巴本纪》一样，在阿巴克祖父巴布尔的回忆录《巴布尔本纪》（*Babur Nama*）中，有着印度 - 波斯混合风格的精美插图，但在 1600 年左右的某个时候，印度一位名叫戈瓦尔丹（Govardhan）的年轻天才艺术家在王室画室工作，他敏锐地将目光转向了一个新的主题。传统的宫廷生活记录——战斗和狩猎场景、盛大的外交招待宴会以及大象比赛逐渐被更多国内当代生活的研究所取代，包括圣人表演瑜伽体式或冥想的场景。受到耶稣会传教士带到印度的欧洲福音书插图的影响，戈瓦尔丹的细致绘画让我们愉快地了解了圣贤们在隐居处的日常生活，他们踏上的是一条漫长而艰苦的精神解放之路。政要们拜访贤者以寻求指导已经成为一种艺术惯例，而不仅仅是历史记录。也许与其说是因为阿克巴的滥用权力，不如说是因为他儿子的叛逆，为了远离专横的父亲，王储萨利姆（Salim）在现已更名为普拉亚格（Prayag）的古城阿拉哈巴德（Allahabad）建立了自己的宫廷。这个地方位于北部两条最神圣的河流亚穆纳河和恒河的交汇处，长期以来一直被视为朝圣地和流浪的圣人展示瑜伽的聚集地。到了 17 世纪，大壶节这个大型苦行僧聚会，会定期在这个地方举行，直到今天依旧如此。

　　年轻的萨利姆和他的父亲一样，在宗教信仰上兼收并蓄，体现了一种可以追溯到 11 世纪的探究精神，当时穆斯林学者阿尔贝鲁尼（Alberuni）出版了《瑜伽经》的波斯语译本和一篇评论。200年后，印度的一位重要的苏菲派教徒穆因丁·奇什蒂（Mu'in al-Din Chisti），写了一本名为《瑜伽本质论》（*Treatise on the Nature of Yoga*）的百科全书式著作，在书中，他强调了伊斯兰教和印度教神秘主义的兼容性。随后大约在1550年，沙塔尔（Shattar）学派的一位著名的苏菲派教长穆罕默德·高斯·葛瓦力亚里（Muhammad Ghawth Gwaliyari）让他的弟子学习哈他瑜伽，并翻译了一部波斯语著作，这部著作后来被称为《生命之海》（*The Ocean of Life*），这是我们所知道的最早的包含一系列系统瑜伽姿势插图的专著，书中讨论了22种瑜伽体式。值得注意的是，遵循我们长久以来的偏好，这些姿势大多是坐式，有利于帮助人们进入冥想状态。从此以后，我们将在各种瑜伽手册中找到越来越多对瑜伽体式的文字描述。

吸引穆斯林显贵的不仅仅是瑜伽姿势中身体的灵活扭曲。阿克巴的曾孙达拉·希科（Dara Shikoh）也对《奥义书》中心灵瑜伽的灵性传统非常感兴趣。作为一名卓有成就的苏菲主义学者，他将瑜伽视为无处不在的智慧，并将一些主要的《奥义书》翻译成波斯语，这些书后来也被译为希腊语，随后的德语和英语译本使这些经文在欧洲人的思想中扎根。其他瑜伽文本在波斯文化中也逐渐形成影响力，例如一元论的《极欲瑜伽》（*Yoga Vasishtha*），16世纪末，尼桑木丁（Nizam al-Din Panipati）将其译为波斯语，其与苏菲派关于灵性的思想非常契合。

像他的曾祖父一样，达拉·希科在任何地方都能发现智慧。他的发现有时是激进的，例如他坚信，先知不仅参与"重复上帝的名字"［这是一种冥想实践，穆斯林称之为"迪克尔"（zikr），印度教徒称之为"冥想"（japa）]，而且还练习过体式法和调息法，这些瑜伽练习让他做好了接受《古兰经》神圣启示的准备。达拉·希科还将苏菲派冥想者描述的"光的中心"和印度教密宗体系的脉轮进行了比较。绘制于1630年的一幅当时最著名的袖珍画，描绘了这位目光清澈的年轻王子跪在穆斯林圣人的脚下。画中有一个迷人的细节，一只猫，据说是先知最喜欢的动物，满足地蜷缩在圣人华丽的地毯上，毫无疑问，它也在冥想。

除此之外，还有一种莫卧儿袖珍画的分支流派，它讽刺了更放荡的印度教娑度僧，把他们描绘成瘦弱冷漠的人，他们瘫倒在大麻和鸦片的烟雾中，只忙着准备吸下一管。虚伪的托钵僧是此流派另一个讽刺的目标，这些人因为食欲过盛，身形臃肿畸形，他们有时候和狗待在一起，或者在满是猴子的树下待着。在伊斯兰教惯例中，狗被视为不洁之物，这种厌恶源于一些圣训（据称是先知的说法），而且不太宽容的穆斯林会立刻意识到这是对《古兰经》中经文的隐晦引用，这些经文普遍把异教徒们描述成"猿和猪"的后代。[6]在印度历史背景下，这些狗的出现或许还有另外的意义。作为人类驯化的第一批动物，其出现在定居农业和牛被驯服之前的几千年里，它们让人想起了居无定所的苦行僧对最早居住在次大陆的独居狩猎者的依赖。这些无拘无束的社会边缘人的存在，挑战了莫卧儿王室安定却死气沉沉的生活，而事实上，这种生活对伊斯兰教真正的游牧天才来说，是一种堕落。流浪的苦行僧就像先祖亚伯（Abels），他的存在，正是对刚刚文明化的该隐（Cains）的嘲笑。[7]

然而，讽刺瑜伽的观点并不新鲜，讽刺它的人也不仅限于穆斯林征服者。位于现在的钦奈（Chennai）以南的马哈巴利普兰（Mahabalipuram）曾是强大的帕拉瓦王朝（Pallavas）的首都，这个王朝将印度文化带到了东南亚。这个海滨小镇现在是一个悠闲的旅游目的地，但在莫卧儿绘画的一千多年前，这里的一幅精美石刻壁画上描绘了一只猫，印度教徒们通常不信任这种动物，认为它孤僻狡猾。画中的这只猫以讽刺的方式模仿了一个瑜伽姿势，单腿站立在瑜伽之神湿婆面前，透过爪子眯着眼直视太阳。然而，总的来说，无论宗教背景如何，在印度艺术和建筑中随处可见的对圣贤形象和他们的瑜伽生活的刻画都是恭维性的。瑜伽士的形象——在密林中的静修地中，国王和平民都前来拜访——这个主题是许多印度袖珍画流派源源不断的灵感来源，尤其是拉贾斯坦绘画流派，其在公众意识中已成为印度绘画的代表。

瑜伽艺术

社交场景绘画并不是描绘瑜伽的唯一方式。从18世纪起，出现了一种被称为瑜伽艺术（Yoga Art）（或密宗艺术）的流派。这包括对瑜伽修行者的风格化而非具象化的研究，将他的精微体视为《奥义书》以来的经典中描述的心灵和宇宙的微观图。这些对身体的不同寻常的描述，像镜子一样，所包含的内容远远超过其外在形式，预示了现代主义，包括未来主义、表现主义、达达主义，在描绘扩展的知觉力和宇宙的对等物方面的尝试。瑜伽艺术在20世纪60年代末开始广为人知，随着印度"花之力"（Flower Power）运动的流行，人们对瑜伽艺术的兴趣在1971年达到顶峰。

1971 年 9 月，在伦敦海沃德画廊（Hayward Gallery）举办了一场重要的画展——"密宗，印度的迷幻崇拜"（"Tantra, the Indian Cult of Ecstasy"），策展人菲利普·罗森（Philip Rawson）是杜伦大学古尔班基东方艺术与考古博物馆（Gulbenkian Museum of Oriental Art and Archaeology）的负责人，同时也是密宗及色情艺术方面的艺术家和作家，当然，色情是这些艺术的重要组成部分。密宗修行被视为一种达到灵性的途径，同时修行者仍可以在很大程度上享受性爱。鉴于人们普遍缺乏相关知识，德里、伦敦和纽约的艺术品交易商在兜售来历不明的色情作品方面做得非常好，这些作品都声称展示了杂技般的"密宗"结合，它们通常来自印度的一个地区——拉贾斯坦邦，事情就是这么碰巧，在这里，许多艺术家仍然以传统袖珍画的风格绘画。事实上，这些画取自或更有可能是复制自王公贵族的房事手册，这些手册在很大程度上是日本春宫画的风格，贵族们喜欢这些手册，将它们视为印度人所谓的"床上乐趣"的辅助工具，它们与真正的密宗或瑜伽教义毫无关系。

瑜伽艺术本身还包括几何示意图——方形的延陀罗（yantras）、圆形的曼陀罗（mandalas），它们都是宇宙的一维呈现，以规则图案和象征性的颜色描绘了物质现实的分层。回顾《吠陀经》和《奥义书》中描述将个人与更广阔的宇宙相联系起来的段落，它们说明了一个事实，即宇宙中存在的一切都存在于人类自己体内。作为在密宗冥想中可以被人们看见且赋予生气的灵性之门，曼陀罗或延陀罗都是通往瑜伽修行者大脑中更高境界的大门。当用在生活仪式中时，这些一维形式让心灵领域回到现实世界中。

076

这些仪式中充满了咒语和生气勃勃的祭品，曼陀罗和延陀罗作为被召唤的神灵降临人间的平台，以一种神圣的艺术形式呈现，即受古代吠陀火坑画面启发而画成的抽象图像。[8]

媒介和信息的改变

随着摄影技术在 19 世纪末的发展，我们可以从追溯关于瑜伽修行者及其内心状态的概念性绘画，转向令人印象深刻的身体形态的自然主义表现。作为人类学和历史性的记录，摄影图像成为向人们展现帝国的一个重要方式，摄影同随之产生的副产品地形图和明信片一起，也是向印度人展示他们国家面貌的方法。从描述内向意识的抽象内在运作转变为对瑜伽修行者作为结实的身体样本的具体形象的描绘，这样的改变反映并鼓励了人们转变兴趣，即从对心灵瑜伽这种精神探索的手段感兴趣，到对可以建立起令人钦佩体格的瑜伽姿势练习感兴趣。正如研究员马克·辛格尔顿（Mark Singleton）（我们在第 14 章会对这个人进行更多介绍）指出的那样，一部心灵瑜伽的开创性著作并不需要任何插图，如维韦卡南达在 1896 年所著的《胜王瑜伽》，然而瑜伽大师 B.K.S. 艾扬格 1966 年所著的《瑜伽之光》（*Light on Yoga*），之所以后来成为研究身体瑜伽最有影响力的著作，很大一部分是因为书中 600 多张图片对人们的吸引力。

这种使用图像教学的方法一直延续至今，并用于无数瑜伽书籍中，这不可避免地影响了许多瑜伽修行者如何或希望看待自己的样子。随着互联网和社交媒体的出现，图像的重要性呈指数级增长。在这种背景下，如今"工作室"（Studio）是人们进行瑜伽姿势练习的非常常见的场所。"工作室"这个术语起源于19世纪，这里本是艺术家的工作场地，后来成为电影制作人和音乐家的工作场所。因此，它会让人联想到一种有纪律性的实践，这种实践可以引起创造性的转变，同时产生非凡事物。然而，在瑜伽的背景下，被塑造的艺术是瑜伽练习者自己，毫无疑问，过度关注自己在更加自恋的身体瑜伽范畴内是很容易发生的，这接近于自我性欲。[9]相反，心灵瑜伽与自我相关，但又并不是"自拍"。

现在，瑜伽产业在美国，每年价值约160亿美元，其地位的最佳标志是一场艺术展。2013年10月，华盛顿著名的史密森尼学会（Smithsonian Institution）主办了"瑜伽：转变的艺术"（Yoga: The Art of Transformation）展览，这一精彩绝伦的展览首次把瑜伽艺术以视觉方式呈现出来。展品范围包括从10世纪瑜伽女神的雕像到1906年第一部关于瑜伽的电影《印度苦行僧》（*The Hindoo Fakir*）。开幕式由好莱坞演员亚历克·鲍德温（Alec Baldwin）和他的瑜伽老师妻子希拉里亚·托马斯（Hilaria Thomas）主持，他们被长枪短炮的摄影师们和穿着高跟鞋、身材健美的时尚工作室［如安静瑜伽（Yoga Shanti）和呼气水疗中心（Exhale Spa）］的常客围绕着，周围是一张张单价5万美元的桌子。在如此庄严的环境中，有魅力的名人和贵气的富豪相会，没有任何事情能够比这更清楚地表明，瑜伽已经被富裕的群体，也就是美国的名流们所接纳。[10]我们已经和那些行为不端的苦行僧及其杂耍相去甚远。

7

帝国枷锁

1600 年的最后一天，一个由乡绅和富商组成的充满期待的庞大团体，在伦敦市中心的共济会大厅（Freemason's Hall）举行会议。外面极其寒冷，房间里的气氛起初也非常紧张，但当会议主席站起身宣布：仁慈的伊丽莎白女王陛下终于特许"伦敦总督和商人公司在东印度群岛进行贸易"时，大厅内的不安变成了欢呼声。这是他们期待已久的特许，意味着这家新成立的公司将享有15 年的垄断权，在新开辟的但已经高度盈利的印度尼西亚香料市场中站稳脚跟。毫无疑问，香料贸易有着令人兴奋的发展前景，但在场的 200 多人中很少有人意识到，他们现在得到王室庇佑的总计 6 万英镑的投资，启动了一家新公司，其在未来将发展成占世界贸易量一半的公司，成为世界有史以来最大帝国的基石。

然而，公司并没有迎来开门红。荷兰人已经控制了印度尼西亚这座香料岛，他们前往爪哇的前 20 艘船带来了 2500% 的利润，安特卫普（Antwerp）被确立为欧洲交易市场的中心以及价格标杆。仅肉豆蔻就常常带来 600% 的利润，是现在可卡因利润的许多倍；在一些地方，胡椒成为一种替代货币。[1]荷兰人有一支训练有素且由国家资助的海军来捍卫他们颇丰的利益，没过多久，伦敦"尊贵的东印度公司"（Honourable East India Company，当时人们都这么称呼它）的船只，灰溜溜地被赶出了印度尼西亚的水域。重整旗鼓后，东印度公司又对印度市场有了兴趣。丰富的香料、遍布天然港口的可通航的西部海岸线，以及离本国更近的事实，使印度次大陆看起来似乎比那些遥远且防御森严的岛屿更容易发展贸易，有着更可观的前景。事实证明的确如此。在整个17世纪初（就在艺术家戈瓦尔丹忙于画瑜伽士和苏菲派时），东印度公司的贸易迅速增长。不久后，这个最初纯粹的商业公司开始在暗中积累政治影响力；贸易产生的不仅仅是利润，还有在当地的影响力，随后便是领土。渐渐地，几乎是在不经意间，一种非凡的帝国统治正在诞生。

　　到了18世纪，一小部分离开英国前往印度的人根本不是商人，而是无畏的知识分子，他们深受欧洲启蒙运动精神的熏陶。这些人，有时被称为东方主义者，在科学和人类学方面对研究没有欧洲人的世界有着无穷的好奇心，他们好奇这块土地，好奇这里的宗教和习俗。他们对在印度的发现着迷，其中最著名的是一位名为威廉·琼斯（William Jones）的盎格鲁-威尔士博学者，他将梵语引入西方（从而建立起比较语言学这一科学），并开创了印度植物学研究。另一位著名学者名为詹姆斯·普林塞普（James Prinsep），他破译了印度古代文字，研究了印度的钱币学和冶金学；第三位学者与我们的瑜伽故事特别相关，他就是亨利·托马斯·科尔布鲁克（Henry Thomas Colebrooke），他学习

080

梵语，针对印度教法律和《吠陀经》写下了权威性的论文，随后在 19 世纪 20 年代回到英国，建立了皇家亚洲学会（Royal Asiatic Society）。求知欲极强的科尔布鲁克将他的注意力转向写出一篇关于《瑜伽经》及数论派的开创性文章。他坚信，所有文明都起源于亚洲，欧洲浪漫主义运动非常热情地接受了这种思想，当时，浪漫主义运动已经达到顶峰，将古印度视为智慧和灵性的永恒源泉。今天，一些瑜伽表演仍享有如此盛誉。

　　然而，东方主义的观点注定不会在印度本土盛行。早期，欧洲人在印度通常和当地居民保持友好关系。通婚现象不仅普遍，而且受到人们支持，1/3 的东印度公司员工有印度妻子，并且在死后留给她们土地和财产。但是随着 19 世纪的到来，情况开始发生变化，当权的莫卧儿王朝开始了其惊人的衰落，东印度公司逐渐占领了北部的加尔各答、西部的孟买和东部的马德拉斯并设立管区，在印度出现权力真空之时准备更加果断地向前一步。这个机会带来了一个崭新的、不怎么有宽容度的殖民任务，部分原因是东印度公司需要从心理上和经济上弥补最近在美洲殖民地的灾难性损失。1781 年，康沃利斯勋爵（Lord Cornwallis）在约克镇率英军投降，随后他被调到地球的另一端，以印度总督和总司令的新角色为自己在约克镇战役中的失败赎罪。

　　在次大陆成功建立一个新帝国的基础是在这片土地上强制推行英语教育，给本土人民灌输西方科学思维。一批新的侵略性殖民管理者——英国圣公会教徒，便被用于为帝国打下基础。他们的首要任务是祛除对印度文明的东方主义式共情，在这样做的过程中，他们不失时机地对印度本土的学习及文化传统进行了无情的嘲讽，这对印度人的自信心产生了毁灭性的腐蚀作用。今天，我们几乎不可能去称赞这些英国人的做法。见证这一切的黑斯廷斯侯爵（Marquis of Hastings）[2]于 1813 年出任孟加拉总督，上任 5 年后，他在自己的私人日记中吐露道：

> 印度人似乎是一个几乎仅有动物功能的存在，甚至在这些功能的发挥上也表现不好。这些人只能从事几个受限制的行业，他们在这些行业中的技术水平，只不过是任何具有相似体型但智力不如狗、大象和猴子的动物所能达到的灵巧程度。看到这一点就足以完全使人相信，这样的民族在任何时期都不可能在文明程度上进步。

幸好，这种狂热偏执并不是常态，但它明显存在，且在最高层得以体现。

1835 年，在当时的印度总督威廉·本廷克勋爵（Lord William Bentinck）的指导下，印度议会通过英国教育法案（English Education Act），这是英国试图在印度建立起帝国的关键。在此法案通过前，印度法律要求东印度公司资助印度教和伊斯兰教的传统教育、梵语及波斯语文学的发展，此后，这些资金将重新分配给以英语为教学语言教授西方课程的教育机构。此举让英语成为印度的通用语言之一，同时给印度本土文化带来重击。为了获得民众对法案的支持，曾在印度工作过 4 年的历史学家兼政治家托马斯·巴宾顿·麦考利勋爵（Thomas Babington Macaulay, Lord Macaulay）发布了他臭名昭著的《印度教育纪要》（*Minute on*

Indian Education），将之作为对法案的有力注脚，极力宣扬英语的重要性，并试图在印度全境进行推广，书中他对非欧洲文化的蔑视显而易见：

> 我从未遇到过任何一个东方学家敢说阿拉伯语和梵语诗可以和伟大的欧洲的诗相提并论。但当我们从富有想象力的作品转向纪实、研究一般原则的作品时，我们会发现，欧洲人的优越性是不可估量的。我认为，毫不夸张地说，梵语书中记载的所有历史信息，还不如英国预科学校中最微不足道的节选本中的信息有价值。在物理或道德哲学的每个分支中，印度和英国的相对地位几乎是相同的……

麦考利对印度历史中的神话倾向的厌恶让他确信，给印度人灌输英语就是纠正办法，因为：

> 我们自己的语言主张几乎没有必要重述……任何人都知道只要掌握英语，那么世界上所有最聪慧的民族创造出的巨大的知识财富，就唾手可得……这一最强有力的证据让我们相信，在所有外语中，英语对印度本土人民最有益……[3]

他说，英国教育法案实施几年后，会产生由一个以下成员组成的行政团体：

> ……他们可能成为我们和我们管理的数百万印度人之间

传达信息的桥梁，这一类人在血统和肤色上是印度人，但在饮食偏好、思想等各方面却是英国人。

事实上，该法案后来被废除，但殖民者并没有打消他们的真实意图。印度对英国殖民枷锁的不满最终于 1857 年爆发，印度人民发动起义，也就是英国人所说的"印度兵变"，现在我们将其视为印度第一次民族独立战争。战争虽然只发生在印度，但也打击了维多利亚女王统治的英国。这次起义不但意味着大不列颠不容置疑的权威受到了挑战，其种族和民族具有理所当然的优越性的想法也受到质疑，同时，英国军队对妇女儿童犯下的暴行，对维多利亚时期家庭神圣不可侵犯的完美理念也是一次重击。当然，这些都是片面的；英国军队的暴行要么被粉饰为必要和正义的，要么直接被忽略。但实际上，英军还有很多没有曝光的暴行。德里沦陷后，《孟买电讯报》(*Bombay Telegraph*) 刊登了一封信件，英国报刊随后转载，这封信证实了英军的行为本质上是为了报复：

> 我们的部队进入德里城后，刺杀了看到的所有平民，如果我告诉你，一些房子里甚至藏着四五十人，你就知道我们杀的人不可估量。他们都不是参与起义的人，而是那些相信我们众所周知宽恕政策的平民，我很高兴让他们失望了。4

此次起义后，为了稳固对印度的管理，次大陆正式被纳入英国王室的统治之下。不久后，东印度公司解散并被国有化。在印度本土，为防止此类起义再次发生，一项新政策迅速出台，试图让受过教育的印度人觉得自己不再是印度人，从此被培养成殖民模式下大英帝国的忠实臣民。对于一名土生土长的印度人来说，成为"西化的东方绅士"是他的理想，这个令人向往的称号强化了一种观念，那就是受过良好教育的印度人应该由衷地鄙视自己的文化根源和习俗。

麦考利企图将印度精英英国化，起初只是进行语言同化而不是宗教同化。基督教传教士在帝国计划中发挥的作用并不明确，也不是现在人们所认为的那么活跃。事实上，直到 1813 年，英国的传教活动才被正式禁止，自此以后，也没有得到过公开支持。这与其说是温和的东方主义的遗留习俗，不如说是种实用主义。更加警觉的殖民官员很清楚，允许基督徒传教的开放政策可能会在下层民众中引起危险的动荡。然而，对于麦考利和他同时代的大多数人来说，讲英语，就意味着在一些方面成为英国人；成为英国人，也就意味着成为基督徒。只要给时间，英语最终会促使印度人民信奉基督教。因此，在 1836 年，他写道，多亏了英语教育，30 年内"孟加拉地区的上流社会阶层中，不会有任何一个狂热崇拜印度教的人"。[5]

从根本上来说，这一策略是欧洲启蒙运动提出的一系列乌托邦思想的合乎逻辑的结论，最杰出的哲学家和理论家伊曼纽尔·康德（Immanuel Kant）在他的著作中对此进行了详细表述。作为新兴人类学的发言人，康德认为白人具有让人类进化为完美人类所需的所有特质，而非洲人和亚洲人，前者还未经开化且落后，后者有自己的文化但僵化，也就是说，从他们的本质而言，都不适合参与到这伟大且注定的人类进化中。当时，很多有影响力的思想家都同意这个观点。其中，政治理论家詹姆斯·穆勒（James Mill），自1819年到1836年去世前，一直是东印度公司审查办公室成员，他写了极具影响力的《英属印度史》（*The History of British India*），这本书后来成为考证英国人的印度教恐惧症和对东方主义的敌意的文学来源，而且是唯一最重要的文学来源。他的儿子约翰·斯图尔特·穆勒（John Stuart Mill）是个人自由和功利主义的倡导者，在东印度公司的伦敦总部当了35年的行政长官，他有着更宽容的态度。然而他也相信，次大陆的居民只有放弃他们的大部分文化，支持现代自由主义，才能够进步和幸福。[6]即便是担忧资本主义成为帝国罪恶引擎的卡尔·马克思（Karl Marx）也为殖民统治辩护，认为这是一种改变他认为死气沉沉且麻木的原住民生活的方式。[7]

此外，并不是所有管理印度的英国官员都对其文化珍宝嗤之以鼻。进入19世纪后叶，此时宏伟的帝国计划进展顺利，但我们仍可以发现一件奇怪的事情，毫无疑问，这在当时同为殖民官员的人的眼中相当怪异——一些英国殖民官员竟摇身变为东方主义者。瑜伽故事的核心人物是一位叫约翰·伍德罗夫（John Woodroffe）的爵士，他是这些怪人中最引人注目的人。伍德罗夫是孟加拉总检察长的儿子，1890年，他在加尔各答取得律师资格，并像威廉·琼斯在100年前所做的那样，逐渐在加尔各答高等法院取得一席之地。和琼斯一样，他把所有的业余时间都用来掌握梵语，并且狂热地追随梵学家学习。伍德罗夫对深奥的瑜伽和密宗特别感兴趣，他翻译了一些相关文本，且完成了几本评注性著作，至今仍无人能及。[8] 鉴于伍德罗夫所处的僵硬保守的社会环境，我们可以理解他为什么用笔名来掩藏自己的耀眼光芒，尽管他忍不住选择了一个浪漫且与神话共鸣的名字：亚瑟·阿瓦隆（Arthur Avalon）。在第 10 章，我们会讲述更多关于他的内容。

肌肉造就人

圣公会教徒鄙视印度人的一个关键方面就是他们相对较小的体格，尤其是那些居住在恒河平原和孟加拉地区的印度人，这两个地方也是殖民者定居和管理的中心。19 世纪的编年史家多次提及一个事实，即印度人与统治他们的食肉饮酒的欧洲人相比，身材更为矮小精瘦。印度人给人的那种柔和的感觉，让一些英国领主感到不舒服；在当代对印度教徒的描述中，最常见的形容词就是"阴柔"。英国传教士的工作是为日益强大的帝国注入道德，将之作为帝国庞大身躯的脊梁，在他们眼中，幸运的是，改进方法唾手可得，即"强身派基督教"（Muscular Christianity）。"强身派基督教"这个词创造于 1857 年，也就是印度第一次民族起义那年，它寓意着真正的道德在于践行基督教美德，同时将之与充满活力的男子气概相结合。二者的联系可以追溯到圣保罗在游历时与希腊体育文化的接触，18 世纪中叶，这种联系在当时最重要的启蒙思想家之一让 – 雅克·卢梭（Jean-Jacques Rousseau）的著作中复苏。[9]

两位英国作家托马斯·休斯（Thomas Hughes）和查理·金斯利（Charles Kingsley）让"强身派基督教"的教义流行起来，他们认为维多利亚时期的中产阶级已经变得毫无男子气概，因为在他们的教育中没有包括足够的艰难挑战以及随之而来的坚忍的耐力训练，而这些是培养一个健康强壮的人和一个充满男子气概的社会所必需的。休斯在他的畅销书《汤姆·布朗在牛津》（*Tom Brown at Oxford*）中表明了自己对锻炼身体与道德相关联这个观点的支持。书中讲述了一个虚构的英国男学生汤姆·布朗的故事，在第十二章中，他写道："最没有男子气概的一群基督徒，却信仰骑士精神和基督教教义，这两者都告诉我们，男子生来就是要锤炼、征服自己的躯体的，只有在拥有强壮身体后，才能保护弱小，伸张正义。"

"强身派基督教"教义从很多方面来看，都是对中世纪骑士理想的改编，骑士精神是维多利亚时期的人最喜欢的主题。维多利亚时期的桂冠诗人阿尔弗雷德·丁尼生（Alfred Tennyson）在他的《亚瑟王之牧歌》（*Idylls of the King*）中，开启了中世纪怀旧风潮。这是一部讲述亚瑟王传奇的书，书中通过前拉斐尔派画家如但丁·加百利·罗塞蒂（Dante Gabriel Rossetti）和爱德华·伯恩·琼斯（Edward Burne Jones）的色彩艳丽的图画给读者传达了精彩的视觉效果。在新帝国建设的背景下，这位年轻的骑士现在不得不改变他的形象，卷曲的卡米洛特式头发变成了更有男人味的短发，他留着胡子，脱下了他的荷叶边裙子和长筒袜，穿上卡其色的哔叽衣服，摇身一变，成为一名风度翩翩的军官，为了他美丽的女神——大不列颠，忠贞不渝地在海外服役。而且，正如十字军效仿古代卡米洛特（Camelot），试图证明一名优秀的骑士可以是，事实上也应该是一个忠诚的基督徒，而且成为忠诚的基督徒才能造就卓越的骑士一样，现在是时候让英国统治下的印度重拾旧标准，为新的时代创造一个新的帝国了。

社会改革家、达尔文的朋友金斯利认为，没有任何一项仪式比冷水浴更能代表"强身派基督教"哲学，对此他抒发道：

> 早上洗冷水澡，在外国人看来是英国小伙子最奇怪的行为，事实上在醒酒这方面，没有任何一个办法比冷水澡有用。在冷水中清洗身体，冰冷的水让神经和肌肉就像触电般突然紧绷，这时候的男人，不用任何兴奋剂也精神饱满。

他总结道：

086

> 有助体魄健康者，也必有助于心灵之健康……我不得不说，如果没有健康的身体，从长远来看，很难有健康的灵魂。[10]

显然，洁净是一种美德，正如他在一次布道中所说："每当你清洗身体时，你的灵魂也会随之变得干净。"总的来说，有激烈身体接触的团队比赛最有利于塑造人的品性，因为"竞赛不仅仅有助于身体健康，还能培养人的高尚的道德品格"。[11]

体育的作用

把体育作为一种道德教育，最初是为了解决英国寄宿学校特有的问题。英国的寄宿学校大部分是慈善机构，到了18世纪末19世纪初，大部分的老旧学校变成了野蛮之地，学生们忍受着糟糕的生活条件，而那些负责人却中饱私囊，腐败不堪。1861年，久负盛名的《爱丁堡评论》（*Edinburgh Review*）的编辑发表了一篇耸人听闻的文章，披露了伊顿公学（Eton College）的真面目。在过去的20年里，伊顿公学教务长和教员们从学生家长的遗产和捐赠中抽取巨额资金放进自己的口袋，并且还向那些不幸的学生征收罚款，每个人都赚得盆满钵满。而至于那些男孩，据说"劳教所和监狱的囚犯都比伊顿的学生吃得好"。[12]

在拉格比公学校长托马斯·阿诺德（Thomas Arnold）的影响下，一种更加有助于学生发展的教育理念开始成形。阿诺德提倡将"虔诚笃学"作为教学目标，尽管他本人并不是体育运动的狂热爱好者，但拉格比公学发明了与之同名的拉格比足球（即英式橄榄球）运动，随后这项运动成为在赛场上展现男子气概的典范。休斯于1857年出版的另一本书《汤姆·布朗的求学时代》（*Tom Brown at Rugby*），将橄榄球这种团队运动的救赎力量传播到了世界各地，让全世界的公立学校都看到了它的作用。[13]

当时，牧师乔治·科顿（George Cotton）管理的马尔伯勒学院（Marlborough College）是最需要引进这项运动的地方。科顿在被称为"大叛乱"的事件结束几个月后接管了这所学校，这次"大叛乱"涉及火药和暴乱，无序的状态整整持续了一周。因此，青少年作为潜在的危险力量，必须被送到运动场上进行严格的训练，以让这些男孩们在结束上午课程后下午不再有精力到周围村庄无所事事地闲逛。1858年，科顿成功地让马尔伯勒学院恢复了正常校园生活秩序，之后他被任命为加尔各答主教，随即起航前往印度。毫无疑问，在另一场严重得多的起义——"印度兵变"

带来的骇人余波中，他的出现是受到人们欢迎的。

英国寄宿学校的成功经验很快被用来践行其众多校友肩负的"白人责任"论。体育是增加帝国凝聚力的黏合剂，是灌输英国价值观和基督教道德的一种方法。在印度，人们很快发现，比起橄榄球，速度更慢、对体能要求更低的板球运动，更适合次大陆人的体格和性情。此外，板球运动最显著的特征——对秩序、公平竞争和礼仪的热爱，掩盖了一场蓄势待发的非暴力侵略，这和帝国殖民者的计划不谋而合。这项运动已经被威灵顿公爵（人称"铁"公爵）阿瑟·韦尔斯利（Arthur Wellesley）引入塔拉斯塞尔伊（Thalaserry），即东印度公司在马拉巴尔（Malabar）海岸的主要香料出口港，在当地的英国流亡者中很受欢迎。效仿公立学校的精英教育学校，如拉杰·库马学院（Raj Kumar College）和梅奥学院（Mayo College），很快就兴起了每天打板球的风潮。19 世纪 90 年代，多亏了像孟买省督乔治·哈里斯勋爵（Lord George Harris）这样的人的喜爱，这项运动吸引了更多的人。哈里斯是一名狂热的板球爱好者，曾为其所在的肯特郡球队效力了 40 年并担任过英格兰板球队的队长。在哈里斯的任期内，他因不够关心孟买的诸多问题而受到批评，但没有人会怀疑他对一项他认为更为重要的使命所做出的贡献，那就是让印度人都打板球。[14]

强制打板球的措施是非常有必要的，因为在许多英国统治者看来，印度人普遍没有男子气概和他们的道德萎靡密切相关，而这正是他们宗教的致命缺陷。与众神的神秘交融似乎对印度人的实际生活没有什么帮助，也没有将他们从因果报应学说中的宿命论中拯救出来。更无用的是，瘦弱的瑜伽士半昏迷地躺在他的钉床上，这种形象完全可以说是内在堕落的典型表现。看到这些瑜伽士的英国统治者不仅被他们这种自我折磨的行为吓坏，还对他们的赤身裸体感到害怕。然而，这些人似乎已经忘记，他们十分崇拜的古希腊人也是在不穿衣服的情况下锻炼出了让人惊叹的肌肉的，但至少这些裸体的古希腊人的的确确在运动，而不是躺着，无所事事。[15] 现在很显然，打板球是上帝旨意的一部分，是为实现"为正义而战"的基督教理想生活做的准备，尤其是在异教徒的土地上。[16]

维多利亚时期的著名作家 J. G. 科顿·明钦（J. G. Cotton Minchin）在 1910 年出版的颂文《我们的公立学校》（*Our Public Schools*）中，生动地总结了他那个时代的自信："如果问我们强身派基督教做了什么，我们将目光转向大英帝国。"他对"强身派基督教"的定义同样直截了当，对他来说，"英国人一手拿着步枪，一手拿着《圣经》，走向了全世界"。[17] 如果无畏的英国人被赐予另一双手，就像那些印度教神灵一样，那他们肯定会一只手紧握着板球拍，另一只手拿着红色的皮球。

基督教青年会敞开大门

如果说板球帮助那些受过教育的印度精英克服了他们的先天不足，那么街上的男孩们该怎么办呢？如何能让群众强壮起来呢？毕竟，无论殖民政府的运作多么有效，它都需要得到城市中年轻人的默许，因为随着工业化的快速发展，城市变得越来越拥挤，城市中的年轻人越来越多。再一次，答案从英国学校经验中浮现：体操。如果说学校为了顺应统治者，大力推广板球运动这个福音，那么学校还必须为统治者找到一种不像板球一样需要场地和设备的运动。虽然西方的体操制度已经在军队中试行过，但还是要考虑有本土特色的瑜伽体育文化。瑜伽被印度本土人民熟知且接受，这让它和别的运动相比，有着不可比拟的优势。但无论瑜伽可能有什么样的好处，其都必须与所有的宗教迷信行为做彻底区分，因为它们可能会损害瑜伽运动的声誉。统治者非常巧妙地做到了这点，西方与东方的融合产生了一种新的项目，它能为帝国计划服务并有益于人的身体、思维和心灵的健康。这种混合体操融合了瑜伽体式以及西方体操技术和作为英国军队训练项目的运动——健美操，通常由退役士官作为教官进行教导，教官通常是曾在军队服役的印度兵，因此知晓内情。体操教官显然不是一份有声望或高薪的工作，但这是一份有价值和被需要的工作。至于进行场所，哪里有比基督教青年会（Young Mens'Christian Association，YMCA）更适合为该项目提供场地的呢？就这样，基督教青年会于1844年在英国成立，旨在扶持那些满怀期待从农村来到城市务工的人。1857年，在哗变大火的浓烟中，基督教青年会的第一个印度分会在加尔各答市开业。与那些懒洋洋地躺在钉床上的瑜伽士不同，现在，大英帝国通过强健印度人身体来拯救其灵魂的计划拉开帷幕。

8

我们想要自由

　　就在加尔各答基督教青年会对其年轻成员进行训练之际，一股与帝国愿景相反的强烈渴望正在疯长，那就是摆脱帝国的枷锁。作为帝国统治的中心，以及东西方交汇处的重要港口，加尔各答一直是一个充满活力的国际大都市，也是知识分子和艺术爱好者的摇篮。随着19世纪接近尾声，这个地方开始充斥着许多国际主义和革命思想，而令印度摆脱英国统治、重获自由的想法，无疑是其中最令人兴奋的。麦考利勋爵用西方方式"教化当地人"的计划已经完成了一轮，却产生了几分讽刺意味。现在的印度上流社会人士，说着一口流利的英语，接触了欧洲知识分子的观点，如卢梭和马克思提出的民族自决思想，这是前所未有的事。在要求得到自由的过程中，印度反殖民主义者在西方清晰的"自由"哲学的基础上进行了本土化改编，将之与他们自己的哲学相结合，用以反对英国对印度的统治。自19世纪早叶以来，在大都市的滨河公园、锦缎装饰的华丽客厅和潮湿阴暗的茶馆里，总有一小群人在集会，交谈，计划，梦想着有一天能够重获自由。人们一直在寻找一种至关重要的民族主义叙事——一种让印度强大的愿景，这种愿景可以激励她的人民摆脱数百年的外国压迫统治，并在那些骄傲和自由的国家中重获一席之地。在这种情况下，现在被称为印度教复兴（Hindu Renaissance）的运动正在诞生。

在印度教复兴的总旗帜下，一些不同的改革运动聚集起来，尽管它们的目标各有不同，但都有一个相同的梦想，那就是重新定义"印度教"，以应对现代世界的变化和挑战。就改革本身而言，针对的是印度受过教育的精英人士，而对那些数百年都居住在村庄、有自己信仰和习俗的大部分印度人来说几乎没有任何影响，但改革确实影响到了与广阔世界有往来的社会阶层。打响改革运动第一枪的是 1828 年成立的梵社（Brahmo Samaj），它的指路明灯是一位名叫拉姆·莫汉·罗伊（Ram Mohan Roy）的孟加拉婆罗门，他通常被称为"印度教复兴之父"。罗伊受过高等教育，通晓阿拉伯语、波斯语、印度语、拉丁语以及梵语，他饱读经书，认为世界上不同经书间并没有太大的本质区别。他认为纯正的印度教起源于《奥义书》，其中四部被他翻译成了英语；他反对一些"迷信习俗"，这些习俗常被英国官员拿来证明英国在道德上比印度优越，其中包括一夫多妻制、童婚和种姓制度，以及寡妇在丈夫的火葬柴堆上自焚殉夫（suttee）。1829 年，部分由于罗伊充满激情的请愿运动，英国在孟加拉各地禁止了这些习俗，尽管直到 1861 年，维多利亚女王才在印度全国范围内推广相关禁令。罗伊还致力于为妇女争取财产继承权以及教育改革，他坚信印度人应该学习西方科学，于是他写信给印度总督，强调

090

学校教授"数学、自然哲学、化学、解剖学和其他有用的科学"的重要性。经历了几年的贫困潦倒和健康状况不佳,罗伊于1833年访问了英国,并与布里斯托附近的一些一神论朋友住在一起。他死于突如其来的脑膜炎,葬了当地的阿诺斯谷公墓。

显然,梵社教义受到了基督教的影响,并在一神论运动和超验主义运动中获得了共鸣,超验主义运动是一种美国哲学宗教运动,强调个人宗教体验比仪式和盲目信仰必要。在孟加拉社会活动的影响下,梵社很快就分裂成了两派,其中一派是以喀沙布·钱德拉·森(Keshab Chandra Sen)为首的印度梵社,这个团体热衷于创造一种可以接近的灵性信仰,认为应放弃瑜伽,倡导人们积极参与真实生活。他们开展了各种各样的活动来改善穷人生活,比如组织了少年戒酒会(Band of Hope),试图呼吁孟加拉年轻人远离欧洲人的抽烟喝酒的恶习。森也越来越被基督教教义所吸引,这使他的一些追随者疏远了他,因为森反驳印度脱离英国、完全独立的必要性。1878年,事情发展到了高潮,当大多数团体成员发现森的女儿还是孩童就已结婚时,他们不再追随他,嘲讽他开展的反对童婚的激烈运动。

1875年,一位虔诚的瑜伽士创立了另一个改革社团"雅利安社"(Arya Samaj),他是一位梵语学者,也是来自古吉拉特邦的终身禁欲者,名为斯瓦米·达亚南德·萨拉斯瓦蒂(Swami Dayanand Saraswati)。达亚南德最初致力于清除印度教中的迷信行为和仪式主义,但与梵社不同的是,他没有受到基督教的影响,对此也毫无兴趣。达亚南德主张回归严格的正统,相信《吠陀经》的绝对权威性以及因果报应和轮回学说,尽管他痛斥当时流行的占星术是一种骗局，并教导教徒说偶像崇拜是真正印度教精神的堕落：

> 所有的炼金术士、魔术师、巫师、招魂师等都是骗子，他们所有的行为都应该被视为彻头彻尾的诈骗。人们应该从小就忠告年轻人，提防这些欺诈行为，这样他们就不会因被任何无原则的人欺骗而痛苦。[1]

他也是一位举足轻重的政治思想家，主张将彻底改革的印度教与脱离英国殖民统治后的独立相融合。这位穿着赭色长袍的人物在 1876 年的一次公开演讲中提出了"民主自治"概念，并公开了他的"印度人自己的印度"愿景。这个想法很快被印度独立运动最初的领导人洛克曼亚·蒂拉克（Lokmanya Tilak，也热衷于支持体育文化）所接受，后也被圣雄甘地采纳并推广。

达亚南德自己也在练习一种身体姿势，但他强烈批判密宗污染了瑜伽，并玷污了瑜伽的声誉。西方化印度教徒中的精英也赞同这种观点，正如我们之前看到的那样，他们对哈他瑜伽派腐朽的性能量教义感到尴尬。根据达亚南德的自传，其曾从胡格利河中捞出一具尸体并对其进行解剖，试图找到在《哈他瑜伽之光》和其他文本中占有重要地位的精微体和脉轮。当然这是无法做到的，他即刻把尸体又扔回河中，不再寻找尸体上的神秘信息。不管是不是虚构的，这个故事很快就成为民间传说之一，并且必将导致他的许多同时代的人拿起科学理想主义这把手术刀，"切入"许多传统瑜伽信仰和实践的核心。

　　尽管达亚南德非常务实，把瑜伽作为一种锻炼身体的方式，但围绕他的瑜伽修行，很快就产生了神奇的传说，似乎他的支持者们渴望在他们敬爱的老师身上找到传说中的仙人悉达的迹象。据说他的瑜伽功力让他几次免于被人毒害，另一个传说称，他在恒河边冥想时被一群穆斯林攻击，因为达亚南德对伊斯兰教的批评让他们感觉受到了冒犯，这群人把他扔进了恒河，但他的调息技巧让他可以安全地待在水下，直到袭击者离开。他可能好几次侥幸逃脱了死神，但一种奇怪的因果报应最终降临到了可怜的达亚南德身上。1883 年，他死在了一个善妒的舞女手上。达亚南德曾劝说她的主顾焦特布尔王公不要再去光顾她，舞女对此感到愤怒，在他的牛奶中掺入了玻璃碎片，在经过一个月的痛苦折磨后，达亚南德最终死于内出血。

092

　　印度教复兴时期最重要的倡导者，一位具有魅力和魄力的天生领袖，很快就登上了舞台，他就是一位名叫纳伦德拉·纳特·达塔（Narendra Nath Datta）的年轻人。纳伦德拉出生在加尔各答一个富裕的中产阶级家庭，属于受人尊重的刹帝利的一个亚种姓，世代为书记员和税吏，他是家中最受宠的儿子。纳伦德拉长大后成为高级知识分子沙龙中持怀疑态度的常客，这些沙龙在城市宏伟的新哥特式建筑中蓬勃发展。他所在的圈子长期受到英国统治者的羞辱性刁难，同时被基督教传教士的实践所启发，也热衷于创造一个崭新的印度民族叙事。它必须与无畏的新西方化世界秩序有关，摆脱原始和愚昧的迷信行为，同时忠实于印度神灵。最重要的是，这种新民族精神应该体现出印度的独特之处，这可能是她给予世界真正永恒的礼物，而不仅仅是那些引来贪婪殖民大国的香料、棉花和茶。[2]

纳伦德拉最初被一个从梵社分裂出来的团体所吸引，但他的目标始终是那个独特的愿景和一个非常个人化的使命。这一切的催化剂出现在 1881 年的一个秋日，当时这个还不到 20 岁的年轻人，不情不愿地陪他的大学同学一起去参观一座古老的迦梨女神庙（Kali Temple），这座神庙坐落在胡格利河畔杂草丛生的花园里，距离城市北部有一个小时的船程。由于神庙主持祭司的古怪行为，这个地方很快声名狼藉。祭司是一位名叫罗摩克里希纳（Ramakrishna）的婆罗门文盲，他对社会习俗毫不在意，将这位狂暴女神视为他的神母并为之献身。不可否认的是，他完全沉醉于与神灵的交流，常常连续几个小时处于心灵与无限精神完美融合的三昧状态。出乎所有人的意料，他瞬间吸引了纳伦德拉这位温文尔雅的年轻无神论者。纳伦德拉完全被这位不识一丁的神人征服，他的生活也就此改变。认识纳伦德拉的人都感到异常惊讶，他竟然放弃了从前那个自我怀疑的自己，成为一名僧人，被赐名斯瓦米·维韦卡南达（Swami Vivekananda），意为"极乐明哲"。

这位年轻的皈依者很快就证明了自己是一个虔诚的灵性信徒，坚定地忠于他超脱尘世的老师。1886 年，罗摩克里希纳去世，此后纳伦德拉继续与其他弟子虔诚修行。他们一起严格地练习瑜伽、冥想并将自己奉献给世界：他们游历印度，与见到的各种各样的人生活在一起，感受共同的人性，一点一点地摸索治愈他们心灵疾病的办法。作为新愿景的载体，维韦卡南达创立了罗摩克里希纳传教会（Ramakrishna Mission），直至今日，该教会还在整个次大陆和海外开展社会工作和精神教育。斯瓦米的个人魅力让他的奉献精神和组织能力更为凸显，同时他还是一位才华横溢的演说家和一名文思泉涌的作家。我们将在第 11 章中看到，他很快就成为众人瞩目的焦点，宣扬博爱和所有生命的永恒合一。整个世界都已经准备好迎接并等待着那个跨越所有阶级、种姓和信仰的新事物——维韦卡南达瑜伽。

9

武术瑜伽

在纳伦德拉皈依前的几年里，印度社会发生了改变，这影响了瑜伽的传播。到了政治动荡、权力更迭的 19 世纪中叶，社会上有很多游荡的苦行僧，我们曾在第 5 章中提到过他们。这些苦行僧组成了一个类军事组织，人们称之为苦行僧团（akharas），这个词最初意味着"露天体操馆"。他们实际上都是善战的武士。但苦行僧团真的在练习瑜伽吗？如果是，练习的是哪种瑜伽呢？显然不是以"非暴力"（ahimsa）为其基本美德的帕坦伽利瑜伽。那他们有没有引用克里希纳神在《薄伽梵歌》中的教导，即了解永恒和无所不在的自我的瑜伽士"既不杀人也不导致被杀"来为自己的行为辩护？[1] 或者有没有一种专门的军事瑜伽，它是否像有些人所说的那样，随着传教的佛教僧侣一起到中国和日本，在那片土地上播下武术的种子？这些问题都耐人寻味，真实情况也远不明晰，但相关研究正在慢慢增多。[2]

瑜伽武士

我们已经在第 1 章中了解到，苦行僧同时也是武士，这是一个非常古老的传统，可以追溯到吠陀时代的武士苦行僧（Vratya Sadhus）。一般来说，那些参与雅吉纳火祭的人，不论是祭司还是恩主，通常都被描述为英雄美德的集中体现，他们具备宽容、耐心、力量和其他理想化武士应有的相似品质，这些后来都被歌颂为练习瑜伽的成果。相反的是，早在第一部《奥义书》中，心灵瑜伽对感官和难以自制的情欲的控制就被视为英雄般的成就，并且被比作拴住战马的缰绳。[3] 我们还知道一个古老的泛印度知识体系——《谈箭法》（*Dhanur Veda*），它与军事战略和战争艺术有关，从字面意思来看，即"弓箭知识"。它被列为优婆吠陀科学之一，涵盖了军事知识的方方面面，但书中箭术的象征性地位从未降低。正如一篇 18 世纪的文本所说的那样："只要城中还有一位著名的弓箭手在，那么敌人就会保持一定距离，就像动物远离狮穴一样。"[4]

在瑜伽相关书籍中，用箭术来类比专注力十分常见。最典型的例子就是《薄伽梵歌》里的英雄阿朱那，他是一位英勇的武士，一位出色的射手。他集中注意力到一点的能力非常强，据说，当他拉弓瞄准麻雀的时候，他"只看到了麻雀的眼睛"。在关于克里希纳救世的经典文本、可以追溯到大约 8 世纪的《薄伽梵往世书》中，记载了一位造箭者的故事。他全神贯注于他的工作，以至于当一个皇家游行队经过他的工作坊的时候，他完全没有注意到队伍，也没有注意到他们发出的噪声。[5] 值得一提的是，

"神功"一词，常用于形容超常能力，字面意思为"完美"，实际上，该词最初是一个箭术术语，意为击中目标的"正中心"。

在《摩诃婆罗多》中，伟大的圣人雅吉尼亚瓦尔克亚在教导毗提诃国王遮那迦时说：

> 一个天性沉稳的人可能正端着一个装满油的容器爬楼梯，在这种情况下，尽管他对持剑人的突袭感到震惊，也绝不会因为害怕而溅出手中容器里的一滴油，所以同样地，一个心灵沉浸于至高无上信仰的人，精神是完全集中的。[6]

印度身体文化的标志大师——猴子将军哈努曼，就是这种虔诚和专注的结合体，他的功绩在《罗摩衍那》中有所记载。哈努曼是健身者和摔跤手的守护神，他能够一只手托起长满草药的山，高高地飞越大洋，且在对罗摩神坚定不移的忠诚之心的激励下，打败一大群狡猾的恶魔。就像真正的瑜伽士一样，哈努曼傲然屹立在反复无常的人生之上，毫不费力地超越了生活的限制。虽然"瑜伽士"这个词在《罗摩衍那》中并不常见，但到了几个世纪后的摩诃婆罗多时代，瑜伽士的英雄本质已经是不言自明的，像罗摩、帕拉舒拉姆（Parashuram）、克里希纳、比玛（Bhima）这样的伟大武士就是例证，其中最重要的是比玛，他在俱卢之野大战（Kurukshetra War）中通过自己的努力杀死了总共100个邪恶的俱卢族表亲和敌人。当然，这并不是说瑜伽士必须是一位真正的武士，但他一定是象征意义上的武士，在生活这个战场上战斗，并取得胜利。

　　除了《吠陀经》中广为人知的教义外，印度还有各种各样的地方武术形式，其中一些是为了抵抗殖民侵略而复兴的。卡拉里帕亚图（Kalaripayattu）是一种兴起于喀拉拉邦（Kerala）的武术形式，据说从公元 12 世纪就已经存在，并在 17 世纪得到复兴，因为当时当地人意识到他们的武器抵挡不住葡萄牙人的火力。[7] 1804 年，马拉巴尔发生武装起义后，英国政府试图禁止卡拉里帕亚图，同时禁止民众持有武器；那些参与起义的人被判定为卖国贼，面临驱逐出境或死刑的惩罚。5 年后，同样的事情再一次发生，在更南边的特拉凡科尔（Travancore）又发生了一次起义。这次起义后，少数幸存的卡拉里帕亚图练习者（kalaris）撤退到了与世隔绝的地方，卡拉里帕亚图这项传统武术也从此深埋地下。到 1947 年印度独立时，卡拉里帕亚图只有一息尚存，尽管现在这种武术重新盛行起来。

　　修炼卡拉里帕亚图的场所是一处类似寺庙的地方。训练课程通常以对主神（通常是女神凶猛形态）的礼拜开始，且包括冥想和唱诵祷文。这种祈祷仪式净化了环境和修行者自身，根据《摩诃婆罗多》，这种古老的修炼具有召唤魔法武器的力量。高度精神集中对于学习踢腿和跳跃来说至关重要。在瑜伽和阿育吠陀中，精微体知识不可或缺，其是有助于训练武士、疗愈武士的草药油按摩的关键，也是识别身体能量调节点（marma）以瞄准对手的关键。

　　摔跤似乎对瑜伽体式的发展产生了最为明确的影响。过去，人们最喜欢的用来增强摔跤手体质的训练便是丹达（dand），现在人们仍然青睐这项训练。丹达训练是指，练习者向前俯冲，将胸部贴到地面后向上拱起。快速重复这个动作后，丹达就逐渐演变为了"下犬式"、"瑜伽八支"以及"上犬式"，这些姿势在当今风靡全球的瑜伽中众所周知。那些利用砖块、棒铃和绳索的摔跤动作，对现代瑜伽练习者来说也非常熟悉，特别是在艾扬格瑜伽中。此外，摔跤手的生活方式也模仿了瑜伽士的生活方式，包括严格的梵行期，这以瑜伽士穿着紧身缠腰兜裆布（langot）为象征，兜裆布也让梵行期更容易度过；以及吃悦性食物，即遵循能够强身健体的饮食方式，多吃奶制品，特别是印度酥油，人们认为酥油可以生精壮阳。这种宗教-体育养生法一直延续到现在，尤其是在传统的推崇体育、以体育为中心的城市，例如瓦拉纳西圣城。[8]

　　然后是 17 世纪的马拉塔将军希瓦吉（Shivaji），他以武装反抗莫卧儿人而闻名，至今仍是印度民族主义的有力象征。希瓦吉在萨马尔斯·拉姆达斯（Samarth Ramdas）的指导下研究人的身体发育和摔跤动作，拉姆达斯是神圣的大力士，建造了 1200 多座配有体操馆的哈努曼神庙。在现代瑜伽姿势中，拜日式非常有名，但在哈他瑜伽文本中却没有相关记载，这个体式可能起源于拉姆达斯建造的一座体操馆内。[9] 到了 20 世纪初，著名的民族主义者、甘地的追随者、阿恩德王公（Raja of Aundh）巴范拉奥（Bhavanrao）疾呼支持印度传统体育文化，并且将此作为增强国力和民族团结的方法。他尤其提倡人们练习拜日式，写道："如果我们的男孩、女孩，男人、女人，都经常练习拜日式……那么很快，他们会脱胎换骨，成为一种新人类，在身体、思想和心灵上比地球上已有的任何人都出色……"[10] 印度的先驱民族主义者，如莫逖拉尔·尼赫鲁（Motilal Nehru）、马丹·马拉维亚（Madan Malaviya）都认为苦行僧文化有益于人们的身心健康，印度独立运动最初的领导人洛克曼亚·蒂拉克——英国殖民当局称他为"印度动乱之父"——敦促年轻的马拉塔人追随希瓦吉的脚步，据说他还呼吁"所有学生和青年都献身于力量和禁欲主义"。[11]

印度棒铃

与摔跤运动相似的是健身艺术，这也成为当时发展得如火如荼的流行元素之一，正如马萨拉酱料中不可缺少的一个原料一样。正如我们在上一章中看到的那样，自 19 世纪 60 年代以来，英国人一直通过基督教青年会的分支机构来促进印度全民健身，并将此作为他们促使印度年轻人建立道德准则和强健身体计划的一部分。多年来，许多印度士兵和警察的身体素质让驻扎在印度的英国军官感到震惊，其强健的身体源于他们使用各种棒铃进行的系统训练，几个世纪以来，这些棒铃都一直被用作锻炼道具和武器。英国军队将常成对挥舞的棒铃训练改编成军队健美操，后来这种健美操被纳入基督教青年会的训练项目。至今，棒铃训练仍在传统苦行僧团中开展，印度健身权威、人类学家约瑟夫·阿尔特（Joseph Alter）记录道，他目睹了一位现代摔跤手用重达 80 公斤的棒铃进行挥棒示范。另一种阿尔特所见的传统道具为嘎达（gada），它由圆形石头和竹竿组成，重达 10~60 公斤的石头被固定在一米长的竹竿末端。[12] 所有这类工具的神性原型就是哈努曼所持的狼牙棒，这一神话起源给这些工具增加了神奇力量的光环。因此在卡拉里帕亚图的相关民间传说中，棒铃被称为奥塔（otta），传说"只要对奥塔在行，人甚至可以在睡觉时战斗"。

099　　　唐纳德·沃克（Donald Walker）是 1834 年出版的《英国男子气概训练》（*British Manly Exercises*）的作者，正是他将所谓的"印度棒铃"引入欧洲的。《英国男子气概运动》是 19 世纪最有影响力的健身类书籍，书中包含了英国军队采用的庄重而有力的棒铃训练。1835 年，他出版了以"印度权杖"训练为特色的《女士训练；保持美丽，变得美丽》（*Exercises for Ladies; Calculated to Preserve and Improve Beauty*），"印度权杖"即更小巧、美观的棒铃，重约 1 公斤。但真正让棒铃成为西方一种健身器材的是一位名为 S. D . 凯霍（S. D. Kehoe）的美国健身设备制造商。他在伦敦看到一名健身教练使用所谓的"猛犸象战斗击棍"，对此凯霍十分着迷，他发誓要把这样的东西引入美国。1862 年，他开始在纽约生产"猛犸象战斗击棍"，并在那里开了一家专卖店。1866 年，他出版了健身手册《印度棒铃训练》（*The Indian Club Exercises*），这本书的问世真正让棒铃流行起来，棒铃也开始被用于美国武装部队和早期棒球队的训练。被叫作"摇摆棒"的重量更轻的棒铃，在全国各地的地方教会为女性举办的健身活动中占有一席之地。不论是哪一种棒铃，其都铭刻着一条振奋人心的强身派基督教格言。

　　我们已经看到，印度人民的身体素质得到了很大的改善，以此为支撑，印度民族认同感逐步提升，特别是在英国殖民统治的中心地带——孟加拉。就在凯霍的书在美国爆火的同一年，加尔各答成立了国家促进会（The Society for the Promotion of

National Feeling），国家促进会在 1867 年的章程中指出，其成员：

> 首先要竭尽全力恢复国家全民体操锻炼……正在崛起
> 的一代孟加拉人并不像前几代人那样健壮，这是确切的事
> 实……国家促进会将以孟加拉语出版关于体育重要性的宣传
> 册，书中特别提到体育在古代的普及，且引用梵语典籍中的
> 记载加以佐证。协会将提供经济援助，在孟加拉要地建立体
> 操馆，并在此教授印度体操。[13]

苦行僧团被视为一个促进身体健康和道德品质的团体而再次
复兴。一年后，著名的泰戈尔家族创办了一个印度教节，除此之
外，还赞助举办摔跤比赛和大力士比赛。20 世纪的前十余年，强
身健体与反抗帝国权威紧紧相连。这些健身俱乐部的成员恪守严
格的自律原则，正如我们所见的那样，他们有着瑜伽士的品格，
出于本能地为日益增长的政治自信提供了神圣背景。

大力士伽马

100

没有谁比帕蒂亚拉王公（Maharaja of Patiala）的宫廷摔跤手
大力士伽马（Gama the Great）更能体现这种自信。伽马虽然是一
名出身卑微的穆斯林，但他有着两个源于印度教的广为流传的头
衔——"迦梨时代的克里希纳神"和"比玛化身"，这也是在向
世界宣布，一个全新的、统一的印度甚至已经和世仇们和解了。
1910 年，当伦敦约翰·布尔协会（John Bull Society of London）
组织"世界摔跤锦标赛"时，伽马准备在伦敦这个王权中心和英

国摔跤冠军们比拼。然而，在到达伦敦后，举办方无耻地以伽马个头太小，只有五英尺六英寸（约1.68米）高，14英石（约89公斤）重为由，拒绝让他参赛。伽马毫不气馁，以每周25英镑的薪水和当地一家剧院签约，在此向所有人挑战，并且任何人只要能在5分钟内打倒他，都可以获得5英镑的奖励。第一天，他击败了3个挑战者；第二天，10个。他的名气很快让他有了一个与当届世界重量级拳击冠军斯坦利·兹比什科（Stanley Zbyszko）较量的机会。1910年9月10日，比赛正式开始，伽马与这位重达21英石（约133公斤）的波兰人在比赛的大部分时间里不分伯仲，屡次将对方放倒在地。第二天，《泰晤士报》（*The Times*）兴奋地报道："伽马兴高采烈地骑在兹比什科的背上，轻蔑地给了他一巴掌……"让人惊讶的是，这场长达3个小时的比赛最终被宣布为平局，但由于兹比什科没有参加二番战，伽马系上了令人梦寐以求的约翰·布尔腰带（John Bull Belt），并将250英镑的奖金收入囊中。然而，他真正的胜利在于在世界舞台上宣扬了印度古老的苦行僧文化。作为印度的民族英雄，在1922年威尔士亲王对印度的国事访问期间，伽马被威尔士亲王赠予了一把银锤。一位评论员评论挥舞着银锤的伽马："看来史诗英雄比玛已经转世了。"[14]

尽管伽马的英勇看起来和瑜伽没什么关系，但我们应该谨记，在印度文化中，从广义上讲，任何技能或知识学习都和瑜伽相关。也就是说，瑜伽象征着一条在总体精神背景下的修行之路，由一位主神将其神圣化，通过一个可敬的世系来传承，并由一个古老的神话支撑。例如，古典舞在历史上与瑜伽有关。瑜伽呼吸法和拉伸训练增强了艺术家的耐力、灵活性和平衡性，而冥想训练让他们的精神更为集中。印度古典舞者一直以这样的方式进行训练，再加上从小就接受草药油按摩，避免西方芭蕾舞训练中常有的违背自然的拉伸（这种训练往往会严重损害舞者以后的健康），她们的舞蹈生涯能一直持续到中年甚至更长。对她们来说，古典舞者必须承诺将加入一个专门团体视为荣耀，遵守其规范，并在时机成熟时将所学知识毫无保留地传授给自己的学生。在这个意义上，瑜伽代表了对人类文化目标和宗旨的一般性理解，而不仅仅是一套特定的身体或者精神修炼法。这种观点并非只局限于印度，而是在不同程度上反映了所有我们称为传统社会的特征。例如，在古希腊的遗产中，我们可以清楚地看到这一点。[15]

101

马戏团瑜伽

伽马并不是唯一一位只能远渡重洋谋生的印度大力士。"印度兵变"发生后，英国当局对此倍感震惊，担心未来还会发生类似事情，因此他们立即围捕并解散了尽可能多的苦行僧团。一些流离失所的苦行僧确实加入了民族主义事业，但其他人选择走上街头乞讨，或者成为巡回狂欢节上的表演者，给直瞪瞪盯着他们的围观者表演特技瑜伽动作。多年来，这种表演在欧洲大城市的街头和马戏团中随处可见。戴着头巾的表演者，身躯像蟒蛇一样柔软，他们会流畅地从莲花坐姿势变为头倒立姿势，或者兴奋地展示惊人的瑙力法（nauli），这是源于哈他瑜伽的一种可以按摩和清洁腹部内部器官的技巧，练习者收紧腹部肌肉，让腹部中间形成一道肉脊，然后滚动式地收缩腹部肌肉，将肉脊从一边滚动到另一边，如此循环反复。在英国，马戏团瑜伽潮流是由一位精明的东印度公司船长发起的，他在 1813 年成立了一个印度杂耍巡回剧团，并在伦敦西区演出，这里是时髦绅士们的聚集地。《泰晤士报》曾报道：

在蓓尔美尔街（Pall Mall）87 号举行的印度杂耍表演几乎吸引了城中所有名门望族前去观看，并且印度杂耍表演开始变得备受欢迎。吞剑和其他新奇的表演节目比过去许多年在大都市里出现的任何东西更吸睛。[16]

英国摄政时期，人们都喜欢稀奇古怪和奢侈的东西，魔术、杂技、瑜伽扭曲动作和各种戏法的结合很快就风靡一时。另一个剧团很快就在新邦德街（New Bond Street）进行了演出，不久，来自英国各郡的假苦行僧穿上佯装东方人的戏服，把自己涂黑，在全国的剧院里表演"悬浮"节目。关于真实苦行僧的报道层出不穷，给他们的表演增添了一番地道苦行的味道。《欧洲杂志》（*The European Magazine*）和《伦敦评论》（*London Review*）当时的报道描述了表演者"屏住呼吸冥想，直到他们看似没有一丝呼吸"；"将他们自己淹没在来自四面八方的火焰烟雾中"或者"始终单脚站立"。就连维多利亚女王也对他们的表演着迷。她为一个剧团举办了一个非常英式的茶话会 [剧团中的大多数人是从斋浦尔（Jaipur）监狱招募的前苦行僧佣兵]，这样她就可以给这些穿着非英式服装的人画素描。[17]

人们对东方情调的渴求意味着像威尔基·柯林斯（Wilkie Collins）的《月光石》（*The Moonstone*，1886）这样的小说会大受欢迎，小说中充斥被盗宝石、鸦片和狡猾的婆罗门祭司等当时的流行元素。1883年，理查德·伯顿（Richard Burton）翻译的《爱经》（*Kama Sutra*）出版后，公众对马戏团瑜伽的扭曲动作产生了浓厚的情色兴趣。维多利亚时期的英国，人们对性有着极度分裂的看法，时而觉得性应该受到大众谴责，时而又认为性可以带来个人愉悦并为之着迷，这让他们开始体验到了瑜伽在印度长期以来给人们带来的矛盾感。对印度文化的无知以及对非白人种族乱性的骇人臆断，让大众将性和瑜伽联想起来，使得二者如同《爱经》中所写的那般紧密相连。

19世纪末，大众摄影的发展使瑜伽练习者的肉体美被放大了，也助力了瑜伽向色情化发展。1902年，电影发明家托马斯·爱迪生（Thomas Edison）制作了一部名为《印度苦行僧》的电影，这部电影在全国各地的流动色情电影放映棚中备受欢迎。魔法和性的结合对人们来说是一种持久的诱惑，30年后，伯特伦·米尔斯（Bertram Mills）马戏团的明星转身被宣传为"科林加（Koringa）——世界上唯一的女性苦行僧"。虽然科林加被吹嘘为"3岁时成为孤儿"，并"在印度比卡内尔（Bikanir）由苦行僧抚养长大，在那里她学习了异国的巫术"，但实际上，科林加是来自波尔多的蕾妮·伯纳德（Renée Bernard），并不那么迷人。尽管如此，马戏团海报和节目单插页还是向观众承诺，他们将亲眼看到："她毫发无伤地走过碎玻璃！……赤脚在锋利的剑刃上跳舞！……从被催眠的野生鳄鱼身上走过！"科林加也没有让观众失望。她是一位引人注目的人物，留着非洲式的发型，脖间缠绕着一条活蛇，就像是带着一条项链，还有 4 条鳄鱼乖乖地趴在脚边（其中体型最大的一只名叫丘吉尔）。在表演时，科林加毫不费力地对着它们发号施令，仿佛凌驾在自然法则之上。自 19 世纪 60 年代费尼尔司·泰勒·巴纳姆（P. T. Barnum）卖座的演出以来，撩人的马戏团女演员一直在马戏场上大显身手，科林加是这类情色瑜伽女演员的代表。早在 19 世纪 30 年代就已经有了像科林加这样的马戏团女大力士，当时，出生于克拉科夫的伊莉斯·拉夫特曼（Elise Luftmann）带着铁球在欧洲巡回表演杂耍；1868 年出生于比利时的阿勒塔·范·赫芬尼（Athleta Van Huffelen）则在布鲁塞尔的伊登·阿尔罕布拉剧院（Eden Alhambra Theatre）的舞台上高举着 3 个成年男子跳华尔兹，阿勒塔的 3 个女儿追随母亲的脚步，而她同时代的伟大竞争对手约瑟芬·布拉特（Josephine Blatt）在 1895 年"仅在臀部系上安全带，举起了有史以来女性举起的最大重量——3564 磅（约 1.6 吨）的重物"，凭借此在吉尼斯世界纪录中赢得了一席之地。这种马戏、性和力量的色情组合延续到了现在，我们常看到穿着比基尼的女人举着牌子在拳击和摔跤比赛中绕着擂台走来走去。

瑜伽表演化的一面在印度一直存在，尽管这种表演化几乎总体现在男性身上。有一些人连续几年高举着一只胳膊坐着或者站着。苦行者们不再隐居，而是去宗教集会上表演，那里最吸引人的节目莫过于瘦骨嶙峋的苦行僧用拴在阴茎上的绳子拉动一块重石或一堆砖头，他们以此来表现其阳刚之气。来自中央邦（Madhya Pradesh）的"流浪圣人"洛坦·巴巴（Lotan Baba）在当时用他的"苦行"征服了世界。洛坦曾在家乡待了7年，在这期间一直单脚站立，用只吃草的方式向母神忏悔。在过去10年的大部分时间里，他都坚持躺在地上沿着印度道路滚动前行，相信这种修行可以促进世界和平。作为印度新闻上的常客，他声称自己每天的行程长达8英里（1英里约合1.6千米），总共已经行进了2万英里。像洛坦这样的人正符合公众的幻想，他们将瑜伽历史性的两面——苦行和表演合二为一，"卷"（在洛坦的例子上是字面意思）成了一体。

基督教青年会苦行团

虽然英国当局在很大程度上削弱了印度的武士苦行僧传统，但他们并没有放弃通过体育锻炼让印度人民建立道德准则的理想。进入20世纪后，丹麦体操运动员、1912年斯德哥尔摩奥运会丹麦队教练尼尔斯·布克（Niels Bukh）开发的"原始体操"（Primitive Gymnastics）系列练习成为基督教青年会健美瑜伽练习的重要补充部分。布克开发的这套动作受到了瑞典理疗师佩尔·亨德里克·林（Pehr Hendrik Ling）的启发，起初，身体较差的林自创了一些锻炼动作来强身健体，随后他开始在瑞典的军事学院和医疗中心教授这些动作，自19世纪中叶开始，他的系列锻炼动作推广到了整个欧洲，并大获成功。布克更青睐一种更有力的锻炼方法，他按照林的动作顺序，开发了一套强度更大的练习动作，来解决肌肉肿胀和躯体懒散的问题。英国军队在1906年采用了布克的这套练习动作，而印度基督教青年会和其他专修学院在此之前已经采用了林的锻炼方法，但他们发现动作强度不够，于是兴致勃勃地采纳了布克的这套动作。这实在是一个有趣的讽刺，许多印度年轻人热衷于通过锻炼肌肉和增强自信来为眼前的自由奋斗，在毫无戒心的殖民主眼皮子底下踊跃报名参加这些基督教青年会课程。

104

　　布克的锻炼方法给练习者提供了一个完整的锻炼过程来充分舒展肌肉，增强体质。训练分为 6 个循序渐进的系列动作，练习者跟随着所谓的"有力的节奏"练习，同时保持深呼吸，动作与动作间没有停顿。这些姿势的名称描述了其相应的功能，而不像古典瑜伽体式那样，通常以动物、圣人或神灵的名字来命名。布克锻炼方法的所有特点让我们立刻想起了帕塔比·乔伊斯（Pattabhi Jois）创立的阿斯汤加瑜伽（Ashtanga Yoga）。事实上，随着我们对瑜伽故事探寻的展开，我们将在第 14 章中了解到，布克的锻炼方法对乔伊斯的导师——来自迈索尔的克里希纳玛查里亚产生了至关重要的影响，人们普遍认为他就是现代姿势瑜伽的奠基人。

瑜伽

———————

向西

10

瑜伽神智学

随着 19 世纪步入尾声，传统的基督教信仰对很多人来说已经支离破碎。达尔文的进化论，一度震惊世界，现在已经无处不在。古老的慰藉对人们来说已经远远不够了，新萌发的革命政治意识形态和经济变革正在动摇现有社会秩序，不久后，第一次世界大战中的残杀又给了人们一个重击，人们意识到"慈爱的上帝会保护他忠实的子民过上舒适的生活"这种想法无疑是痴人说梦。因此，一些折中主义的灵性运动最终落空，运动的领导人四处寻找，希望能够在这个动荡不安的年代找到能被人们愉悦接受的教义。其中最有影响力的便是神智学，它是由俄国通神学家海伦娜·布拉瓦茨基（Helena Blavatsky）和有军事、法律、新闻背景的美国人亨利·奥尔科特（Henry Olcott）以及英裔爱尔兰律师威廉·Q. 贾奇（William Q. Judge）一起创立的。布拉瓦茨基深受伊利法斯·列维（Eliphas Levi）的影响，他是一位 19 世纪法国神秘主义者，创造了"神秘主义"（occultism）这个词。列维同许多最早被瑜伽吸引的西方人一样，对瑜伽可能赋予人的神奇力量着迷。他写道，呼吸控制和冥想可以帮助修行者达到神通境界，尽管他认为"真正的智者"应该是"人神共体"，因为他们与神圣原则紧密结合，这和心灵瑜伽的最高追求相吻合。[1]

列维去世 6 个月后，神智学会（Theosophical Society）在纽约的奇迹俱乐部（Miracle Club）内成立。根据学会 1875 年 11 月 17 日的记录，我们得知它致力于"研究和阐明神秘学、秘法（Cabala）等"，在探寻神秘知识的过程中，自然而然，学会创始人被东方教义所吸引，并引导会员们开始积极寻找这些神秘教义的源头，与此同时，委托印度专家们将许多重要的瑜伽作品翻译成英语。[2]

然而，神智论者对瑜伽本身并不感兴趣，他们更关心瑜伽能 108 为正在研究的神秘学问题——"灵魂体"（astral body）的发展和投射带来什么。"灵魂体"是一种独立于肉体的个性化实体，并且能够永生，在人死亡后，它能从肉体中抽离出来，变成一种"光体"，有意识地遨游于人的灵魂世界。人们为了能够延长寿命来实现这个目标，采用了各种养生的方法，如戒酒、禁食、禁欲或做冥想练习。这些当然都有瑜伽的影子，但神智学认为它们更多地与西方神秘学传统相关。西方神秘学内涵深远，包括毕达哥拉斯哲学和柏拉图哲学，通过文艺复兴时期的神秘学和神秘系统一直延续到了现代。而且，与传统的西方神秘学（esotericism）一样，学习神智学的人根据他们对这门科学的理解和熟练运用程度，分为不同的级别。

然而在 19 世纪 80 年代初，当布拉瓦茨基和奥尔科特到印度深入研究神智学时，一切都不复从前。戏剧性的是，布拉瓦茨基的灵性导师们告诉她，西方人不适合进行神秘学的实践，从此之后，神智论者仅仅只关注神秘学的理论研究，而不再研究实践，并致力于建立起一种博爱之感。对于相关人士来说，这是一个重大事件。神秘学不再有深奥的仪式，不再有秘密的技巧，也不再抬高入门的门槛。正如威廉·贾奇（William Judge）所写的那样："创立协会并与协会同在的圣雄们，非常反对凸显这些倾向，即人们对超视力和灵魂体的探寻"。[3]

虽然他们身在印度，却对瑜伽毫无兴趣，反而热衷于政治。布拉瓦茨基和她的追随者、前孟加拉官员和古怪的鸟类学家艾伦·奥克塔维安·休谟（Allan Octavian Hume）一起住在她位于西姆拉（Simla）的宽敞的罗斯尼城堡（Rothney Castle）中。在那里，她举行了灵媒集会，她的通灵学说在这座山城中引起了分歧。在与会者中，鲁德亚德（Rudyard）的父亲洛克伍德·吉卜林（Lockwood Kipling）并不信服于布拉瓦茨基。1884 年，在马德拉斯（Madras）举行的神智学会大会上，奥尔科特和休谟呼吁成立一个为印度人民说话的政党，次年，休谟组织召开了第一次印度国民大会党会议。印度国民大会党很快成为推动印度独立的先驱力量，并且作为政党，继续影响着这个国家的命运，直至今日。

布拉瓦茨基和奥尔科特在印度接触到多少真正的瑜伽是一个有争议的问题。我们知道他们见过一位给他们留下深刻印象的印度教遁世者（sannyasin）——巴布·苏达斯（Babu Surdass），他声称自己保持莲花坐姿势至少已经 52 年。但布拉瓦茨基经常对她所知道的哈他瑜伽进行批判。她对瑜伽禁欲主义也有所怀疑，认为禁欲主义是一种"遗传疾病"，体现了"一种经三重提炼浓缩的利己主义"，这种看法在当时十分普遍。⁴ "真正的瑜伽"（即神智学），源于她自己与无形的大师和相关的天界等级的接触，而不是源于任何有形的瑜伽练习者，无论他们的柔韧性和耐力如何。就奥尔科特而言，他更感兴趣的是佛教及其复兴，尤其是在斯里兰卡，而不是源自印度教或奥义书传统的瑜伽。他的兴趣带来了显著的成果：1880 年，在他才来到岛上时，这里只有两所佛教学校，共计 246 名学生；到 1899 年，经过他的努力，岛上有了 194 所佛教学校，大约有 15490 名学生。尽管如此，他们创立的这个组织注定要在向西方介绍瑜伽知识方面发挥关键作用。1881 年，布拉瓦茨基用她特有的炫耀口气宣告："现代欧洲和美国从没有听说过瑜伽，直到神智学者们开始宣讲和写作。"⁵ 事实上，这一次，她的说法并没有太离谱。

大师们规定的学会发展新方向扩大了其内部已有的裂痕，并削弱了整个次大陆对神智学的兴趣。到布拉瓦茨基于 1891 年去世时，在神智学会登记的 135 个分会中只有 29 个仍然活跃，但对神智学知识的探索仍在继续。1889 年，威廉·贾奇对《瑜伽经》做出了颇具影响力的"解读"，那时他已经在美国成立了一个独立组织。作为一名多产的作家，他影响了很多人，包括爱丽丝·贝利（Alice Bailey），她自己就是一位坚定的神智论者，之后凭借自己的能力成为一名重要的密宗老师。贾奇的继任者是一位名叫凯瑟琳·廷利（Kathleen Tingley）的社会工作者，她将这个分裂组织的总部从纽约迁到了加州，在圣地亚哥郊外建立了一个名为洛玛兰（Lomaland）的神智瑜伽社区，这无疑是美国本土最早的静修所之一。洛玛兰延续了东西方交融的模式，其"胜王瑜伽学院"（Raja Yoga Academy）非常恰当地坐落在"失落的古代神秘事物复活学院"（The School for the Revival of the Lost Mysteries of Antiquity）旁边。

1907 年，随着亨利·奥尔科特的去世，神智学会的领导权落到了安妮·贝桑特（Annie Besant）的手中。安妮是一位杰出而充满活力的女性，她是早期的社会主义者、争取妇女权利和选举权的活动家，也是爱尔兰和印度自治的支持者。同年，在巴纳拉斯举行的学会成立 32 周年纪念活动上，她就帕坦伽利瑜伽做了 4 次演讲，这些演讲被收录在一本出版物中，该书至今仍有几个版本在印刷出版。[6]其他神智学者对已经很丰富的瑜伽文献库也做出了重要的贡献。梵语学者欧内斯特·伍德（Ernest Wood）就是其中之一。1910 年，他搬到了该学会的总部，位于马德拉斯郊外的阿迪亚尔（Adyar）。他和其他一些学会的人第一次看到了未来的"世界导师"——一个名叫吉杜·克里希纳穆提（Jiddu Krishnamurti）的婆罗门男孩，他头发蓬乱，坐在那里的海滩上。伍德在印度生活和工作了许多年，赢得了其印度同事们的极大尊重。但他最终对神智学，或至少对神智学会的主张感到失望。之后伍德回到了他最初的挚爱：研究瑜伽及其经典文本。他出版了 20 多部著作，包括《瑜伽经》、《薄伽梵歌》和商羯罗的《无上宝珠分别论》（*Vivekachudamani*）的译本。他最有影响力的一本书《瑜伽》（*Yoga*）出版于 1959 年，当时"垮掉的一代"运动正进入尾声，瑜伽次文化开始浮现。

一条危险的道路？

在欧洲，神智学圈子在维也纳最为活跃。维也纳是一个文化大熔炉，这座城市长期以来以其智慧而闻名。19世纪后叶政治动荡，难民大量涌入维也纳，创造了一个有着许多不同思维模式的多元化社会。各种新想法从沙龙中涌现出来，各个领域的激情澎湃的先驱人物——物理学家、艺术家、建筑家和心理学家集聚于此，他们在塑造现代主义文化中扮演着重要的角色。而且，在动荡不安的时代，人们总是对神秘学有浓厚的兴趣。维也纳的神秘主义者也吸纳了印度的密传知识，但对于他们来说，这就是哈他瑜伽，而不是源自文本的密宗教义。

维也纳的神秘学界由三位天才怪人主宰。[7] 第一位便是弗里德里希·埃克斯坦（Friedrich Eckstein），他是一位博学者、共济会会员和作家，还做过作曲家安东·布鲁克纳（Anton Bruckner）的私人秘书。1886年，埃克斯坦遇到了海伦娜·布拉瓦茨基，受到她的启发，在维也纳创办了一个神智学会分会，这里很快就成为瑜伽的活跃地。他也是维也纳精神分析学会（Viennese Psychoanalytic Society）的成员，该学会每周三在西格蒙德·弗洛伊德（Sigmund Freud）的公寓里聚会，与早期弗洛伊德学派的交往让他为这门新兴的科学写了几篇文章。事实上，埃克斯坦是弗洛伊德在瑜伽方面主要的信息来源，从这位大师25年后的评价来看，他能够以一种让人欣然接受的方式向弗洛伊德介绍瑜伽：

我的另一个朋友，他永不满足的求知欲促使他进行了最

111

不同寻常的实验，这让他收获了广博的知识，也让他确信通过练习瑜伽，通过让感官脱离外部世界，通过将注意力完全集中在身体机能上，通过奇特的呼吸法，人可以在自己身上进化出新的感知，他认为这是回归到了在很久以前就被掩埋的原始精神状态。他在其中找到了神秘主义大部分智慧的生理根据。[8]

最后一句话是有先见之明的，尽管弗洛伊德仍然怀疑瑜伽可能引起的任何精神状态的改变。但他喜欢精神分析学对它们的解释，认为它们都是一种回归，正如他基于生物学所预料的那样。他专注于实践的物理性——呼吸练习、生理功能和身体感觉，而不是生物可能产生的任何"更高"或精神上的洞察力。

在维也纳的神秘学界中，第二位关键人物是卡尔·凯尔纳（Carl Kellner）。他是一位电化学家，由于无意中发现了生产纸浆的方法而发家致富，这种方法彻底改变了纤维素生产和造纸业。然而，他真正感兴趣的是炼金术。凯尔纳在维也纳的实验室里有一间密室，他在那里进行实验，试图找到长生不老药。据说他还和妻子玛丽·安托瓦内特（Marie Antoinette）进行仪式化的性爱，想要达到阴阳的完美结合，这对他的"伟大事业"至关重要。凯尔纳相信瑜伽有助于他炼金，尽管他还希望瑜伽能让他直接知道自己的前世。

三人组的最后一位成员是一位名叫弗朗茨·哈特曼（Franz Hartmann）的医生。他意识到，凯尔纳工厂生产的纤维素的副产品可以用来治疗肺结核和其他呼吸道疾病，于是他提议和凯尔纳合作。因此，在 19 世纪 90 年代早期，哈特曼的专业知识加上凯尔纳的资金，一家他们称为"吸入治疗室"（inhalatorium）的诊所诞生了。对于我们的故事来说，更重要的是，哈特曼也是一位至关重要的资深神智学者。作为海伦娜·布拉瓦茨基本人的前亲密伙伴，他曾担任神智学会在阿迪亚尔总部的管理委员会主席，并作为当时最重要的神智学作家之一，在德国和奥地利传播瑜伽知识。在对《薄伽梵歌》的研究中，他将瑜伽定义为一种位于每个宗教体系核心的普遍的神秘法：

> "瑜伽"源于"Yog"（意为"联合"），意思是人类灵魂与上帝的结合。因此，如果这个词没有像许多类似的词那样被误用，也没有被认定为教会，那么它就等同于"宗教"一词，以至于"瑜伽"一词几乎已经失去了它的真正含义。瑜伽是一门自我控制的艺术，通过神圣的精神唤醒我们的内在意识。[……]每一种宗教活动，只要是无私的、没有隐藏目的的，就是瑜伽。9

112

这种定义听起来很现代，正如我们在下一章中看到的那样，几乎在同一时间，一位名叫斯瓦米·维韦卡南达的印度僧侣用几乎相同的观点激励着美国的精神追求者。

印度大师登场

凯尔纳跟随两位印度老师学习瑜伽，这是他炼金术研究的一部分。第一位老师名叫比马·塞纳·普拉塔帕（Bheema Sena Pratapa），他在 29 岁时来到欧洲，开始公开展示他所谓的"瑜伽睡眠"，即一种能够与外界隔绝，感觉不到疼痛的状态。在进入这种状态后，除非有人在他身体上方做出特定的手部动作，否则无法唤醒他。普拉塔帕解释说，他的昏睡状态是一种与神圣精神的幸福结合。1896 年，他在布达佩斯的干禧博览会（Millennial Exposition）上展示了整整一周的瑜伽睡眠，吸引了众多人观看，在此期间科学家们测量了他的体温、脉搏和呼吸，这可能是最早的此类实验。媒体在报纸上刊登了此事，这引起了神智学界的注意。凯尔纳和哈特曼检验了普拉塔帕这项超凡的瑜伽能力，并确信他的确可以随心所欲地进入最深的三昧状态。那年晚些时候，三人一起去慕尼黑参加一个科学会议。在为期 3 天的会议中，普拉塔帕再次展示了自己的表演，全程都保持瑜伽睡眠状态，没有人能够打扰他这种超凡状态。

此后不久，凯尔纳对另一位瑜伽士，一位名叫斯里·阿伽米亚·古鲁·帕拉马哈姆萨（Sri Agamya Guru Paramahamsa）的克什米尔婆罗门产生了兴趣。作为一名受过西方教育的大律师，阿伽米亚提出了一个后来家喻户晓的说法：他曾在偏远的喜马拉雅山上待过几年，在这几年中他常进行冥想并掌握了瑜伽。因此，他可以命令自己的脉搏停止跳动。他还强调了呼吸控制在平静心灵方面的重要性，但不幸的是，他自己似乎并没有这样做，因为经常暴怒，他被人们称为"老虎圣雄"（The Tiger Mahatma）。不久后，他就被判定为骗子，1903 年，凯尔纳突然与他断绝关系。此后，阿伽米亚前往英国，在那里，著名的神秘学家阿列斯特·克劳利（Aleister Crowley，人称利明顿温泉的"巨兽"）参加了他的瑜伽静修课程。这位脾气暴躁的瑜伽士因猥亵两名女学生而被捕入狱，从此销声匿迹。

凯尔纳可能是被骗了，但他是一个不知疲倦和勇敢的探险 113
家，至少从老师那里学会了他神神秘秘称为的"呼吸练习和其他
事情"。然而，他们的研究结果似乎适得其反，证实了墨守成规
的神智学者已经表达过的恐惧，即这种瑜伽可能会导致不够谨慎
的灵修者在栖息于较低灵界的黑暗存在者之间迷失方向。1904 年
4 月，在写给朋友哈特曼的一封信中，凯尔纳解释道：

> 我的实验进展顺利。同时，我还得不断地与一群可怕的
> 人做斗争……为了我的长生不老药。然而，我开始习惯了这
> 样的战斗，就像一个驯兽师熟悉了凶猛的野兽一样……

他后来补充说：

> 我同意你的观点，的确，这些手段本身也许是令人反感
> 的；但它们至少是一个新的知识领域，到目前为止，它们一
> 定有所用处。然而，门槛上的栖息者渐渐变得恐怖，他们中
> 的一群人就守在门口。[10]

他所指的"门槛上的栖息者"是邪恶的无形实体，其由于太
不纯洁而不能进入更高的精神领域，他们也不愿意让别人进入。
这样的第一手报告激起了神智论者、西化的印度教徒以及许多欧
洲学者和心理学家对哈他瑜伽的疑虑。凯尔纳本人却并没被吓
倒，他附和哈特曼的观点，即认为尽管瑜伽可能存在种种缺陷，

但它包含了每种宗教体系的实用方法论。同样地，人们在每一本圣书和秘界的实践和象征中也都能找到它。他出版的一本小册子写到了问题的核心，书中将瑜伽描述为"特定的练习和由特定规则控制的生活方式，旨在消除虚幻的自我意识（Ahankara），并与普遍的世界意识（Atma）达到一种结合"。[11]

心理学家威廉·詹姆斯（William James）在其权威著作《宗教体验的多样性》（*Varieties of Religious Experience*）中评论说，凯尔纳已经得出结论："瑜伽使其信徒变得善良、健康和快乐。"随着时间的推移，凯尔纳更多地将兴趣集中在瑜伽实践的心理生理学方面，这和他周围正在发生的更广泛的文化变化相一致。在神秘学界中，许多神秘学老师厌倦了神秘主义的空想，开始尝试通过身体运动来培养一种更充分接地气的灵性。其中 J . B . 克尔林（J. B. Kerling）吸引了凯尔纳，因为他坚持认为灵魂依附于肉体。大多数修行者在寻求灵性的过程中忽略了身体，然而对他们来说，重要的不是让自己的灵魂逃离身体，而是在身体中植入意识。维也纳神智学圈子的一位领袖作家古斯塔夫·梅林克（Gustav Meyrink）也同意这一观点，他用最新出现的心理学术语来批评灵魂投射是"最糟糕的精神分裂症"。[12]

总而言之，在维也纳高级资产阶级装饰华丽的客厅里，人们开始意识到，灵魂体必须和肉体完全融合。灵魂与肉体的分离会导致人格的不同层次之间失调；要说瑜伽有什么用处的话，那就是它的肉体性。英国及美国的健身和体育锻炼方式大量涌入欧洲，支持了这种关注重点的转移。"健康的心灵在健康的身体里"是当时流行的口号，而在维也纳，这一口号的主要倡导者是自诩

为"城里最强壮的人"的乔格·贾丹多佛（Georg Jagendorfer），
他经营着一家有印度棒铃体操、韵律体操、摔跤和拳击项目的健
身房。凯尔纳兴致勃勃地接受了这种混合锻炼法，并聘请贾丹多
佛辅导他的孩子。这种新的锻炼方式显然奏效了；几年后，在经
历了对"门槛上的栖息者"的恐惧后，他自信地写道："瑜伽修行
者需要一个强壮的、各部分都完全健康的身体。他必须拥有完美
的身体控制能力。"然而，这种锻炼方式并不来自传统的瑜伽体
式，他告诉我们，因为对大多数西方人来说，它们太难了，而且
"只能由我们马戏团和杂耍团里所谓的柔术演员来表演"。[13] 静态
姿势可能在冥想中有用，但对于有着良好平衡的灵修者来说，动
态健身才是前进的道路。

凯尔纳的事业轨迹体现了瑜伽在 20 世纪初的两面性。一方
面，它回顾了中世纪哈他瑜伽的纳特传统以及它们的愿望，最
初，许多西方神秘主义者都心怀这个愿望，即通过包括性魔法和
与无形领域的交流在内的各种方法来获得通灵能力和长生不老。
然而瑜伽的另一面却超越了这种模糊的看法，转向相反方向，在
心理学新见解的启发下，坚定地将瑜伽定位在一种不拘一格、拟
科学的身体文化背景之下。这一新锻炼方式并不能给人们带来
灵魂出窍般的冒险体验，但能使人们和此时此地的生活很好地
融合。[14]

海伦娜·罗里奇（Helena Roerich）

在神智学家的带领下，神秘主义者研究了哈他瑜伽，并得
到了相似的结论，海伦娜·罗里奇便是其中之一。海伦娜是一位

精力充沛的女人，与她的画家丈夫尼古拉斯·罗里奇（Nicholas Roerich）在东方游历了很多地方。海伦娜将她的俄国同胞布拉瓦茨基夫人（Madame Blavatsky）的作品翻译成了英语，并写了《阿耆尼瑜伽系列》（*Agni Yoga Series*）共计 13 本书，这一系列书籍让海伦娜收获了一大批追随者，她还给这些来自世界各地的追随者回复了大量有启发性的信件。和神智学一样，罗里奇富有想象力的教义据说源于等级分明的扬升大师，在他们的建议下，罗里奇强烈告诫学生不要练习身体瑜伽，并警告说："练习哈他瑜伽时不应该超出轻度、谨慎的调息法练习范围，在这个范围内的确可以增强健康，超出这个范围，那瑜伽练习就非常危险，可能会导致练习者通灵、着魔和精神错乱。"[15] 她在一封信中讲述了几个没有耐心的门徒的命运：

> 我们在印度认识了这些人，他们不顾我的警告，坚决要练习哈他瑜伽。结果就是两人得了肺痨，其中一人死亡；其他人几乎变成了白痴；还有一个人自杀了；有一个人沦为了普通的密宗师，一个黑魔法师，最终死亡为他的职业生涯画上了句号，但这对他来说反而是一件幸运的事情。[16]

摩亚大师（Master Morya）是罗里奇的灵魂向导，阐明了这些对瑜伽的批评的背后隐含的深奥逻辑。摩亚大师是一位高级别的灵界开创者，他也与布拉瓦茨基夫人有联系。摩亚大师明确地指出，哈他瑜伽，至少在我们现在这个时代——充斥着无知和自我的迦梨年代（Kali Yuga），应把练习者限制在较低的灵界里，而不是像《奥义书》或帕坦伽利的传统那样，促使他们追寻任何真正的精神超越。事实上，练习哈他瑜伽甚至可能抑制练习者的灵性成长，只会导致他们对瑜伽病态的迷恋。在另一封信中，罗里奇以同样的方式写道，在她眼中，心灵瑜伽和哈他瑜伽就像一对姐妹，但前者给修行者带来的益处和后者带来的危险有着明显的区别：

> 人们不应该高估哈他瑜伽的成就，认为"哈他瑜伽的行家在唤醒昆达里尼和收获各种神功的能力上可以与胜王瑜伽大师相提并论"，并且认为所谓的"哈他瑜伽行家达到了极乐，从物质中解脱"。事实上不是这样的！他们所达到的极乐程度是相对的，他们从来没有通过哈他瑜伽达到脱离物质的解脱（从伟大导师的意义上来说）。正如教义中所说的那样，"据我们所知，没有任何人是通过哈他瑜伽达到这个目标的"。[17]

在罗里奇尖刻的结论中，意外地预见了许多现代姿势练习的未来医学化："相当正确的是，精神层次高的印度人最不喜欢哈他瑜伽，认为它最多只能对'肥胖和病恹恹的人'有所裨益。"[18]

"精微体"

神智学对瑜伽的兴趣留下的最久远的影响在于它在宣传精微体及脉轮概念上发挥的作用，它们之后成为全球瑜伽和新时代教义的主流学说。"精微体"这种人体模型，从远古时期就以各种形式出现在世界各地的多样文化中，它想象出了一种人体内部由难以察觉的精微物质构成的结构，它是人类无形的心灵和有形的躯体之间的能量链接。这种抽象的思维冲动和物质载体之间的无形中介，充当着主观或虚空的神经系统，桥接了自17世纪以来一直主导现代现实观的笛卡儿精神与物质二元论。因此，它从根本上改变了人们对身心的理解，并极大地扩展了人类活动的范围。

"精微体"思想最早出现在第一部《奥义书》中。在《大森林奥义书》中，大圣人雅吉尼亚瓦尔克亚教导毗提诃国王遮那迦关于"比身体自我用更精细物质为食"的内在自我，而《歌者奥义书》告诉我们：

> 心脏有一百零一根通道，
> 其中一条通到头顶。
> 沿着它往上，一个人就能永生。[19]

公元8世纪，伟大的圣人阿迪·商羯罗将吠檀多不二论正式化，精微体被确立为组成个体的三个嵌套结构之一。这三个部分为：可以看到的"粗重体"（sthula sharira）、位于中间的"精微体"（sukshma sharira，有时也称 linga sharira）和深层的"潜意识记忆体"（karana sharira）。"潜意识记忆体"是局部和偶然人格的底层，在这之上便是无限的意识，即真正的自我。[20] 在中国，关于"精微体"的记载最早出现在约公元前250年的汉代墓葬中，尽管描述有所不同，但这个模型始终是中国和印度传统中对人类的理解基础。因此，它是这些文化中医学和精神体系的核心，且在传统武术中非常重要。它在当今印度助产系统中仍然很流行，尽管是以简化的形式存在。我们可以在自古以来的西方神秘学相关记载中找到与之类似但定义不太明确、产生的文化影响远不及"精微体"持久的模型。它通过文艺复兴时期的神秘学，在共济会（Freemasonry）和玫瑰十字会（Rosicrucianism）等运动中重现，并且是梅斯梅尔催眠术（Mesmerism）的基础，这是一种产生于18世纪的动物催眠的学说，最初的神智学者将它作为一种寻找不朽灵魂体的有用工具。

在第5章中，我们讨论了中世纪印度密宗教义，精微体的最终形式也在此教义中得以确立。在密宗教义中，人类的粗重体、精微体都由普遍生命气息所驱动，其通过人体中微小的经脉在身体中流动，传统意义上认为，人体体内共有7200条经脉。人体就像一棵树，经脉就是隐藏在树中的根，将人体生命能量输送到身体的各个部分。这些错综复杂的经脉由神经丛，也就是我们所熟知的生命中心——"脉轮"或"莲花"（padmas）连接。人体中有六七个主要脉轮（还有许多次要的），它们垂直排列在人体脊柱上。脉轮与经脉的概念与昆达里尼密切相关，其梵文原义为"卷曲"，象征着传统印度教中的女神性力（shakti），像蛇一样蜷曲在人类脊椎骨尾端沉睡。通过修炼瑜伽，修行者可以唤醒昆达里尼，这股力量将由下至上，从一个脉轮传输到另一个脉轮，在此过程中净化它们，直到到达修行者的头顶，在那里与湿婆（代表神的阳刚之气）结合，修行者由此达到一种完全从轮回中解脱（moksha）的幸福状态。[21] 根据密宗的观点，蛇并没有导致人类从伊甸园中坠落，而的确为我们提供了一条重返伊甸园的路径。

精微体在实用上更重要的一个方面是，它将显然独立的个体与其周围的世界联系起来。因为它是不受肉体框架限制的能量场中的一部分，这种主体性可以通过其他人的精微体丛来影响他人，还能广泛地影响环境。精微体与能量场的联系超越了人们感知到的现实正常的、肉体层面的边界，也正是如此，它为瑜伽神功提供了很多理论基础。通过有意识地进入自己的心灵深处，瑜伽修行者可以通过帕坦伽利所说的自律（sanyama）的过程，引导自己的感知超脱出肉体。[22] 这种心灵可塑性是典型的印度自我观的核心，它必然也是双向的。除了能让自我意识将其影响范围扩大到身体限制之外，它也存在一种多孔性，这使得个体容易遭受外界的精神入侵。这个过程可以是友好融合，也有可能是恶意控制。事实上，密宗瑜伽士正是因为掌握精微体方面的专业知识，才能够在精神世界中遨游并且练习魔法，但正如我们所见，这种专注也让其赢得了非常糟糕的名声。[23]

早在 1880 年，一位名叫巴拉达坎塔·马朱姆达尔（Baradakanta Majumdar）的孟加拉学者就在《神智学者》（The Theosophist）杂志上发表了几篇关于脉轮的文章，均题为《对六个中心的描述》（The Description of the Six Centres），向神智学会介绍了印度关于精微体的传统教义。他深知正统宗教人士对密宗持怀疑态度，试图利用 18 世纪的孟加拉文本《摩诃涅槃密宗》（Mahanirvana Tantra）来进行辩护，打消神智学会的怀疑。《摩诃涅槃密宗》主要在一元论的背景下以一种可接受的"灵性"视角描述了精微体，并对其中任何有伤风化的魔法元素一笔带过。另一位印度的神智学家萨巴帕蒂·斯瓦米（Sabhapati Swami），也想做和巴拉达坎塔相同的事情。他曾接受过基督教传教士教育，1880 年，他出版了《唵：吠陀胜王瑜伽及其哲学》（*Om: A Treatise on Vedantic Raj Yoga and Philosophy*），在这本图文并茂的书中，萨巴帕蒂提出了一种有 12 个脉轮的精微体结构，且将它们与各种各样更高层次的现实联系在一起，这非常契合神智学家的想法。在萨巴帕蒂看来，求知者对精微体应该抱有一种与他的低等本性进行内心斗争的态度，他应该和不同的脉轮进行对话，并让它们相信其仅仅是物质上的能量，而并不是纯粹的精神。这样的话，脉轮对人体的影响将会是徒劳的，如果需要的话，它们甚至应该被诅咒不再出现在修行者前，从而最终"被无限精神所吸收"。这种基督教苦行主义与脉轮冥想的奇妙混合，当然与真正的密宗教义大相径庭，但神智学会接受了它，将它视为对外国教义的一种无异议的处理方式。

神智学者常常喜欢采用他们自己对原始梵语术语的解读，但即便如此，布拉瓦茨基本人对整个密宗仍持矛盾态度。她试图通过提出善密宗和恶密宗来调和自己的怀疑，她写道：

> 世上同时存在魔法（纯粹的心灵科学）和巫术（与魔法相对的不纯部分），所以也会有所谓的"白"密宗和"黑"密宗。前者是颇有价值的、对神秘学最高贵的特征所进行的清晰阐释，而后者是一本魔鬼手册，邪恶地指导那些想成为巫师和术士的人。[24]

"蛇"舒展开

自 1907 年起，在安妮·贝桑特的领导下，精微体和脉轮成为神智学会的中心议题。这主要归功于她的门生，一位名叫查尔斯·韦伯斯特·利德比特（Charles Webster Leadbeater）的魅力超凡的超视力者的影响。他对自己在精微层面穿越现实的探索进行了描述，这很快就成为官方教义。利德比特的认知不仅把脉轮介绍给了西方和印度的神智学者，还将其介绍给了神智学会外更广泛的受众。他主要把精微体生理学的经典模型拓展成一系列"高层次的身体"，即灵魂体、心智体、因果体及以太体，且它们与人的肉体共存，并与肉体连续的、更细致划分的层级相对应。利德比特的方案被其他影响深远、从神智学起步的密宗大师修改采纳，如人智学（Anthroposophy）的创始人鲁道夫·斯坦纳（Rudolf Steiner）和爱丽丝·贝利。

然而，西方关于精微体最权威的著作却更接近于原始材料，这就是《蛇的力量：密宗和夏克提瑜伽的秘密》（*The Serpent Power: The Secrets of Tantric and Shaktic Yoga*）。加尔各答高等法院（High Court of Calcutta）的英国法官约翰·伍德罗夫爵士在 1918 年出版了这本书，我们已经在第 7 章中简要介绍过他。该书是昆达里尼瑜伽研究的经典之作，也是一部博采众长的著作，书中包含了伍德罗夫对两个文本的翻译和阐释：其一为 16 世纪著名的孟加拉密宗大师普尔纳南达·斯瓦米（Purnananda Swami）所著的《对六个中心的描述》（*Satchakra Nirupana*），马朱姆达尔在《神智学者》这本杂志上也曾撰写过关于该主题的文章；其二为佚名者所著的《古鲁的五重足迹》（*Paduka Panchaka*）。伍德罗夫的书中还收录了梵文原典，以及卡利查兰纳（Kalicharana）对第二本书的梵文评注的译注。

伍德罗夫在印度期间，对神智学逐渐非常熟悉，并与马朱姆达尔合作翻译了许多典籍。然而值得注意的是，他认为有必要在《蛇的力量：密宗和夏克提瑜伽的秘密》一书的引言中，花上一半以上的篇幅来研究利德比特对精微体的描述与他获得的资料中对此描述的差异。根据利德比特在1910年左右写的《内在生命》（*The Inner Life*），伍德罗夫注意到这两种描述存在许多不同之处。他对利德比特的理论方法提出了更普遍的批评，认为它偏离了所谓的"真正的灵性瑜伽"，"真正的灵性瑜伽"目标永远是，也只会是：与普遍意识的统一。在他看来，"尊敬的主教利德比特"过于专注那些存在于较低层次的形式和现象。无论它们多么有诱惑力，它们都仅仅是真正的瑜伽修行者所追求的绝对生命的暂时的、不受拘束的变体，因此，它们是真正灵性追求的岔路。这种批评呼应了包括帕坦伽利在内的许多经典导师的观点，[25] 伍德罗夫认为自己的书是一种及时的纠正："第一次努力更全面、更精确和更理智地呈现这门学科，尤其是针对那些对神秘学和神秘主义感兴趣的人。"[26]

在他对"理性陈述"的强调中，伍德罗夫热切希望通过将精微体生理学与当时流行的科学理念联系起来，增加各种瑜伽模式的可信性。这种试图用科学术语来理解密宗的做法，正如我们在以后的章节中看到的那样，是当时的一个主题，甚至在神秘学家中也很流行。事实上，早在1882年，奥尔科特在马德拉斯对当

120

地神智学者的演讲中就明确表示：

> 我们到这里不是来推倒和破坏印度教的，而是要重建亚洲宗教的强大根基。我们请求你们帮助我们重建它，不是将它建立在盲目信仰的流沙上，而是建立在真理的磐石上，用现代科学这一坚固水泥，将单独的石块黏合在一起。印度教本身对科学研究并没有什么可害怕的。[27]

1926年，一位在英国接受培训的印度医生瓦桑特·G. 雷利（Vasant G. Rele）向孟买医学联合会（Bombay Medical Union）提交了一篇题为《神秘的昆达里尼：昆达里尼瑜伽在西方解剖学和生理学方面的物理基础》（The Mysterious Kundalini: The Physical Basis of the Kundalini Yoga in Terms of Western Anatomy and Physiology）的论文。雷利对精神和科学的融合有着清晰的见解："我将昆达里尼瑜伽定义为一种特殊形式的身心锻炼的科学，通过它，人建立起一种对其自主神经系统的有意识的控制，从而与无限的精神协调。"[28] 他的论文非常受欢迎，第二年，雷利以同样的标题出版了一本书，伍德罗夫为此书写了序言，并强调了昆达里尼瑜伽的全面可能性："昆达里尼瑜伽在科学、超心理学、形而上学方面都大有帮助。"

雷利的研究是解释精微体的最为重要的科学尝试之一，他试图将精微体与可观察的解剖学联系起来。雷利尝试将每个脉轮与内分泌系统的一个腺体相关联，且特别关注松果体和脑垂体，在他的书出版后不到一年，另一本内容相似的书出版了，那就是由卡佐兰·阿里（Cajzoran Ali）所著的《神圣的瑜伽体式及其对内分泌腺体的影响》（*The Divine Postures and Their Influence on the Endocrine Glands*）一书，这个作者名是来自艾奥瓦州的安布尔·斯蒂恩（Amber Steen）的几个别名之一，她曾与一个自称是"印度哲人"的特立尼达骗子结婚，并从这段灾难性的婚姻中幸存下来，余生在两个大陆教授密宗瑜伽。

伍德罗夫的《蛇的力量：密宗和夏克提瑜伽的秘密》中的那些引人注目的彩色脉轮图像被其他许多书模仿，它们帮助塑造了现代图像学，然而人体中脉轮数量及其具体位置仍有待商榷。20多年前，布拉瓦茨基曾写道，"迄今为止，还没有两个权威机构对脉轮在身体中的真正位置达成一致"，除了"42个生理学拒绝承认的次要神经丛"外，她还提到了7个"身体中的主要神经丛"。[29] 伍德罗夫自己引用了一部密宗著作，书中描述了总共56个脉轮，每个脉轮都单独命名。而利德比特则继续创作了极具影响力的《脉轮》（*The Chakras*, 1927），这是一部比他所称的伍德罗夫的"伟大作品"短得多、可读性更强的著作，在这本书中，利德比特还收录了部分他之前的作品《内在生命》中的材料。他参考了早期西方关于精微体的身体模型，包括一幅来自19世纪德国幻想家约翰·格奥尔格·吉特尔（Johann Georg Gichtel）的法国版《实习神学》（*Theosophia Practica*, 1701）插图的复制品，这幅插图显示身体的物理器官与精微中心都与行星、元素与七宗罪有关。利德比特的书中还包括脉轮的彩图，他在前言中说道：

121

据我所知，这是第一次尝试按照那些能看到它们的人所看到的样子呈现它们。事实上，我写这本书的主要目的就是向公众展示我的朋友爱德华·沃纳（Edward Warner）牧师所画的这一系列精美的图画……

他继续将他的密宗和神智学神秘主义融合，关键是将主要脉轮的数量从 6 个增加到 7 个，将它们定义为"力量中心……能量从一个媒介或一个人的身体流向另一个的连接点"，并将它们与他的超视力所揭示的以太体和人的气场相结合。

轮中之轮

在从孟加拉传播到布鲁姆斯伯里（Bloomsbury）的过程中，脉轮经历了非常重大的变化，以至于我们有理由说，西方脉轮系统的发展，与起源于印度的脉轮系统截然不同。例如，在密宗典籍中，每一朵莲花都与充满灵性的音节或种子真言有关，它被认为是激活精微体的神所说真言之梵字。这些智慧可以通过正确的咒语练习来调用，练习者可以借此得到神秘帮助，有所裨益。此外，印度对脉轮的传统描述还包括它独特的颜色和花瓣数量、相关的神圣动物、延陀罗，以及梵语音节，这些音节和特定的种子真言相关。

这种对传统密宗实践至关重要的神秘知识，由于在文化上过于特殊，很难移植到西方的土壤里。[30] 随着时间的推移，它逐渐被世俗和心理学的解释所替代，而这些解释在任何原始梵文文本中都找不到。在后者中，脱离所有物质约束，寻求精神解放是人类永恒的目标，而现代脉轮疗法强调相对世俗的人类身体健康、情感健康和在世界上的有效能动作用。很多时候，自我净化被解释为创伤的治愈和情绪压力的释放，这是一种被普遍接受的精神分析理论所推动的解释，该理论强调，在存在性疾病的形成中，未解决的心理或情绪问题是首要因素。这样一来，曾经深奥的精神教导逐渐与流行的、逐渐高度商业化的"健康产业"相一致。神圣的知识被医学化了。

122

在这一过程中，许多有益的影响促成了这一转变。著名的通灵者如爱丽丝·贝利和埃德加·凯西（Edgar Cayce）在西方神秘学圈子和治疗界普及了脉轮系统，而现在普遍被人们接受的精微体彩虹光谱是由许多色彩治疗师自 20 世纪 30 年代开始建立的。这些治疗师中最突出的有：罗兰·亨特（Roland Hunt），著作《色彩疗愈的七把钥匙》（*The Seven Keys to Color Healing*）（1963）的作者，以及芭芭拉·布伦南（Barbara Brennan），她著有《光之手——人类能量场疗愈指南》（*Hands of Light, A Guide to Healing through the Human Energy Field*），这本书被翻译成 22 种语言，累计销量超过 100 万册。

学术界也发挥了它的作用，主要是通过两位杰出的德国印度学家，他们被逐出了出生地，后来到了美国工作。一位是语言学家、艺术史学家海因里希·齐默（Heinrich Zimmer），他年轻时就凭借才华成为印度研究先锋马克斯·缪勒（Max Müller）的接班人。齐默在哥伦比亚大学任教时，对比较神话感兴趣的文学教授约瑟夫·坎贝尔（Joseph Campbell）听过他的讲座。坎贝尔最畅销的书籍《神话的力量》（*The Power of Myth*）和改编自这本书的同名电视剧，向数百万人介绍了这样一个观点，即古代神话是人类对与坎贝尔同时代的人本主义心理学家亚伯拉罕·马斯洛（Abraham Maslow）所说的"自我实现"的长期追求的故事，"自我实现"位于人类需求层次的顶层。齐默和坎贝尔成了朋友，齐默鼓励这位年轻人在印度圣人罗摩克里希纳思想的背景下研究脉轮，罗摩克里希纳是先驱斯瓦米·维韦卡南达的导师。齐默不幸早逝后，坎贝尔对他的作品进行了编纂，其中包括典籍《印度艺术与文明中的神话与符号》（*Myths and Symbols in Indian Art and Civilisation*）和《印度哲学》（*Philosophies of India*）。

齐默和坎贝尔都深受卡尔·荣格（C. G. Jung）对神话和象征 符号的心理学阐释的影响，荣格在 30 年前曾从心理学层面对东方瑜伽译本进行评注，如《西藏大解脱书》（*The Tibetan Book of the Great Liberation*）、《西藏度亡经》（*The Tibetan Book of the Dead*）以及中国的《金花秘密》（*Secrets of the Golden Flower*）。这种跨文化研究将精微体介绍给了非东方宗教专业读者，以及更为广泛的包括治疗师和患者在内的心理治疗领域的受众。1932 年，荣格在苏黎世的心理俱乐部（Psychological Club）举办了昆达里尼瑜伽的研讨会，人们普遍认为这是西方世界理解东方思想的里程碑。在这位瑞士心理学家看来，精微体是发展超意识的一种概念模型，这是西方句法中所缺乏的东西；荣格用他所谓的"个性化过程"——在他看来是人类生活的真正目标——来解释精微体概念。

在我们的瑜伽故事中，还有另一位颇有影响力的学者——弗雷德里克·斯皮格尔伯格（Frederic Spiegelberg）。他是一位才华横溢的语言学家，也是一位天生的神秘主义者，曾在斯坦福大学教授印度文明课程。他有一位来自加州的年轻学生，名叫迈克尔·墨菲（Michael Murphy），其毕业后在导师的建议下，到南印度的斯里奥罗宾多道场（Sri Aurobindo Ashram）待了18个月。另一位学生迪克·普赖斯（Dick Price），他在大学毕业后患上了精神病，这让他亲身经历了意识状态的戏剧性变化。康复后，他追从自己的兴趣，进入位于旧金山的美国亚洲研究学院（American Academy of Asian Studies）学习小乘佛教、禅宗和道教知识。这是美国第一所官方认可的专门研究亚洲文化的研究院，普赖斯的导师之一是孟加拉哲学家哈里达斯·乔杜里（Haridas Chaudhuri），他是奥罗宾多（Aurobindo）的追随者，曾被斯皮格尔伯格（Spiegelberg）邀请到美国任教。

普莱斯和墨菲在该学院相识，两人后来在1962年创立了人类潜能发展运动（Human Potential Movement）的世界中心——伊莎兰学院（Esalen Institute）。这里风景宜人，可俯瞰加利福尼亚北部大苏尔（Big Sur）的海洋线。伊莎兰学院的创办证明了许多不同的具有影响力的事物融汇在一起，将成为引发集体意识重大变化浪潮的熔炉。到了60年代中期，该学院吸引了反主流文化中最优秀的人才，为他们提供广泛而兼收并蓄的学习和实践课程，以激发人类的潜力，促进自我发现。课程内容包括亚洲瑜伽和精微体的有关教义（尤其是奥罗宾多的学说）、西方心理学理论和技术、创新性的身体能量、团体和舞蹈治疗、各种冥想和观想练习。在这些主题中，许多会再次出现在脉轮的新构想中。学院的另一个成果是使"密宗性行为"概念在现代人中复兴，这个概念通过此类书籍流行起来，如奥马尔·加里森（Omar Garrison）所著的《密宗：性瑜伽》（*Tantra: The Yoga of Sex*，1964），书中试图将性解放和精神开悟结合起来。

1967 年，一位名叫戈皮·克里希纳（Gopi Krishna）的克什米尔社会工作者的自传《昆达里尼：人类的进化能量》（*Kundalini: The Evolutionary Energy in Man*）出版。在斯皮格尔伯格的介绍下，这本书引起了不小的轰动，书中用生动、告诫的口吻，描述了昆达里尼的自发觉醒所引发的人的精神错乱。克里希纳是一位毫无准备、无人监督的灵性追求者，他用了 12 年艰难岁月中最美好的时光，将女神炽热的祝福和自己融合，并使之稳定。女神赐予他的天赋之一就是惊人的创造力，因为他接着便写下了 17 本关于超意识的书，并将此归功于从女神那里得来的灵感。他的个人经历不但凸显了所有真正密宗教义所强调的出色引导的必要性，还标志着真正的、自发的昆达里尼觉醒和相对平淡的脉轮"可视化"之间的差别，后者在随后的几十年里，已经成为许多瑜伽课程中的密宗练习。

克里希纳在书中的叙述对脉轮的心理学阐释做出了重大贡献，因为它还附有当时苏黎世荣格研究所（C. G. Jung Institute）所长詹姆斯·希尔曼（James Hillman）的评论。这反过来又启发了超个人心理学家李·萨内拉（Lee Sanella），其于 1974 年在旧金山建立昆达里尼诊所；两年后，他出版了《昆达里尼：精神错乱还是超然存在？》（*Kundalini: Psychosis or Transcendence?*），这是对东西方在理解意识上的持续交流的又一重要贡献。然而，萨内拉开展这项研究并不仅仅是出于对理论的兴趣，在一定程度上还由于他需要理解从广受欢迎的冥想大师——阿姆里特·德赛（Amrit Desai）、约吉·巴赞（Yogi Bhajan）和斯瓦米·穆克塔南达（Swami Muktananda）的教义中透露出的个人经验，这些大师所传授的新密宗练习法吸引了大量天真的追随者。

形成西方脉轮这颗糖果的最后一种成分也来自阳光明媚的加利福尼亚。肯·迪特沃德（Ken Dychtwald）是伊莎兰学院的一位治疗师，他在 1974 年出版的《身心：东西方自我意识、健康和个人成长方法的结合体》（*Bodymind: A Synthesis of Eastern and Western Approaches to Self-Awareness, Health, and Personal Growth*）中，融合了色彩治疗师的彩虹色和内分泌腺的对应列表，认为每个脉轮都有与之相关的特定品质——生存、力量、爱、交流等。出版 1 个月后，《瑜伽杂志》刊登了这本书的主题概要，就这样，远渡重洋的"脉轮"成为"自我提升"日益扩大的词汇表中的一个关键术语。

假若脉轮已全然迈进西方世界，那么让它步入主流所需要的则是名人的背书。实现这一点花了很长一段时间，但当真正实现的时刻到来时，它以一种优雅的形式在电影明星雪莉·麦克雷恩（Shirley MacLaine）身上出现，到 20 世纪 80 年代末，雪莉就已因其所作关于转世的文章在新时代运动中名声大噪。她通过脉轮工作坊对精微体宣传造成的影响不亚于二三十年前简·方达（Jane Fonda）鼓励人们追求健美身材所产生的影响（参见第 16 章）。1990 年，麦克雷恩在黄金时段的电视脱口秀《今夜秀》（*Tonight*）上亮相，吸引了数百万观众。在节目中，她热情地将代表脉轮的彩色圆圈别在不知所措的主持人约翰尼·卡

125　森（Johnny Carson）的身上。从这时起，脉轮的商业推广将不受约束。如今，亚马逊网站上关于这个主题的书籍列表多达 75 页，治疗课程和服务也比比皆是，还有各种各样的相关产品，从按摩脉轮的精油走珠到刺激脉轮的水晶和小玩意儿。在理论层面，用科学术语解释这些能量漩涡的尝试延续了伍德罗夫和雷利的研究。敢于创新的研究人员，如超心理学家本山浩史（Hiroshi Motoyama），著有《脉轮理论：通往更高意识的桥梁》（*Theories of the Chakras: Bridge to Higher Consciousness*, 1988）和《脉轮的觉醒与解放》（*Awakening of the Chakras and Emancipation*, 2003），他寻求将脉轮理论与包括物理学、生理学和超心理学在内的广泛学科联系起来，进而延伸到人类的整体精神发展范畴。

11

斯瓦米的使命

1892 年的平安夜，是斯瓦米·维韦卡南达宣誓出家后的第 6 年，在家乡游荡了好几个月之后，他最终来到了次大陆最南端的科摩罗角（Cape Comorin）。他参观了肯亚库玛利庙（Kanyakumari Temple），这是散布在吠陀大地上的 7 个供奉最强女神的圣殿之一，他拜了庄严供奉于此的圣母神并得福于她。随后，他眺望大海，注意到了海上的小岛，根据当地的传说，这是女神第一次降临人间的地方。这位年轻的修行者很想到那个神圣的地方待一段时间，但他意识到自己没有钱买船，于是他涉水入海，游到了离他最近的一块露出海面的岩石上。他在那里度过了一晚，默想着他的印度母亲，思考着她的子民如何才能做好万全准备，去面对日益高涨的现代化浪潮。后来，他在写给一位修行者的信中说道：

> 我的兄弟，想到这一切，特别是人们的贫穷和无知，我夜
> 不能寐。在科摩罗角，在库玛利母亲的寺庙里，我坐在最后一

块印度岩石上，想到了一个计划：既然母亲大地上有那么多修行者四处游荡，教人们深奥莫测的玄学那么我也可以——这一切都很疯狂。我们的上师不是常说"人们吃不饱饭无益于宗教"吗？那些穷人过着野蛮人一般的生活，纯粹是因为他们的无知。我们万世都在吸他们的血，把他们踩在脚下……[1]

第二天，他下定决心，要向穷人和有需要的人传播一种有实用意义的教义，这是一种融合了东西方的愿景，将摒弃了迷信的印度教精神与西方献身于科学、进步和社会平等的精神结合起来。维韦卡南达还没有意识到，在庆祝另一个改变世界的事物诞生的那一天，自己的使命也由此而生。与许多孟加拉知识分子一样，他曾在加尔各答与基督教传教士们会面并一起讨论，传教士们的职业道德和对社会进步的关注给他留下了深刻的印象。在他全球复兴印度教的计划中，这些美德将与印度永恒的灵性智慧很好地结合起来。后来，岛上兴建庙宇以纪念斯瓦米·维韦卡南达在岛上的时光，尽管具有讽刺意味的是，这座庙不仅仅是对 19 世纪末风靡英国的新哥特式风格的浅尝，也呈现了英女王在整个次大陆无可动摇的王权。

芝加哥会议

1893 年 9 月 11 日，在维韦卡南达宣誓为穷人传播有实用意义的教义，即后来广为人知的"肯亚库玛利决定"（Kanyakumari Resolve）做出的 10 个月后，他向更多人传达了他的观点。当天是在芝加哥举办的国际宗教论坛"世界宗教议会"（World's

Parliament of Religions）的开幕日，这是为了纪念哥伦布抵达新大陆 400 周年而举行的世界博览会的一部分。当叫到维韦卡南达去做演讲时，他坐在台上，闭目冥想。在意味深长的停顿后，他庄严地站起身，开始讲话。维韦卡南达洪亮的声音瞬间吸引了听众，他说道："美国的兄弟姐妹们，这让我心中充满了无法言说的喜悦……"此时，原本安静的 4000 多名代表突然起身鼓掌，会场爆发出热烈的掌声。维韦卡南达从未在如此大的集会上发表过讲话，他和代表们一样震惊。他激动地回应道："我代表世界上最古老的僧侣们，以宗教之母的名义，以各阶级和教派的千百万印度人民的名义感谢大家！"

在其他发言者都在强调自己特定派别的力量和独特性时，维韦卡南达摒弃了狭隘的偏好，为所有宗教的总体统一性发声，强调了如何将这些宗教亘古不变的本质与现代科学和社会理念相结合，以此来振奋世界所有人民。所有信仰都有一个共同核心在神学界无疑是一个爆炸性的想法。人们最初为此震惊，但随后为这个新奇的想法欢呼雀跃，在人群中传递着一种无须言说的信心。安妮·贝桑特是这些对维韦卡南达的想法表示赞赏的听众中的一员。她是一位来自英国的神智学者，毕生致力于造就"世界导师"吉杜·克里希纳穆提，并不知疲倦地为印度独立而奋斗，担任印度首任总理贾瓦哈拉尔·尼赫鲁（Jawaharlal Nehru）的导师。其对灵修与政治的双重兴趣，与台上令人印象深刻的年轻的斯瓦米的想法产生了强烈共鸣，她形容斯瓦米是"一位引人注目的人物，身着黄色和橙色的衣服，像印度的太阳，在沉闷的芝加哥闪耀……像狮头，锐利的眼睛，灵活的嘴唇，迅速而突然的动作……"贝桑特把他看作"一个武士僧侣"，并补充说："整个会场为之着迷，人群聚精会神地听他讲话。一个音节都不能漏，一个抑扬顿挫都不能错过！"[2] 在维韦卡南达演讲结束后，全体再次起立，为他热烈鼓掌。另一位代表描述了几十名妇女争前恐后地爬过长凳，想要接近这位英俊的年轻人，并诙谐地评论道："如果维韦卡南达能抵挡得住这种攻势，那他真的是神！"

事实上，芝加哥会议似乎确实是天意所为。斯瓦米最初在7月底抵达芝加哥时，孤身一人，几乎身无分文，却发现会议已被推迟到9月举行。斯瓦米找不到住得起的地方，又成了种族敌对的对象（他记得人们把他当"黑人"），他走在街上时，一位路人建议他可以住在波士顿，那里会便宜一些。在前往波士顿的火车上，他引起了一位富有的乘客凯特·桑伯恩（Kate Sanborn）的好奇心，她提出可以让斯瓦米在她家住上几个星期。在桑伯恩舒适的客厅里，斯瓦米遇到了一位叫 J. H. 赖特（J. H.Wright）的哈佛教授，他意识到，这个僧人想要在会议上发言的单纯想法可能会被拒绝，因为斯瓦米没有必要的学历资格。教授给了他一封言辞强劲、有说服力的介绍信，确保他能够在台上演讲。幸运的是，维韦卡南达没有把这封信弄丢，但他弄错了负责人的办公室地址。因此，当他在会议前一天回到芝加哥时，又一次陷入了迷茫。他穿过一个调车厂，在那里的一辆木质火车车厢的地板上过了一夜，第二天，当斯瓦米在街上闲逛时，另一位斯瓦米未来的恩人注意到了他，她就是有着好人缘的黑尔夫人（Mrs Hale）。黑尔夫人收留了斯瓦米，给他饭吃，还把他介绍给了会议的主席。后来，黑尔夫人和她的丈夫成为斯瓦米终身的支持者。

所有宗教超越性统一是斯瓦米思想的主旋律——他认为一切信仰就像同一个轮子上的辐条，无论它们在边缘相距多远，都通向同一个中心——维韦卡南达不仅在芝加哥会议上掀起了风暴，还将印度灵修（或者至少是他自己版本的灵修）引入了西方。这个轮子中心的轮毂处，即所有宗教的源头和目标，是吠檀多不二论包罗万象的观点。我们在第 4 章中看到，心灵瑜伽是吠檀多不二论的第一步。只要听过维韦卡南达说话的人，都会被他迷住；刚刚见到他的人也是如此。第二年，《巴尔的摩新闻》（*The Baltimore News*）的一篇报道捕捉到了这位有着"华丽的服装"和"东印度智慧"、来自东方的异国人物造成的冲击，报道称："今天中午，印度高僧斯瓦米·维韦卡南达身着火红的斗篷，戴着艳丽的黄色头巾，走进了伦纳特酒店的大厅，这让他成为所有人的焦点……"出于某种原因，记者还被这位能吹口哨的"奇怪幽灵"迷住了："他的灵魂中蕴涵着足够多的音乐，可以在集会上吹起调子，就好像他是卫理公会教徒而不是印度教徒。"维韦卡南达很有礼貌地为他吹了"几首曲子"，但因为听不出是美国的音乐，报道推断："它们一定是某种异教徒的印度铃铛歌。"[3]

　　幸运的是，在接下来的几年里，维韦卡南达的注意力没有放在吹口哨上，而是在演讲上。他走遍了美国东部和中部地区，每到一处都演讲，重点关注芝加哥、底特律、波士顿和纽约等国际大都市。每次演讲都是巨大的成功。维韦卡南达认为所有宗教都有一个共核的想法，最初落入一小群乐于倾听的富裕的精英美国人耳中，他们中的一些人已经读过部分梵文经典的英译本，如《薄伽梵歌》，而另一些人则熟悉德国的理想主义哲学，认为更高层次的自我应该超脱动物本能的影响。这些德国思想家中最有影响力的是格奥尔格·威廉·弗里德里希·黑格尔（Georg Wilhelm Friedrich Hegel），他一直对印度思想不屑一顾，但在黑格尔去世前四年，他接触了《薄伽梵歌》，这彻底改变了他对印度的看法。在《薄伽梵歌》的影响下，他开始重写他的代表作《精神现象学》（*Phenomenology of the Spirit*），但还没有完成这项工作就去世了。另一位重要的德国哲学家阿瑟·叔本华（Arthur Schopenhauer）非常崇拜《奥义书》，他称其为"人类最高智慧的结晶"，并补充说，阅读《奥义书》"是我一生的慰藉，也将是对我死亡的慰藉"。[4]

1895 年 6 月，在位于圣劳伦斯河（St. Lawrence River）旁的千岛公园（Thousand Island Park）里，维韦卡南达开始了一个面向十几名追随者的为期两个月的私人课程。这些人后来成为他的核心门徒。一个核心圈子正在形成，他们将继续支持维韦卡南达，尤其是在金钱上，然而从他多年与人来往的信件来看，维韦卡南达的传教会常常缺乏资金。

如果说灵性追求者们如饥似渴地聆听他的思想，那么学术界则紧随其后。在芝加哥待了 3 年后，维韦卡南达在纽约成立了吠檀多学会（Vedanta Society），并在哈佛大学研究生哲学俱乐部（Harvard's Graduate Philosophical Club）发表了另一场激动人心的演讲。当时还是拉德克利夫学院（Radcliffe College）学生的格特鲁德·斯坦因（Gertrude Stein）觉得演讲很有意思。这次演讲的间接成果是：在常青藤联盟在其课程体系中设立了东方哲学系。同年，也就是 1896 年，斯瓦米的《胜王瑜伽》出版，成为西方心灵瑜伽教育的关键读本。书中，大师将他所谓的"胜王瑜伽"等同于帕坦伽利《瑜伽经》中的教义。在维韦卡南达的读者中，很少有人听说过这本书，因为在那之前，《瑜伽经》面世后的第一个千年里，它广泛影响了世人，但随后的近一千年，它又被人们遗忘了。维韦卡南达没有受到毗耶娑和商羯罗等权威人士的经典评注的影响（对任何正统的诠释学家来说，这是最不寻常的事情），他按照自己的想法来翻译和评注。在这种背景下，出现了一种将吠檀多和《薄伽梵歌》愿景统一的混合物、对社会进步的相当基督教化的关注，以及对当时越来越受欢迎的唯灵论准科学的认可。伟大的斯瓦米这种兼收并蓄的混合思想，非常顺利地被他那些如饥似渴的追随者所接受。[5]

在过去的半个世纪里，美国知识分子已经为这粒强大的知识种子准备好了土壤。最容易接受维韦卡南达思想的是那些新英格兰超验主义运动的提倡者。该运动的创始人、著名作家拉尔夫·沃尔多·爱默生（Ralph Waldo Emerson）在19世纪20年代首次接触到了《薄伽梵歌》，这本书带给爱默生的影响在他的散文中尤其凸显出来，如《超魂》（*The Over-Soul*）。爱默生在维韦卡南达芝加哥演讲的10年前去世，但他的亲属萨拉·艾伦·瓦尔多（Sarah Ellen Waldo）随后成为维韦卡南达的忠实信徒。她以哈里达西修女（Sister Haridasi）为名，为维韦卡南达及他的来访者做饭、打扫卫生和负责日常管理，并忠实抄录他口述的《胜王瑜伽》文本。

亨利·大卫·梭罗（Henry David Thoreau）也是一位超验主义思想家，他在人生的各个阶段都与爱默生一家生活在一起。长期以来，梭罗都认为美国探索精神与作为文明母体的东方之间存在一种精神纽带，他写道：

> 最不安分的先驱者身上有一种东方主义，最遥远的西方也不过是最遥远的东方。印度大平原位于北边的喜马拉雅山脉和南边的大洋之间，而布拉马普特拉河和印度河则在其东西两端，这里是原始种族繁衍的地方。我们都不会否认这个事实。[6]

梭罗决定在自己的奥义书式森林静修地研究印度思想，他在马萨诸塞州康科德（Concord, Massachusetts）的瓦尔登湖附近爱默生所有的林地里建造了一间小屋。他告诉我们："我去树林是因为我希望活得有意义，只面对生活的本质，看看我是否能学到生活教给我的东西，而不是在我死去的时候，发现自己从未活过。"[7] 他独自在那里待了两年两个月零两天，成果是写出了《瓦尔登湖》（Walden），又称《森林生活》（Life in the Woods）。1854 年，这本书正式出版，一开始它并不畅销，但书中关于正当公民不服从的思想最终影响了圣雄甘地（Mahatma Gandhi），此后《瓦尔登湖》成为美国文学的小型经典作品。随后，1875 年，有人送给诗人沃尔特·惠特曼（Walt Whitman）一本《薄伽梵歌》作为圣诞礼物，阅读此书后，这位伟大的美国诗人将印度视为智慧的源泉，他称之为"抚慰人心的人类摇篮"。在惠特曼看来，美国拓荒者的务实行动可以挖掘仍在东方活跃的古人的"原始思想"，他们共同为全人类的利益而努力，创造一个不再"孤立和分散"的世界。在他的诗《印度之行》（Passage to India）中，惠特曼赞美开通苏伊士运河是一项伟大成就，认为这充分体现了创新的科学精神。但对惠特曼来说，苏伊士运河真正的价值在于它让人们更容易接近迄今为止最古老的精神财富，这些财富都在印度"流动的文献、宏伟的史诗、宗教、种姓、古老神秘的梵天、无尽的远古——温柔而年轻的佛陀中……"惠特曼和维韦卡南达一样相信，东西方的结合可能会带来一个世界团结与和平的新时代。遗憾的是，两人从未谋面，尽管维韦卡南达一直对这位诗人评价很高，认为他是一位精神伙伴，并称他为"美国的门徒"(the Sannyasin of America)。[8]

在接下来的一代中，像威廉·詹姆斯这样的顶尖知识分子高举维韦卡南达吠檀多的火炬。詹姆斯是一位哈佛大学的心理学家，也可能是他那个时代最重要的美国思想家，他是《宗教经验的多样性》一书的作者，这本书改编自他在爱丁堡大学的讲座演讲稿。书中詹姆斯开创性地研究了意识状态的改变及对其理解的科学应用。他在书中大量引用了维韦卡南达的话。他的弟弟小说家亨利，在写作和旅行之余还练习了一点瑜伽。他特别喜欢用"尸式"放松自己，以缓解医生一直无法查明的慢性背痛。兄弟俩经常在社交场合与斯瓦米见面，并邀请他们学术界的同事一起去。一天晚上，这位戴着头巾、"穿着华丽的深红色长袍"的僧侣收到了担任哈佛大学新成立的东方哲学系主任的邀请，另一位来自哥伦比亚大学的教授也不甘示弱，立即也给维韦卡南达提供了一个职位。维韦卡南达通过同时拒绝两人巧妙地避免了不得不在这两所如此有声望的学校之间做出选择的尴尬，并用他自己的誓言来表示自己的遁世之志。但并不是所有人都对维韦卡南达如

133

此慷慨。"他显然让詹姆斯教授神魂颠倒。"一位哈佛同事对他嗤之以鼻。

许多其他进步思想家都在与这位来自加尔各答的迷人年轻僧侣的接触和友谊中，被印度的思想所吸引。小说家和社会改革家列夫·托尔斯泰（Leo Tolstoy）对他印象特别深刻。托尔斯泰在如饥似渴地读完《胜王瑜伽》后写道："他是最聪明的智者。"在托尔斯泰去世的两年前，他告诉我们他发现了它："最了不起的是……我得到了很多指导。关于一个人真正的'我'是什么，这一格言好，好极了……昨天，我读了一整天维韦卡南达的书。"随后他又补充说道："很难相信会有另一个人能够超越这种无我的精神冥想。"萨拉·伯恩哈特（Sarah Bernhardt）、格特鲁德·斯坦因和约翰·D. 洛克菲勒（John D. Rockefeller）也是维韦卡南达的崇拜者，崇拜维韦卡南达的还有一些有影响力的女投资人，如剑桥的萨拉·布尔（Sara Bull）、纽约市的约瑟芬·麦克劳德（Josephine MacLeod）和伦敦的玛格丽特·诺布尔（Margaret Noble）。这些妇女开办沙龙，并热切地传播他的话语，有些人还会跟着维韦卡南达去印度。

另一位孟加拉人

维韦卡南达的影响通过在美国的罗摩克里希纳吠檀多中心（Ramakrishna Vedanta Centres）和在他家乡的罗摩克里希纳传教会的运作一直持续到 20 世纪。与此同时，在孟加拉，另一位有魅力的人物出现了，就像维韦卡南达一样，他将政治意识与基于瑜伽练习的精神力量结合在一起，他就是奥罗宾多·高斯

（Aurobindo Ghose），也是土生土长的加尔各答人，和维韦卡南达同属一个低种姓。在斯瓦米在芝加哥会议上大获成功，开始美国巡回演讲的约一年前，奥罗宾多正在与剑桥大学国王学院美丽的校园告别。他刚刚通过考试，成为印度行政参事会（Indian Civil Service）中的千位精英骨干之一，但由于未能参加骑马考试，他发现自己需要另觅工作。回到印度后，他很快就在巴罗达王公（Maharaja of Baroda）的幕僚中找到了一个位置，并越来越多地参与到民族主义运动中，尤其是期望武装起义的派系中。1908年，他被关押在阿利布热（Alipore）监狱中，因涉嫌参与该镇的一次炸弹袭击而被单独监禁一年。奥罗宾多在监狱里有过一些神秘的经历，这让他在所有指控都撤销，被释放出狱后，放弃了政治，转而追求灵修。他从马德拉斯南部回到本地治里（Pondicherry），这是一个当时被法国人占据的小镇，他们和英国当局没有签署引渡协议，奥罗宾多得以在此处定居，建立了斯里奥罗宾多道场，并在那里教书和写作，直至40多年后去世。尽管奥罗宾多年轻时充满热情，但他选择走上历史悠久的遁世之路。虽然他的整体瑜伽体系从未成为广泛流行的运动，但它精彩地重新诠释了古代心灵瑜伽。命运注定了奥罗宾多不会成为他曾经期待成为的政治能人，但他的成果有着非凡意义，尤其是将西方的进化思想与人类完美性这一古老主题相融合。奥罗宾多的巨著《神圣的生命》（*The Life Divine*）无疑是世界灵修经典之一。[9]

134

吠檀多传播开

回到美国后，维韦卡南达意识到了内在的神性，从而开始秉持一种更为务实的生活方式理念——"工作和礼拜"，这顺应了美国本土对《圣经》鼓吹者口中天父神性的惩戒本质逐渐感到厌倦的趋势。维韦卡南达的理念尤其吸引了那些精明和求知好学的人，他们总是在美国海岸地区扎堆，似乎是为了和处于中心地带的保守主义漩涡保持距离。洛杉矶的南加州吠檀多学会就像是近100年前超验主义者的东海岸沙龙一样，是一个充满智慧、活力和开放思想的地方。由一连串魅力超凡的僧侣导师教授心灵瑜伽教义和不二论哲学，无疑让南加州吠檀多学会十分有吸引力。斯瓦米·普拉巴瓦南达（Swami Prabhavananda）也许是这些僧侣中最精力充沛、天性快活的，他也是一名土生土长的加尔各答人，在1930年成立了南加州吠檀多学会。他的教义吸引了许多有过人才智的人，包括阿尔多斯·赫胥黎、艾伦·瓦茨（Alan Watts）和克里斯托弗·伊舍伍德这些移居美国的英国人，他们中的一些人曾在道场短住。据说伊舍伍德的朋友葛丽泰·嘉宝（Greta Garbo）是好莱坞圈子里的例外，更喜欢练习瑜伽而不是打网球，她曾问伊舍伍德自己能否住进道场。当嘉宝被告知修道院只接受男性时，这位著名的中性明星大声说："那不要紧，我会不穿裙子，改穿裤子的！"

伊戈尔·斯特拉文斯基（Igor Stravinsky）、劳伦斯·奥利弗（Laurence Olivier）和他的妻子费雯·丽（Vivien Leigh）等人都参加了普拉巴瓦南达的讲座，学习与更深层次意识相关的知识，W. 萨默塞特·毛姆（W. Somerset Maugham）也在其中。他的小说《刀锋》（*The Razor's Edge*）大获成功，书中讲述了一个关于精神漫游的故事，小说以主人公到达印度达到高潮。这个故事比

"垮掉的一代"对精神漫游这种事情的兴趣早了十多年。《刀锋》的书名源于《奥义书》中描述开悟之旅的词句。[10] 毛姆曾在南印度的道场拜访了大师拉马纳·马哈利希（Ramana Maharshi），因而《刀锋》中有许多关于吠檀多思想的典故。杰拉尔德·希尔德（Gerald Heard）是一位教育家，也是一位多产的作家，他曾为罗摩克里希纳传教会的道场和静修所捐赠土地，这里至今仍在使用。后来，希尔德与赫胥黎、瓦茨一样，成为意识扩展运动的先驱。赫胥黎的《知觉之门》（*The Doors of Perception*）讲述了他在服下麦司卡林（Mescaline）（一种迷幻剂）后的超感官之旅，这本书和瓦茨的《禅宗之路》（*The Way of Zen*）成为 60 年代许多人的必读读物。赫胥黎还为 1942 年出版的英文版《罗摩克里希纳福音书》（*The Gospel of Sri Ramakrishna*）作序，这是一部关于维韦卡南达大师的一手资料，由他的孟加拉门徒马亨德拉纳特·古普塔（Mahendranath Gupta）撰写，并于半个多世纪以前首次在印度出版。赫胥黎称这本书为"对终极现实（Ultimate Reality）的本质最深刻、精妙的表达"。

10 年后，J.D.塞林格（J. D. Salinger）的代表作《麦田里的守望者》（*Catcher in the Rye*）让他迅速成为美国健在的最受欢迎的作家，他曾力劝英国出版商重拾《福音》（*The Gospel*）的英文版权，称其为"世纪宗教书籍"。塞林格的故事是一个十分有趣的例子。1961 年，在他名声最盛的时候，塞林格赠送了一本自己饱含热情写下的小说《弗兰妮和佐伊》（*Franny and Zooey*）给他的导师——曼哈顿罗摩克里希纳 - 维韦卡南达中心（Ramakrishna-Vivekananda Center）的创始人斯瓦米·尼基拉南达（Swami Nikhilananda），当时尼基拉南达已经正式收塞林格为他的门徒。塞林格向这位僧侣吐露，他在这本小说以及他随后所有的作品中，都散布了一系列自己关于灵修的想法，希望能够吸引读者对此进行深入探究。很快，塞林格完全成为一名隐士，到了晚年，他有着出了名的坏脾气，只有到千岛公园的吠檀多中心静修这一件事能让他摆脱自我孤立，在那里，他待在维韦卡南达曾经住过的小屋中。1963 年 1 月，由当时联合国秘书长吴丹（U Thant）主持的维韦卡南达 100 岁诞辰的纽约庆祝活动上，塞林格不仅走出隐居所出席庆典，甚至还坐在了宴会桌的中间位置。

但真正推动吠檀多知识更广泛传播的是一位不太出名的英国作家克里斯托弗·伊舍伍德。他是一位和平主义者，选择离开魏玛柏林这个注定衰颓的娱乐之地，转而到阳光明媚的加州定居，这样做部分是为了躲过战时征兵。除了与斯瓦米·普拉巴瓦南达合作翻译、诠释了三个影响深远的心灵瑜伽文本外，[11] 伊舍伍德还撰写了维韦卡南达和他的导师的传记，[12] 以及许多关于吠檀多的书籍和文章。[13] 在芝加哥会议举行半个世纪后，他回顾了大师在芝加哥的演讲，猜测"当时一种离奇的潜意识的心灵感应"感染了整个会场，因此："毫无疑问，在场的绝大多数人很难想明白为什么会被维韦卡南达的演讲深深打动。"[14]

这种情绪共鸣长久而深沉，维韦卡南达的影响毫不费力地越过了政治、心理学和文学的界限。圣雄甘地、资深心理学家卡尔·荣格、诗人兼哲学家乔治·桑塔亚纳（George Santayana）、社会改革家珍妮·亚当斯（Jane Addams）以及神话学家约瑟夫·坎贝尔都被身着鲜艳长袍的斯瓦米深深触动。当然，还有一些受斯瓦米影响的人让人意想不到。1945年，以描写巴黎波希米亚情色小说而闻名的享乐主义者亨利·米勒（Henry Miller）说，他近年来最重要的发现就是"两卷关于罗摩克里希纳和维韦卡南达的书"。20年后，他总结说道："斯瓦米·维韦卡南达仍然是对我一生影响最大的人之一。"流行文化也在维韦卡南达的光环之下受到了他的影响。曾经有人问披头士乐队（Beatle）成员中对灵修最感兴趣的队员乔治·哈里逊（George Harrison），乐队在1971年登上英国最畅销歌曲榜榜首的单曲《亲爱的上帝》（*My Sweet Lord*）的灵感来源时，他回答道："这首歌的灵感真的是来源于斯瓦米·维韦卡南达，他曾说：'如果真的有上帝，我们一定要见他；如果真的有灵魂，我们必须感知它。'"

斯瓦米的思想至今仍有回响，尤其是在更注重心理的瑜伽教学中。60年代的其他印度大师可能有更多的追随者，但他们中没有任何一位能与维韦卡南达非凡的吸引力媲美——从当时最求知若渴的知识分子到广受赞誉的艺术家，从世界主义者到朴实无华的灵性追求者，他们都被维韦卡南达深深吸引。

一个公平的交易

然而，就维韦卡南达而言，他始终清楚自己的使命不仅仅是给众信徒传授印度智慧，还要欣然接受现代科学理性。正如他在1893年第一次旅行时告诉《巴尔的摩新闻》记者的那样：

　　对美国，我要提出的主要批评就是你们的宗教太少了。在印度，人们有很多宗教可以信奉。我觉得，如果能把印度丰富的信仰传播一部分到美国来，世界会变得更美好，同时如果印度人民能够学习美国的先进工业和文明，印度会从中受益。

在斯瓦米看来，印度的文化是冷漠的，它沉浸在无益的灵修小道中，严重缺少现实动力。它需要的是将新的科学理性与复苏"真正的"瑜伽融合，这里的"真正的"瑜伽指的是可以追溯到《奥义书》文化的吠檀多教义。维韦卡南达所认为的身体瑜伽和心灵瑜伽相对各有优点的立场随着时间推移发生了改变，渐渐地，他放弃了前者，选择支持后者。但就现在而言，有一件事情已经明晰：首先需要抹去那些中世纪声名狼藉的苦行僧修炼神奇的哈他瑜伽的模糊遗风。印度已经受够了消极的"存在"哲学，现在更需要"行动"。如果现代西方文化和去除糟粕的东方文化能够结合在一起，那么人类将有可能迎来一个新的黎明。后来，来自印度的瑜伽老师都在模仿着进行这种文化融合。

维韦卡南达在英属殖民地加尔各答长大，并在此接受了英格兰教会学院（Scottish Church College）的教育，除此之外，他信奉"健康心灵植根于健康身体"学说，这部分是因为维韦卡南达自己很长一段时间身体状况不佳。[15] 身体素质的改善是重建道德和精神准则的第一个关键。正如他在约 1900 年与一位追随者的探讨中所说：

斯瓦米：首先，你要锻炼身体，然后你才能控制自己的思想。"弱者是不能实现这个自我的。"（《羯陀奥义书》，

1. ii. 23）

门徒：但是斯瓦米老师，阿迪·商羯罗在给《羯陀奥义书》作注释时，把"弱者"这个词解释为"没有经历梵行期或禁欲的人"。

斯瓦米：随他这么解释吧。但我要说的是，身体虚弱的人没有能力实现自我。

门徒：但很多愚笨的人也有强健的身体。

斯瓦米：如果你能费心去给他们传授一些好的思想，他们将比那些身体虚弱的人更快地走出困境。你难道没有发现，身体虚弱的人很难控制自己的性欲或愤怒吗？太瘦的人很快就能被激怒，也能很快被自己的性本能征服。

门徒：但是我们也发现了例外。

斯瓦米：我否认有例外了吗？一旦人控制了自己的思想，那身体强壮或消瘦就已经无关紧要。但关键是，除非一个人有强健的体格，否则他永远不会渴望去实现自我。罗摩克里希纳曾经说过，"一个人身体哪怕有一点缺陷，那他就永远无法实现自我"。[16]

在维多利亚时代，将身体锻炼与实用性结合的观点十分普遍；同样在那一时代，人们普遍厌恶性，认为它会损害人体健康，这种对性的态度让我们想起了1000年前哈他瑜伽士的忧虑。后来，维韦卡南达仍没有接受身体瑜伽，认为这条路太艰难漫长。随着时间的推移，他开始认真怀疑姿势练习是否真的能促进修行者丝毫的心灵成长，担心这种练习甚至可能是危险的。和其他神智学者一样，为了印度青年的健康，他开始青睐欧洲式的体育文化。维韦卡南达曾对一位体弱多病的学生说，比起读《薄伽梵歌》，踢足球更能让一个男孩和神走得更近。这只是一个优先顺序的问题：

> 首先，我们的年轻人必须强壮。然后，他们才能理解宗教……当你们的肱二头肌，你们的肌肉更强壮时，你们将会更懂《薄伽梵歌》，当你们的血液中流淌着一点强壮的力量时，你们将会更懂得威猛的克里希纳神强大的力量。当你们的双脚能够稳稳地支撑身体，感觉自己是个真正的男人时，你们会更好地理解《奥义书》和真实自我的光辉。[17]

维韦卡南达的《薄伽梵歌》

斯瓦米大师认可《薄伽梵歌》永恒的魅力，这本经文可以解读的层面之多，以至于从这本书中可以引申出几乎任何正统的教义。当然，维韦卡南达也从书中找到了他需要的东西。早期的导师，如 16 世纪的圣人瓦拉巴哈查里亚（Vallabhacharya）和柴坦尼亚·玛哈帕布（Chaitanya Mahaprabhu）把《薄伽梵歌》中的克里希纳视为对爱狂热的神，他将所有的差异统一，且超越了所有人为造成的障碍。许多虔诚的宗教流派将克里希纳经文诠释为一种力求推翻严格的种姓歧视和社会不利条件的解放神学。这种改革力量可能会带来混乱，毕竟，神的挤奶女工（gopi）不是已经在对黑魔王的渴望中失去了所有的分寸感吗？已婚妇女难道不是不顾炉子上的食物和需要照料的孩子，去追随他颇有吸引力的号召吗？就连她们的丈夫也放下手中的犁头，丢下工作去追随那个蓝皮肤的爱之魔笛手。克里希纳神的情妇之首拉达（Radha）是一个已婚女人，这体现了他逾越了道德的诱惑力。

维韦卡南达从《薄伽梵歌》中看到的，不是让人心醉神迷的克里希纳神，他更欣赏这位无处不在的神的另一面：一位在生活的战场上睿智而有时严厉的向导。克里希纳神实际上是为新兴民族主义运动所需的严肃军事领袖的原型。他尤为喜欢强调的是正确的行动——业瑜伽，并将其视为履行我们与生俱来的责任，即"达摩"的方式。当《薄伽梵歌》中的一位普通人英雄阿朱那在战场上摇摆不定，因为害怕伤害或者杀害已成为敌人的亲友而无法投身战争时，克里希纳没有工夫去顾及他的敏感，而是强硬地敦促他振作起来，履行他的职责，告诉他"站起来"，撇去所有的"无能"（klaibyam）——这个词有着多种含义，包括"软弱、没有男子气、柔弱、懦弱或胆怯"。[18] 无论你更青睐于哪一种理解，"强身派印度教"（Muscular Hinduism）都是当时的主流。

瑜伽基督教

斯瓦米受过良好的教育，且博览群书，他喜欢和他的西方弟子们讨论基督教，还常常指出其与吠陀教义的相似之处。除了《薄伽梵歌》，斯瓦米在旅行时还总是带着托马斯·阿·肯比斯（Thomas à Kempis）的《效仿基督》（The Imitation of Christ），并把书中的几章翻译为孟加拉语。虽然他似乎常把基督教和不二论

139

视为一种普世教义的不同面，但他没有时间像基督徒一样，去践行其自己的信仰，去参悟《圣经》：

> 我们所在之处，皆无真正的基督徒。只要我们曾认真阅读过这本伟大的宝典，我们就能完全打消那些极度奢靡、傲慢、专横、驾着敞篷马车的新教徒给我们留下的基督徒的丑陋印象。[19]

加尔各答统治者的势利与傲慢所造成的伤害影响深远。维韦卡南达也不赞同基督教过于简化的永生救赎和受罚的观点。他运用因果报应的逻辑，即结果总是与原因相称的宇宙法则，认为一个有限的行为，无论善恶，都不会产生无限的结果，无论这个结果是来自天堂的奖赏还是地狱的惩罚。他还怀疑基督教救世主的历史唯一性，更倾向于把他视为神的转世（就像今天大多数印度教徒认为的那样），相信他是"成百个"神的"化身"中的一个。事实上，至少私下里，他似乎还对耶稣的历史真实性表示质疑。正如他当初到克什米尔平原静修避暑时，对他的心腹弟子透露的那样：

> 几乎所有的基督教精神都是雅利安的（即源于吠陀），我倾向于认为基督从未存在过……只有佛陀和穆罕默德以卓越的历史功绩在宗教导师中脱颖而出……总体而言，老拉比·希勒尔（Rabbi Hillel）对耶稣和一个不知名的教派——拿撒勒犹太教派（Jewish Sect of Nazarenes）的教义影响深远，

后者在圣保罗助力下，将耶稣神化，并将对耶稣的崇拜视作精神信条之一。复活当然只是春葬。[20]

对维韦卡南达来说，耶稣真正的价值在于，他是在印度文化中备受尊崇的遁世者们的普世原型，是一位摒弃世俗世界，坚定不移地信奉神灵的人。在某种程度上，唯物主义的基督徒无法做到像耶稣这位加利利人一样，完全放弃世俗，他们亵渎了关于耶稣的回忆以及他的教导。一位真正的基督徒应该："与其住在没有基督的宫殿里，不如与基督一起过衣衫褴褛的生活。"然而，当谈及世界导师时，他心中有明确的人选：

> 佛陀！佛陀！他无疑是有史以来最伟大的人！他从没有为自己做过任何事，哪怕是吸一口气。最重要的是，他从不要求人们敬拜他。他说："佛陀不是一个具体的人，而是一种状态。我已经找到通往它的门。进来吧！众生！"[21]

140

追捧佛陀而不是自己的启蒙导师——魅力超凡的罗摩克里希纳是一位几乎不可能不像佛陀的人物——这无疑打破了印度传统。这一点，加之维韦卡南达选择了最世俗的、最理性的印度导师，表露了这位大师的西化。

39岁时，由于无休止地工作，加之未经治疗的糖尿病，维韦卡南达疲惫不堪。他回到家乡，住进了他在加尔各答郊外建立的道场。他不会在这里待上很久了。一天夜晚，他离开众人，走进自己的房间，沉思片刻后圆寂。早些时候，他曾说："我已经给世间带来了 1500 年的智慧。"我们永远不会知道，如果这位非凡的大师还活着，能够给我们带来什么。但是，即使在他如此短暂的一生中，他在东方教义传播到西方的过程中所扮演的角色，以及在瑜伽史中演绎的精彩部分，也是无可比拟的。[22]

12

引领潮流者：谜一般的瑜伽士

维韦卡南达将瑜伽视为通向正直和丰富的生活之路的愿景，这在今天会引起许多人的共鸣。但尽管瑜伽姿势练习已经成为一种非常不错的、受到世界各地数百万上流人士尊重的消遣方式，成为体魄健康、有机生活和严谨自律的代名词，但西方一些支持者的态度在一开始显然没有如此温和。其中一位就是瑜伽士约吉·拉玛查拉卡（Yogi Ramacharaka），他是一位谜一样的人物，因为他就像狡猾的悉达瑜伽士变出的灵魂幻想一样，可能从来就没有真正存在过。

首先，有一些确凿的事实。我们知道，在 1844 年，一位名叫威廉·沃克·阿特金森（William Walker Atkinson）的人被宾夕法尼亚律师事务所（Pennsylvania Bar）聘为律师，他来自巴尔的摩，当时已经是一名成功的商人。他的法律业务进展顺利，但兼顾两种职业的压力让他最终身心崩溃，与此同时，他还破产了。阿特金森在寻求治疗时，走向了新思想运动。这是一种影响基督教科学的普世精神学说，并促进了新时代的积极思想学说的发展。对阿特金森而言，恢复身心的旅程为他开辟了新的前景，很快他就成为一名神秘学科学的忠实追随者。

1893 年，他参加了在芝加哥举行的世界博览会，从此开启了他人生的新篇章。我们无从得知他当年是否参加了世界宗教议会，但鉴于他对宗教的兴趣，我们不难想象他被维韦卡南达的演讲迷住了，并注意到了这位年轻的印度僧侣广受赞誉。我们的瑜伽故事还在继续书写，下一位出现的人物是另一位印度精神导师巴巴·巴拉塔（Baba Bharata）。巴拉塔也参加了这次博览会，同维韦卡南达一样发表了演讲，吸引了一批追随者，尽管我们没有任何当时的记载证明他的确参加了那次盛会。[1] 阿特金森便是他的追随者之一，他与巴拉塔一见如故，两人决定合作写一套书，他们将此书署名为巴拉塔的已故精神导师"拉玛查拉卡"，以此致敬。拉玛查拉卡是一位卓有成就的瑜伽修行者，几年前刚去世，同样，他也是一位神秘人物，因为没有任何记录证实他当时在印度生活、传学过，美国移民局也没有任何关于他的弟子巴巴·巴拉塔曾踏上美国这片土地的信息。

无论芝加哥会议的真相如何，也无论阿特金森是如何当上新思想运动的编辑和出版人的，他开始自己创业，成立了心灵俱乐部（Psychic Club）和阿特金森心理科学学院（Atkinson School of Mental Science）。1900 年，他出版了自己的第一本书《商业和日常生活中的思想力量》（*Thought-Force in Business and Everyday Life*）。书中包含一系列通过运用注意力、观想和自我暗示来培养个人魅力、精神影响力和意志力的由浅入深的课程。随着时间的推移，阿特金森建立起了一个由使用同一地址的出版公司及其关联企业交织的商业网，并在其中确定了自己的核心地位。他就像一只精力充沛的蜘蛛，每条腿都在忙着写杂志文章、书和小册子。阿特金森编辑出版了惊人数量的、有着不同作者名的作品，但这些很有可能都出自他一人之手。

从 1903 年开始，在他和巴巴·巴拉塔会面整整 10 年后，阿特金森又开始发表以拉玛查拉卡署名的作品。他在自己的一份杂志上刊登了假这位瑜伽士之名的文章，随后又源源不断地出版了一系列书籍：6 年来，他的瑜伽士出版协会（Yogi Publication Society）出版了十几本书，内容涵盖了瑜伽、调息技巧以及对《薄伽梵歌》和《奥义书》的研究。这些书都广受好评，其中一些到现在还卖得很好，如《瑜伽哲学高级课程》（*Advanced Course in Yoga Philosophy*）和《东方神秘学》（*Oriental Occultism*）。在他的笔名中，阿特金森显然偏爱取印度人的名字。他在随后的写作中又创造了三个印度名：斯瓦米·巴克塔·维什塔（Swami Bhakta Vishita）、斯瓦米·潘查达西（Swami Panchadasi）和 O. 哈什努·哈拉（O. Hashnu Hara），之后的 36 本关于瑜伽、心灵控制和冥想的书都是以这些笔名出版的。

阿特金森并不是唯一一位把自己的神秘主义包裹在具有异国情调的东方长袍里的人。在这个时候，不少神秘主义者通过推广虚构的印度教和佛教大师们来获得认可，这些大师向追随者传授独门知识和秘诀。阿特金森无疑是其中最成功的例子。他用各种笔名，在生命的最后 30 年创作了 100 多本书。阿特金森的一生都充满了神秘感，直到他死亡这种神秘感也没有消失。在他去世三年后的 1932 年，出现了一份显然是由作者本人签署的版权证书，这又给阿特金森增加了一抹神秘的色彩。

无所不能的长者（The Omnipotent Oom）①

我们的瑜伽故事中还有一位不及这些文学大师那样变幻莫测但十分传奇的人物，他就是皮埃尔·阿诺德·伯纳德（Pierre Arnold Bernard）。他是一位十分有造诣的神秘主义者，同时还是一位学者和商人，但在他那个年代，伯纳德却有着骗子、诱奸犯和上流社会花花公子的坏名声。也许他是中世纪印度那些臭名昭著的纳特大师之一，不知怎么的转世到了美国，四处漂泊，试图重新回到神秘学之路上。无论如何，尽管他的教义最初的影响是强化了大众对那些迷失在东方精神这摊浑水中的灵魂的怀疑，但历史对伯纳德的评价却比较温和，认为他是瑜伽传播到西方这个故事中颇为重要的角色之一。

他也的确是一个重要角色，一位天生的、有强烈风格的表演者。1898 年，皮埃尔在一个由旧金山暗示疗法学院（San Francisco College of Suggestive Therapeutics）主办的晚会上首次亮相。在舞台上，皮埃尔展示了他所谓的迦梨手印术（Kali mudra），这是一种他形容为可以进入"死亡般昏睡"状态的能力，在这种情况下，他可以不用任何麻醉，让人把他的上唇缝到鼻子上。这个令人毛骨悚然的把戏仅仅是他辉煌而又备受争议的职业生涯的序幕。

---

① "Oom"一词可表伯父、叔父，表示对长者的一种尊称，此处用于称呼皮埃尔·阿诺德·伯纳德（Pierre Arnold Bernard），本书译为"无所不能的长者"。

瑜伽有了一个坏名声

我们对伯纳德的出身知之甚少，尽管人们都认为他出生于1876年，原名为佩里·阿诺德·贝克（Perry Arnold Baker），是只有约1200人的里昂小镇中一位理发师的儿子，这个小镇处于艾奥瓦州中部，在很多人眼中都毫无存在感。如伯纳德所说，他很快就逃离了这个地方，跑到了克什米尔和孟加拉的偏远地区，直到1905年回到西方，在旧金山建立了美国密宗修道会（Tantrik Order of America）。不久后，他在克利夫兰、费城、芝加哥和纽约市开办了一连串的"密宗诊所"，这些诊所利用人们一直以来的奇异幻想，即认为密宗就是神秘的性来运营。不过，伯纳德对医学术语"诊所"的运用揭示了一种持续策略的开端，即把印度精神教义在准医学或医学背景下呈现，从而将其合法化。

但伯纳德并不是骗子。近20年来，他一直在接受一位鲜为人知的密宗专家——西尔维斯·哈马提（Sylvais Hamati）的指导，他是叙利亚和印度的混血，同时也是一位研究深奥经文的学者。在伯纳德的诊所取得成功后，1910年，他开办了一个更具学术性的机构——纽约梵语学院（New York Sanskrit College）。一切听起来都很体面，伯纳德的前途似乎也是一片光明。然而就在同一年，伯纳德的人生开始走下坡路。两名十几岁的女孩声称伯纳德对她们进行精神控制，并以绑架罪起诉了他。当时的报刊都称伯纳德为"无所不能的长者，密宗性爱大师"，并指控他聚众淫乱，让少女堕胎，对富有的女赞助人实施催眠，且骗取轻信他的追随者来之不易的积蓄。这些报刊销量飙升，因为它们推动制造出了20世纪最早一瞬"成名"的人之一。像"警察撞破怪异

144

的印度教仪式：'祭司'被捕，中断了男男女女奇怪的舞蹈"[2]这类的标题，在48小时内就升级成"密宗崇拜需要死尸和年轻女孩"。[3]实际上，调查发现伯纳德的确怂恿他最优秀的女学生成为他的专属"舞女"，并让她们参与一些密宗活动，比如和他在墙壁涂成血红色的房间中升起的床上进行双修。随后他被正式批捕，对记者和读者来说，接下来对他的5天审判犹如一场盛宴：

> "无所不能的长者"保释金额巨大：密宗修道会的大祭司被年轻女子指控有罪，女子讲述了一段受骗前的惊奇故事。她刺破手指，在书上用血写下自己的名字……
>
> "无所不能的长者"又名彼得·库恩（Peter Coon）、皮埃尔·伯纳德，是密宗修道会的大祭司，今天在普通法庭受审，保释金为15000美元，罪名为受骗者之一对他提出的法定指控。来自西雅图的格特鲁德·利奥（Gertrude Leo）是两名原告之一，陈述自己被诱拐进了一个罪恶的巢穴……原告的证词证明了此人人格和行为的危险性。[4]

其中一位名为泽里亚·霍普（Zelia Hopp）的女孩情绪激动地向等候的记者解释说：

> 我不能告诉你们伯纳德是怎么控制我的，也不能告诉你们他是怎么控制别人的。他看起来是世界上最了不起的男人，似乎没有女人能抗拒他……他曾多次承诺要跟我结婚，但当他对我只有16岁的妹妹玛丽做出同样的事情时，我就

决定要揭露他的真面目。如果说他只对我这样，我无论如何也不会这么做的。

纽约大众陪审团（New York Grand Jury）驳回了对伯纳德绑架和冒充医生的指控，最终他被送往曼哈顿臭名昭著的坟场监狱服刑3个月。然而，霍普和其他证人很快态度软化，拒绝再对伯纳德的罪行进行进一步指证。就这样，"无所不能的长者"在上诉后被释放，针对他的指控也烟消云散。

然而，瑜伽的形象——以及任何看起来是和瑜伽一路的东西——已经被严重玷污了，而且这种污名会持续很长一段时间。第二年，一位名叫伊芙琳·阿瑟·西（Evelyn Arthur See）的基督教神秘主义者在芝加哥被捕，她被指控干逼良为娼的勾当。和伯纳德案子一样，耸人听闻的头条新闻一连数周都在煽动公众情绪。随后，又是来自纽约的威廉·拉特森（William Latson）医生。他自称是"神秘主义心理学家"，教他的女病人跳"印度舞"来释放天性，在接受官方不当行为调查期间在办公室自杀身亡。

然而，伯纳德并没有被他认为是无知的偏见阻挡前进的脚步，他即刻卷土重来，重新开放了梵语学院。但媒体却继续纠缠他，就像对阿列斯特·克劳利（Aleister Crowley）一样。这位几乎与伯纳德同时代的神秘学家，因为所著的瑜伽书籍被冠以圣雄大师斯里·帕拉马曼萨·希瓦吉（Mahatma Guru Sri Paramahansa Shivaji）的浮夸头衔，然而对《每日邮报》（*Daily Mail*）及其读者来说，他只是"世界上最邪恶的人"。瑜伽开始被人们视为进入美国血液的外来污染物。1911年，《华盛顿邮报》（*The*

Washington Post）的一篇文章标题哀叹道："毁灭灵魂的东方毒药：随着越来越多有着病态诱惑力的东方'哲学'涌入，破碎的家庭和心灵、耻辱和自杀的悲剧在美国泛滥。"在公众眼中，热爱瑜伽的美国女性因此也极度危险。《洛杉矶时报》（*Los Angeles Times*）对女性的担忧是当时最普遍的观点。一篇题为《现代夏娃的印度苹果：瑜伽士引诱女性走向毁灭》（A Hindu Apple for Modern Eve: The Cult of the Yogis Lures Women to Destruction）的文章告知读者：

> 起初，他们穿过人口稠密的城市，在那里太阳从清真寺和宝塔的镀金尖塔上升起。现在，他们已经来到了一些小城镇和村庄，在那里形成了一些分支和圈子，不断扩大其影响力……（瑜伽）对任何人来说都是一种危险的知识，只有最善于斟酌的人能够抵挡住它的诱惑。在追随瑜伽的过程中，倾听它的信徒往往是在向自己的灵魂祭坛献祭。

为了进一步证明他们对瑜伽的这些极其愚昧的指控，《洛杉矶时报》还提到了那些开始晒裸体日光浴，甚至"抛夫弃子加入太阳崇拜者行列"的女性。⁵ 不可否认，瑜伽和任何与其相关的事情都已经成为头号公敌。

印度母亲

就在基督教的道德义愤、性幻想和几乎不加掩饰的仇外心理结合起来，形成了上文所述的对瑜伽的攻击时，美国公众也受到一位名叫凯瑟琳·梅奥（Kathleen Mayo）的记者的影响，对印度充满敌意。她颇具影响力的著作《印度母亲》（*Mother India*）于 1927 年出版，直到 20 世纪 60 年代仍是公众对印度偏见的源头。此书基于她对印度北部一个小地区的为期 3 个月的访问，此行主要是为了收集关于印度从英国统治中独立的反对意见。尽管梅奥痛斥了印度社会的方方面面，尤其是其搞偶像崇拜的宗教、种姓制度以及对待女性的态度，但她还是特别指出，在印度男性中肆虐且致命的性能力衰退问题是这个国家众多问题的核心。在我们今天看来，梅奥的批评中种族主义式的愤怒显而易见，但她的长篇大论的批评推动对印度一无所知的公众将印度次大陆想象成了一个充斥着糟糕的宗教、无可救药的淫欲和野蛮文化的强大混合体。已经和桩桩件件耸人听闻的丑闻捆绑在一起的瑜伽，显然只是印度先天性退化的又一个佐证。

　　梅奥的抨击加深了大众对东方存在已久的怀疑。此前，蜂拥进美国加入淘金热的中国工人们，在美国内战后经济衰退的情况下仍留下来从事低薪工作，最终却在 19 世纪 80 年代以压低了别人的工资，抢走了稀缺的工作为由被禁止入境美国。在梅奥《印度母亲》出版 3 年后，禁止入境的禁令扩大到了印度人身上，尽管此时是基于种族歧视，而不是经济原因。禁令造成的影响之一就是来自印度次大陆的瑜伽老师不能再涌入美国；美国人如果想要直接学习印度古典教义，就得向东长途跋涉。直到 1965 年，也就是伯纳德去世 10 年后，这一禁令才完全解除，一批有影响力的瑜伽老师因而很快来到了美国。

146

瑜伽北进

尽管警方曾多次突击搜查伯纳德的瑜伽俱乐部，联邦调查局也一直在调查他，但"无所不能的长者"并没有因此气馁。秉持只要有宣传就是一件好事的原则，伯纳德逐渐在美国那些大胆、浮夸的反英雄人物中有了一席之地。随着时间的推移，伯纳德的名气让他成为公认的电影反派模版，甚至是动漫里的反派人物，这也让他赚了大钱。伯纳德将瑜伽、哲学和美好的生活方式完美融合，这让他在 20 世纪 20~30 年代纽约富有的社会名流中广受欢迎，而他和上流圈子中的布兰奇·德弗里斯（Blanche de Vries）的婚姻也进一步稳固了他的地位。[6]

凭借如此优越的人脉关系，伯纳德很快就进入了高端市场和北部地区，在尼亚克（Nyack）创办了一家瑜伽静修所。尼亚克是哈德逊河（Hudson River）旁一个安静的小地方，距离曼哈顿北部大概两小时的车程。他给这个瑜伽静修所取了一个听起来没什么坏影响的名字——克拉克斯顿乡村俱乐部（Clarkstown Country Club）。毫无疑问，他希望能够摆脱自己和瑜伽多年来的坏名声。这家静修所由他的学生安妮·范德比尔特夫人（Mrs Anne Vanderbilt）资助，作为美国最富有的家族的一员，她把许多用得上的朋友都引入了长者的追随者队伍中。多年来，这支队伍中有百万富翁社交名媛丽贝卡·哈克尼斯（Rebekah Harkness）（她在多年后邀请了 B. K. S. 艾扬格去美国）、指挥家利奥波德·斯托科夫斯基（Leopold Stokowski）和他的情人葛丽泰·嘉宝以及罗尔夫按摩治疗法的创始人艾达·罗尔夫（Ida Rolf）。还有一些尚未成名的人，如十几岁的皮特·西格（Pete Seeger），他之后成为一位传承美国民间音乐的歌手。另一位静修所的常客是奥拉·雷·贝克（Ora Ray Baker），他是伯纳德同父异母的姐姐，也是在美国创建基督教科学教会（Christian Science Church）的玛丽·贝克·艾迪（Mary Baker Eddy）的表亲。和她一起来的还有她的丈夫——苏菲派大师和杰出的音乐家哈兹拉特·伊纳亚特·汗（Hazrat Inayat Khan），他的作品集可能是对伊斯兰神秘主义微妙之处的最好介绍。[7] 总而言之，名流汇集这种显著条件确保了俱乐部成员的快速增加和资金的不断流入。成员加入其中的动机各不相同，有为了研究哈他瑜伽及其背后的哲学的；有为了追求浪漫和新鲜空气，远离城市的尘垢的；有被医院、精神科专家和冷漠的家庭抛弃，急于尝试所谓的"伯纳德疗法"（Bernard Cure）；还有的则只是为了逃离喧嚣的 20 年代，摆脱致命的毒瘾和第一次世界大战的梦魇。

在占地 200 英亩（1 英亩约合 0.4 公顷）的克拉克斯顿庄园的围墙后面，坐落着一栋价值百万美元的会所、几座英式风格的豪宅、一个有一群训练有素的大象的动物园、一个健身房、一个剧院，还有一艘色彩鲜艳的游艇。这里的娱乐活动也很有趣，有棒球比赛和一些融合了瑜伽、舞蹈、健身的类似马戏团的表演。1931 年，也就是贾格纳特·G. 古恩（Jagannath G. Gune）的划时代著作《体位法》（*Asanas*）出版的同一年，一位名叫约瑟夫·米切尔（Joseph Mitchell）的未来的普利策奖获得者被《纽约世界报》（*The New York World-Telegram*）派往尼亚克去看看伯纳德和他的追随者们到底在做些什么。这位大开眼界的记者回复道："这是一个神秘的地方。夏天的午后，镇上的人都聚集在庄园周围，透过树篱望着那些表情严肃的梵语学生们练习东方健美操。小男孩们互相怂恿，想要闯进庄园看看。"[8]以今天的标准来看，这一切听上去可能有些平淡无奇，但在那个与现在不同的年代，至少对那些不幸不得不工作以谋生的人来说，一切都是那么的特别。

伯纳德创业的时机也很重要。就像现代身体瑜伽一样，其主要吸引的人群是女性，这主要是由于经济和文化变革催生了"新女性"的观念，至少在相对的特权阶层中，经济独立的女性在社交和性方面有了更大的自主权。与此同时，主要由于在最近战争中毫无意义的生命牺牲和可怕的经济形势，男子气概危机加剧，一些男人正在寻找新的文化表达形式来恢复自己的身份意识。伯纳德成功地把健身瑜伽包装成一种应对当代社会状况带来的阉人效应的解药，能帮助富有的美国人寻找新的、更有意义的性别表达形式。与此同时，他的妻子德弗里斯将瑜伽和性感的东方舞蹈结合起来教给女性成员，通过强调女人味给学员们提供一种新的赋权形式。所有这些主题在西方对瑜伽的理解中都是非常重要的，因为它们是运动能力、美和增强的力量感的结合。[9]

在某种程度上，"无所不能的长者"是美国大萧条时期一个经典的创业成功故事。一个作秀英雄兼东方主义的盖茨比，身着粗花呢休闲装，在他那片风景优美的土地上漫步，举办让人向往的派对，向大家展示：这就是美国，一个可以赚大钱的地方。有很多这样的事情。有一段时间，伯纳德把注意力从豪华的静修所转移到投资上，他经常在各种项目上赔钱，如棒球场、赛狗场、机场和银行。他还是一个拳击迷，经常在麦迪逊广场花园晃悠，他嘴里叼着一根大雪茄，和拳击场边烂醉如泥的杂务人员一起狂欢。伯纳德的一生复杂又神秘，正如一位当地居民对报社记者说的那样："没人知道他到底有没有宗教信仰，但所有人都知道他非常有钱。"[10]

尽管他有许多世俗的兴趣，但"无所不能的长者"从没有忽视他的瑜伽。伯纳德用商业收入的一部分来建造图书馆，馆内藏有 7000 本书籍，涵盖哲学、伦理学、心理学、教育和形而上学方面，还有生理学和医学的相关资料。这所图书馆有全国最好的梵文珍藏本，世界各地的学者都到这里做研究。伯纳德以自己独特的风格，让瑜伽真正名声大振，可能比他的家乡艾奥瓦州更有名气。[11]

继续使命

克拉克斯顿乡村俱乐部的常客，大概也是受伯纳德影响颇深的常客之一，就是他年轻的侄子西奥斯·卡西米尔·哈马迪·伯纳德（Theos Casimir Hamati Bernard）。"哈马迪"是他叔叔密宗老师的名字，这个男孩长大后继承了叔叔的密宗衣钵。在哥伦比亚大学读本科期间，西奥斯成为第一个写藏传佛教论文的美国人。1936 年，他与妻子维奥拉（Viola）一起游历印度和西藏，还学习了密宗瑜伽。第二年回到美国后，他开始称自己为"第一个白人喇嘛"，也在全国各大报纸上发表自己这次旅行的经历。随后他还参加了一些讲座和电台活动，出版了一些书名朗朗上口的书，如《众神的阁楼》（Penthouse of the Gods）、《疯子的中道》（The Madman's Middle Way）和《天堂相伴你我》（Heaven Lies

149

Within Us)。在最后一本书中，西奥斯打着自传的旗号，探讨了哈他瑜伽，特别是头倒立式给练习者带来的无可比拟的益处。

1939 年，西奥斯·伯纳德在曼哈顿时尚的上东区开设了一家挂两个名的机构——美国瑜伽学院（American Institute of Yoga）和以他叔叔的名字命名的皮埃尔健康工作室（Pierre Health Studios）。他在那里教授瑜伽及其哲学，并和其学生之一富有的波兰歌剧明星加纳·沃尔斯卡（Ganna Walska）结婚。随后他们搬到加利福尼亚，买了一大片土地，他们给这片地取名为"藏地"（Tibetland）。随后夫妻二人打算在这里修建一个文化机构来收藏他们丰富的藏品，同时为来访的喇嘛提供住所，并在此进一步展开藏学研究。但没过多久，因果就来了。他们的婚姻印证了佛教的一个基本教义，即宇宙皆无常。二人各自开启了人生的新方向：当加纳打算将这片土地改造成园艺博物馆并命名为莲花园时，西奥斯则忙着写他的第四本书——《印度哲学基础》（*Philosophical Foundations of India*）。直到现在，这本书仍是研究印度哲学极好的参考材料。随后，1944 年，他的另一本书《哈他瑜伽：个人实践报告》（*Hatha Yoga: The Report of A Personal Experience*）出版。这是一本基于西奥斯在前一年提交给哥伦比亚大学的博士学位论文所著的书，且在整个 20 世纪 50 年代都是研究瑜伽的主要原始文献。半个多世纪后的今天，人们仍然在阅读这本书。然而，伯纳德家族中的表演基因作怪了。最近的研究发现，西奥斯书中描述的许多经历都是虚构的，全部都是基于他叔叔伯纳德的经历而并非亲身经历。

在新妻子和一个新计划的驱动下，这位不安分的学者于

1947 年回到了印度。他的新妻子名叫海伦（Helen），他们计划去拉达克（Ladakh）附近的斯皮提（Spiti）山区寻找一些稀有的手稿。他听说，这些手稿可以证明一个一直以来不被接受的伊斯兰教派——艾哈迈迪教派（Ahmadis）秉持的理论，它当初让艾哈迈迪教派在神秘学圈子中捞到了不少好处。艾哈迈迪教派认为：耶稣其实从十字架上幸存下来，留下空无一人的坟墓，去印度学习瑜伽了。他最终在克什米尔和邻近的拉达克度过了余生。[12] 人们相信，西藏西部偏远的基寺（Ki Monastery）有可以证实这个故事的手稿。西奥斯和一位西藏喇嘛一起踏上了寻找之旅。在库鲁（Kulu）北部的拉胡尔（Lahoul）河谷，两人无意中卷入了当地的部落恩怨，西奥斯被枪杀，喇嘛和马被扔到悬崖下的激流中。几个月以来，海伦在加尔各答闷热的天气里满怀期待地等待她的丈夫归来，关于他们下落的各种虚虚实实的报道四处流传。他再也没能回来，他的尸体也没有找到。不过，迟来的正义到来了。有两个无辜的人被谋杀，当地人因此开始觉得是众神诅咒了整个地区，以示对人们的惩戒。杀害这两个无辜者的凶手和他们的家人最终被赶出了山谷。数年后，在谋杀案发生地的河岸上，人们建起了一座纪念塔（典型的佛教纪念塔），希望能够消除这个许多人认为还未消失的诅咒。

后来，伯纳德家的男孩们成为文化主流中传奇又充满活力的先驱人物，毋庸置疑，他们度过了有趣且时髦的一生。我们将在后面的故事中看到，伯纳德家族的古怪行为还延续到了一些近代的继承人身上。

13

大力士瑜伽

在现代姿势瑜伽兴起的过程中，有一位十分关键但可能已经被人们遗忘的人物，他就是 20 世纪 30 年代最著名的印度健美运动员，来自班加罗尔的 K.V. 耶尔（KV Iyer）。他是一位技艺高超的表演家，主张把瑜伽体式和体育文化结合在一起来锻炼身体，这种精神依从于肉体的锻炼方式和自我认知没有关系，而是促进人们对健身美容的认识，它也孕育了许多当今身体瑜伽的种子。至少耶尔自己自信地认为，他是"印度最强健的男人"，拥有"让上帝垂涎的躯体"。[1] 他总是把自己的完美体格归功于传统瑜伽，他说："哈他瑜伽是一种古老的身体崇拜体系……得益于它，我能有今天的体格，哈他瑜伽对我的帮助比所有杠铃、单杠等健身器材多得多。"[2]

然而，这些健硕的肌肉并不仅仅源于印度祖先的诺斯替科学。一方面，耶尔有一个名为欧根·桑多（Eugen Sandow）的朋友，他常常表达对桑多的崇拜之情。桑多是最初的马戏团大力士，被称为"健身之父"，他在自己的一本书中创造了"健身"

（body-building）这个词。桑多称自己为"世界上最完美的男人"，并不畏首畏尾，还把普鲁士的巨人视为自己的偶像，耶尔非常欣赏他的行事作风。在英国开启自己的职业生涯后，1893 年，桑多在芝加哥世界博览会上第一次在美国登台。也是在这里，维韦卡南达首次亮相西方，威廉·阿特金森初次听说神秘瑜伽士拉玛查拉卡的大名。桑多振奋精神，运用了各种体操技术，举起了看似不可能的重物，他还用自己 52 英寸宽的胸膛挤断了铁链，让三匹马一匹接着一匹地从他弓起的背上踏过。桑多还让那些花钱在后台见他一面的女人感受他的二头肌，她们都被桑多充满睾丸素的气场迷晕。不仅仅是女人为他神魂颠倒，和那些让宫廷摔跤手站在自己王座旁来彰显自己权力的王公一样，印度国王乔治五世发布了一份皇家公告，任命这位表演界的肌肉男为自己的"科学和体育文化教授"。桑多的锻炼方法在他的体育学院中得以延续，学院会教授学生各种锻炼方式、饮食习惯和重量训练的方法。

152

　　耶尔还和另一位美国大力士查尔斯·阿特拉斯（Charles Atlas）有联系，他是当时的"宇宙先生"，在科尼岛（Coney Island）的杂耍中开始了他自己的健身事业。在那里，他就像一个现代瑜伽士，在周围的一日游游客、热狗摊和摩天轮之间显得格格不入。阿特拉斯躺在钉床上，毫不畏惧地让观众席中的男人站起来踩在他的肚皮上。阿特拉斯的"动态张力"（Dynamic Tension）健身法为整整一代缺乏安全感的"克拉克·肯特"迷普及了健身，他们渴望能够神奇地变成超人，不再受那些往他们长满青春痘的脸上踢沙子的海滩恶霸的欺负。

　　受到这些人的启发，耶尔在班加罗尔开办了自己的健身房，并以赫拉克勒斯体育馆和体育函授学校（Hercules Gymnasium and Correspondence School of Physical Culture）的名义开设了一门非常成功的函授课程。耶尔称自己的锻炼方法是"两种体系——健身和瑜伽的融合"，是一种旨在用内在健康提升外在力量的组合，将医疗体操、瑜伽体式和哑铃训练与各种健身技术相结合。在一则宣传广告里，他摆着姿势站在一块广告牌下，上面写着引人注目的广告词："软弱即罪恶，疾病即死亡！让健康和力量成为你的血液和影子！"

这个口号可能并不完全是原创的，实际上它源于耶尔另一位启蒙人——伯纳德·麦克法登（Bernard Macfadden），其是继桑多后美国首屈一指的健身大师。但广告词中的观点的确有一个古老的来源。我们在第 7 章中提到过休斯和金斯利，他们是维多利亚时代的强身派基督教的拥护者，我相信他们肯定会称赞这充满男子气概的劝诫广告词。

耶尔本人并不想跟强身派基督教有什么直接联系。他坚信，通过基督教青年会等组织传播的欧洲体操运动对增进印度男子的健康和力量不起任何作用。他还呼吁印度教育机构在全国范围内抵制它们，同时慷慨激昂地为自己的锻炼体系辩护，声称这是一条更适合本土的道路，可以更好地为印度的自由斗争做出贡献。他问道："我们国家的妇女生下健康的孩子，就能拯救我们的祖国母亲，让她不再走向衰败，不再受奴役吗？"[3] 耶尔还有治疗师的名声，他的治疗技能并不是通过精神力量，而是通过他发明的腹部按摩法获得的。这一发明给他带来了巨大的红利，并为他打开了现代身体瑜伽的大门，让他在其中有了一席之地。他的名声传

到了患中风的迈索尔王公（Maharaja of Mysore）耳中，他在耶尔
的治疗下康复了。为了表示感谢，王公于 1940 年资助这位大力
士修建了位于班加罗尔的著名的维亚亚萨拉（Vyayamshala）健身
房。此外，对于我们的瑜伽故事至关重要的是，他还出资在自己
迈索尔宫偏殿里修建了一个健身房分馆。这家分馆由耶尔最信任
的学生经营，距离公认的"现代姿势瑜伽之父"——克里希纳玛
查里亚大师的瑜伽学院只有几码远。

现代大力士

瑜伽与大力士美学的结合并不是主流，但仍是日益壮大的
亚文化中的一股重要的力量。第二次世界大战后，姿势瑜伽开
始在美国广泛传播开来，50 年代中期，一对来自拉丁美洲的夫
妇在旧金山开了家健身房，这极大地推动了姿势瑜伽在美国西
海岸的发展。1948 年赢得"美国先生"称号的沃尔特·巴蒂斯
特（Walt Baptiste）和妻子马加纳（Magana）合伙开了这家健身
房，主营健身和瑜伽。巴蒂斯特曾师从帕拉马曼萨·尤加南达
（Paramahansa Yogananda）家族的人学习瑜伽，而他的妻子马加
纳是一名电影舞蹈演员，曾在五年前夺得美国小姐的桂冠。在此
期间，她还跟随英德拉·黛维（Indra Devi）学习身体瑜伽。黛
维是苏联瑜伽老师中的先驱人物，也是迈索尔宫瑜伽学院里克里
希纳玛查里亚的早期弟子。巴蒂斯特夫妇参加了旧金山的巡回健
身秀，为学员们提供每月 5 美元的瑜伽指导，同时还教授埃及肚
皮舞课和哑铃体操课。他们教授的瑜伽是一种充满活力的锻炼方
式，和帕坦伽利瑜伽有较大区别，但这种瑜伽非常适合加州的海

滩，也符合这里人对美丽身材的追求。

　　1971 年，这对夫妇建立了巴蒂斯特健康健身中心（Baptiste Health & Fitness Center），这是一个创新性的场所，它将健身亚文化的几个方面汇集在一处，为顾客提供瑜伽室、健身房、舞蹈工作室以及天然食品店和餐厅。巴蒂斯特再一次引领了潮流，创造了 80 年代迅速发展的健身俱乐部的雏形。健身爱好者可以在一个地方得到想要的一切，除此之外，他们还能有额外的收获，那就是有机会与志趣相投、体型相似的人进行社交。随着婴儿潮一代成年，传统家庭模式崩溃，随心所欲但又注重身体健康的单身文化兴起，这些健身俱乐部才真正开始腾飞。巴蒂斯特家族继续蓬勃发展，他们的孩子雪莉（Sherri）和巴伦（Baron）后来都成为非常成功的身体瑜伽老师。

154　　　然而，在大力士瑜伽的万神殿中，最引人注目的人物就是 20 世纪 60 年代末美国移民管制暂停后涌入西方的印度大师中的一员。他就是斯里·钦莫伊（Sri Chinmoy），一位真正精力旺盛的人，他用饱满的热情做每一件事，不断超越自己的极限，并激励着其他人向他学习。他有着多重身份，是一名作家、诗人、音乐家、素食主义者、人道主义者和信仰间和谐的倡导者，他还被誉为精神导师，是首位在纽约联合国主持冥想研讨会的人。但最值得一提的是，钦莫伊还是一位运动奇才。他年轻时是十项全能冠军，晚年跑过 22 次马拉松和 5 次超级马拉松，还是奥运会短跑冠军卡尔·刘易斯（Carl Lewis）的导师。在他 54 岁的时候，由于膝盖受伤，钦莫伊结束了自己的跑步生涯，开始尝试举重。在接下来的 20 年里，他在舞台上公开展示了举起汽车、飞机和大象，但他最擅长的是用一只胳膊把人举起来。据统计，他总共举起了不少于八千次。在钦莫伊83岁的时候，他甚至把当时的世界重量级拳击冠军穆罕默德·阿里（Muhammad Ali）和他的妻子一起举过头顶！2007年钦莫伊去世时，米哈伊尔·戈尔巴乔夫（Mikhail Gorbachev）称这是"世界的巨大损失"。对于唯物主义的西方来说，身体力量、瑜伽、名声以及对行善的渴望的融合，是他们能够真正理解的事物，这便是最耀眼的大力士瑜伽。钦莫伊的热情显然很有感染力，引发了人们一些奇怪的模仿。他的一个弟子为了庆祝老师生日，踩着弹簧高跷，以"道具支撑着的倒立新体式"倒着走穿越了整个曼哈顿，这一行为还被载入了吉尼斯世界纪录。

　　钦莫伊的博学与热情是无与伦比的，但他并不是最有影响力的大力士瑜伽士。帕塔比·乔伊斯（Pattabhi Jois）才是命中注定的那个人。留心的人会发现，他的官方传记中有许多暗示他未来会取得伟大成就的线索。帕塔比·乔伊斯出生于1915年的上师节（Gurn Purnima）——吉利的七月满月日。他是卡纳塔克邦（Karnataka）一位富裕的婆罗门占星家兼祭司的儿子。从乔伊斯5岁开始，他的父亲就开始教他梵语和神圣的仪式流程，让他履行世袭的责任。乔伊斯只有12岁时，就参加了瑜伽大师克里希纳玛查里亚的讲座，观看了他的瑜伽示范，大师给乔伊斯留下了深刻的印象，他第二天就去拜师了。两年来，这个男孩每天早上都会在上学前偷偷溜出去跟着老师练习。不久后，乔伊斯选择走上了一条在印度灵修传记中广为流传的人生路，他放弃了家庭，兜里揣着两卢比离开了家，开始全身心投入所有时间学习梵文。在

155

经历了各种流浪生活后，最终，他在迈索尔再次遇见了魅力超凡的克里希纳玛查里亚，大师在这里开了一家小型瑜伽馆。乔伊斯也重新开始了他的瑜伽学徒生涯。

不久后，克里希纳玛查里亚被邀请去为迈索尔王公治疗一种所有医生都无法治愈的严重疾病，这对所有人来说都是一个人生转折点。大师做到了，他成功治愈了王公，也因此得到了王室的资助，在王家宫殿的一个偏殿里建起了瑜伽馆。这就是著名的迈索尔宫瑜伽学院，我们会在下一章中更详细地探讨这所学院在现代身体瑜伽形成中发挥的关键作用。

乔伊斯就是在王公世代相传的宫殿里学习和教授了 25 年的瑜伽。他不断完善自己的能力，锤炼自己的知识，最终形成了一个自己的体系，阿斯汤加流瑜伽（Ashtanga Vinyasa Yoga，简称为"阿斯汤加瑜伽"）就此问世。虽然乔伊斯的传记中包含了对我们已经听说过的经典文本应有的认可——古老的《奥义书》、帕坦伽利的《瑜伽经》和中世纪的《哈他瑜伽之光》（顺带提一句，这些书在他的实践中都无迹可寻）——他却声称自己的体系主要源于有"五千年"历史的瑜伽典籍《库伦塔瑜伽》（*Yoga Kuruntha*），他的老师克里希纳玛查里亚在加尔各答的一个图书馆里发现了这本书，然后逐字口述给他。值得注意的是，克里希纳玛查里亚在他自己的著作中并没有提到这本经书，我们也永远没有机会知道里面都写了些什么，因为尽管显而易见，这本经书十分稀有且非常重要——甚至是神圣的——但它并没有被人好好保管，以至于被蚂蚁啃食。因此，我们现如今找不到任何一份它的副本；如同我们无法考证喜马拉雅山脉上的瑜伽士能否升空一样，人们也怀疑这部作品是否真实存在。

人们很容易把整个故事都看作一场骗局而否定它。在西方，个性和新颖性备受重视，发明和改进被视为判断教师有独特创造力的证明。在印度的文化背景下，真正重要的是，无论如何在表面上都要遵循传统，但这样可能导致给创新披上一层参考古老记载或源于大师的外衣。在这个不太明晰的故事中，有一件事是明确的，那就是乔伊斯遵从了老师的喜好，在准医学的背景下看待瑜伽。1948 年，他建立了阿斯汤加瑜伽研究所（Ashtanga Yoga Research Institute），声称目的是"尝试发挥瑜伽在治疗方面的作用"。

乔伊斯一直在迈索尔教瑜伽，直到 1975 年，他去加州待了 4 个月，在美国建立了自己的瑜伽体系。在接下来的 20 年里，他多次往返两地，通常会去西海岸，因为那里的健身文化从好莱坞早期起就开始蓬勃发展。他的体系包含许多不同等级的"流"序列：先是几招拜日式中的动作，然后是一系列更高要求的体式，同时还要练习被称为"征服呼吸"的乌加依调息法（ujjayi pranayama）。一共有六组这样的动作，它们都有特定的规律，且难度循序渐进。练习者每天都要进行练习，练习时间最好是黎明时分。这些训练对学生的要求太高，以至于乔伊斯的大多数学生都没有超过三级或四级难度。事实上，在乔伊斯遍布世界的学生中，对他训练体系的确切等级数有所争议；多年来，业界中几个不同的版本都被认为是乔伊斯大师的真正训练体系。

相比于文本资料、游历者的报告和现代苦行僧实地研究中描述的传统瑜伽，乔伊斯的瑜伽体系有一处不同点，即它没有保留

156

长时间保持一个姿势的瑜伽体式练习传统。阿斯汤加瑜伽中有节奏、有顺序地变换体式也是一种创新。虽然乔伊斯声称他教给学生的都只是导师传授给他的东西，但事实上，他创造了一个高度个性化的有氧运动体系。随后，在加州各地的健身房和工作室中出现了大批模仿的体系，[4] 其中的一部分被归为阿斯汤加瑜伽的一个亚流派，即"力量瑜伽"（Power Yoga）。[5] 乔伊斯来到美国时，恰逢瑜伽向西方传播的另一个重要里程碑——《瑜伽杂志》第一期的出版。这本杂志的宗旨就是全心全意地促进人们通过治疗性体育锻炼来增强体质、激发活力。在杂志光滑的书页中，我们几乎找不到任何超然性的痕迹。

　　阿斯汤加瑜伽很快获得了名人的大力认可，这是所有新版本的姿势练习必然追随的新风尚。麦当娜（Madonna）、斯汀（Sting）和格温妮丝·帕特洛（Gwyneth Paltrow）都对它赞不绝口，不久后，阿斯汤加瑜伽就成了许多看重效果的都市人的首选瑜伽，赢得了"A 型人格必学瑜伽"的美誉。它鲜明的肉体性尤其吸引男性，而当时的瑜伽文化和现在的一样，男性在瑜伽中基本属于少数群体，尤其是因为瑜伽有着柔和的特质。总而言之，阿斯汤加瑜伽非常符合美国的主流价值观，为一个由自我实现的成功者组成的国家提供了一条洒满汗水的成功之路。这是一种"没有付出就没有收获"的锻炼方式，充满了足够多的暗示，指引你去追寻更高的目标，尽管这一目标的定义并不那么明确。

　　乔伊斯体系的成功在很大程度上也归功于他自己的魅力。2009 年，已经 93 岁高龄的乔伊斯去世，当时他已经足够有名气，全世界所有主流媒体都发布了讣告，但对他的评价并不总是正面的。《经济学人》(The Economist)的讣告中有一个批评性的观点，质疑乔伊斯在教学中是否遵守了非暴力原则，这也是瑜伽最重要的一个优点。文章声称他对很多学生使用了暴力："乔伊斯老师的很大一部分学生似乎要么膝盖带伤，要么背带伤，总是带着伤一瘸一拐地走路，因为他们都接受了老师所谓的'调整'。乔伊斯猛拉他们，让他们做成莲花式、劈叉或者向后弯腰。"[6] 权威的瑜伽学者和专家都曾批评他这些标志性的"调整"，其中一位指出，乔伊斯在对学生进行姿势调整时，常常伴随着"不耐烦的或者急躁的耳光"，这对学生来说"无法接受，会让他们产生恐惧和极度不适，因为逼迫学生做出困难甚至是危险的体式，已经超出了学生身体和心理的承受范围"。[7]

《经济学人》的这篇讣告还提出了一个更有争议的问题，那就是乔伊斯是否遵守了传统瑜伽的标准——性克制原则，该原则时刻警示着瑜伽练习者要自我克制。讣告将在瑜伽界中已经悄悄流传一段时间的谣言摆到了公众面前，据说乔伊斯对女学生的"调整"方式和对男学生的截然不同，将"亲自教授的瑜伽"的定义延伸到了合法范围外。左翼杂志《反击》(Counter Punch)的一篇文章甚至将乔伊斯描述为一位"被报道的性侵学生的人"，[8] 还有其他公开发表的文章提到他"性骚扰"女学生。这位大师最成功的追随者之一——在引领潮流的曼哈顿吉瓦穆提瑜伽学院教授自己版本的阿斯汤加瑜伽的大卫·利夫（David Life）反驳媒体说，据他所知，乔伊斯从未自称是和尚或托钵婆罗门僧人，他有一个妻子和三个孩子的事实就可以证明这一点。但一些批评者不失时机地指明，利夫的辩护在某种程度上反而引出了关于正确师生关系的问题。[9] 然而，没有人对乔伊斯提出正式指控。但如果是其他同样富有魅力和卓有成就的瑜伽老师，事情可能就不是这样了。在这一章中，我们已经提到了一些棘手的问题，对此我们会在第 27 章中进一步讨论。

14

迈索尔宫马萨拉

　　1895 年，11 岁的迈索尔王公克里希纳拉贾·沃德亚四世
（Maharaja Krishnaraja Wodeyar IV）即位，一直统治迈索尔王国
直到 1940 年去世。他继承的王国被认为是仅次于邻国海德拉巴
（Hyderabad）的最重要的王公邦。迈索尔王室的规模，加上其古
老的血统和家族创造的巨大财富，让英国统治者认可它名列仅
有的三个值得 21 响礼炮的王室之一，这样的状况一直维持到了
1917 年。21 响礼炮是一项了不起的荣誉，它将迈索尔王室置于
王侯等级制度的顶峰，仅次于享有 31 响礼炮规格的总督。在印
度的殖民统治者一直明白，想要统治这片广袤而多样的次大陆，
和本土王侯的合作必不可少，他们认为迈索尔家族在英国统治印
度的大业中发挥着至关重要的作用。对于沃德亚来说，他坚持不
与英国统治者对抗的政策，常出席皇家杜尔巴（durbar）仪式，
并根据要求接待总督和其他英国官员。最重要的是，他还为战争
做出了慷慨的贡献。他积极征兵，以维持军队人数，还向各种战
争基金捐款。沃德亚对英国的忠诚是有充分理由的，因为他非常

清楚自己的家族还欠着英国统治者的债。早在18世纪60年代，迈索尔家族就被赶下了王位，1799年，英国统治者把王位还给了他们。19世纪30年代，由于国内大范围的农民骚乱，迈索尔王室再次失势，是英国又一次将他们确立为合法的统治者，尽管这一次花了近50年的时间。

无论用什么标准来衡量，克里希纳拉贾·沃德亚都是一个了不起的人。他孜孜不倦的努力让他的王国管理现代化——在迈索尔的示范下，其他邦纷纷效仿。一些其他邦的年轻统治者也都被送到迈索尔宫廷学习善政的艺术，其中一位就是特拉凡科尔邦王公（Maharaja of Travancore），他后来成为所有印度王公中最有远见的人。沃德亚还是一位精明的商人。他让檀香木行业实现了利润最大化，且闻名世界；他还建立了纺织厂、造纸厂和钢铁厂，实施了灌溉和水力发电计划。因为王国的农业发展需要可靠的供水系统，他卖掉了自己祖上的珠宝，来资助修建卡韦里（Kaveri）河上的大坝。接着他开始资助社会和教育帮扶项目，特别致力于帮助女性和世代存在的弱势群体。正是因为他的资助，1905年，班加罗尔（如今印度的信息技术中心）成为印度第一个用电力照亮街道的城市。

沃德亚是第一位认识到印度需要更多地接触西方科学的印度王公，这是他备受英国统治者喜爱的原因之一。为了能让印度更多学习西方科学，他和帕西实业家J. S. 塔塔（J. S. Tata）合作成立了印度科学研究所（Indian Institute of Science），该研究所至今仍然是印度同类机构中首屈一指的机构。沃德亚还很重视西医，1936年，他奔赴欧洲接受医学治疗，他认为这是印度本土医学无法提供的治疗。除了对创新持开放态度，这位王公也是印度文化和宗教传统的坚定信徒。学者和艺术家在贾格莫罕宫（Jagamohan Palace）总是受到欢迎，他资助音乐、舞蹈和视觉艺术领域，并且一直在修缮和保护一座藏有古代梵文书籍和袖珍画的图书馆。圣雄甘地不常赞美任何人，但他称沃德亚是"拉吉·里希"（Raj Rishi），这是一个梵语词，在吠陀中的含义相当于"哲人之王"柏拉图。

沃德亚兴趣广泛，体育也是其中之一，在他的大力支持下，迈索尔成为体育文化复兴的中心。为了继续推动体育发展，他决定在宫殿里开办一所瑜伽学院，1932年，他邀请了 T. M. 克里希纳玛查里亚来管理这所学院。沃德亚选的这个人并不仅仅是一位专业的瑜伽老师，他还曾在南部最重要的毗湿奴神学学校学习，同时是一位享有盛誉的梵语学者。这位大师最初负责教授王室的年轻王子，但不久后，他就吸引了一群热情的学生聚集在他的周围。关键是，这群学生中有两位年轻人注定会成为西方身体瑜伽的坚实支持者，他们就是克里希纳玛查里亚的姻亲 B. K. S. 艾扬格和早熟的帕塔比·乔伊斯。

在印度，哈他瑜伽修行者以暴躁的脾气闻名，克里希纳玛查里亚尽管书生气十足，但确实是一个让人生畏的存在，大家都觉得他是一位非常严苛的大师。艾扬格回忆道："他会狠狠地打我们的后背，那力气就像是在用铁棍打一样。在很长一段时间里，我们都忘不掉那种痛，我的妹妹也没能躲过挨打。"[1]克里希纳玛查里亚这种专横的风格深深影响了他最成功的两位学生，2005年，当艾扬格和乔伊斯在后者 90 岁生日宴上见面时，还在回忆当初发生的事情。此时，两人互不往来，有时甚至针锋相对，已经持续了 65 年。但时间是一位伟大的疗愈者，这次相聚中两人相处和睦，一起回顾了他们漫长而辉煌的职业生涯，还回忆起当年老师是如何向他们展示真正的瑜伽应该是"tapas"的，这是一个源自吠陀经文的梵语术语，通常被翻译为"苦行"，但其字面意思是"热"：

> 乔伊斯：当老师让我们站在一个铺满石头、在太阳下暴晒了几个小时的院子里时，我们就开始理解了什么是瑜伽。
>
> 艾扬格：我能再补充几句吗？你必须 100% 集中注意力，不仅仅是身体要投入，大脑也是一样。如果你的大脑也能 100% 投入，那你就懂一点瑜伽了。你必须得汗流浃背，你的大脑也必须高度运转。[2]

克里希纳玛查里亚是一位严厉的老师，也是一个谜一样的人物。他几乎没有留下什么个人记录——在他去世前几年，他写下了十几页简短的关于自己的说明——所以我们对他的了解都来源于他的儿子 T. K. V. 德西卡哈尔（T. K. V. Desikachar）和孙子卡萨博（Kausthub）用 20 多年写下的 4 本关于他的传记。在这 4 本传记中有着关于克里希纳玛查里亚的大量内容，但这些内容同样令人费解，因为它们在大师生活的几个关键点上的信息相互矛盾。然而，它们都一致认为，克里希纳玛查里亚拥有不容置疑的瑜伽专业知识水平，这是基于他对瑜伽哲学，特别是帕坦伽利的《瑜伽经》的掌握无人可及，克里希纳玛查里亚的父亲在他 5 岁时就给他介绍了这本书，作为他学习这门古老学科的启蒙。正如我们所看到的那样，对于想要教授正统瑜伽的人来说，将自己和这本书联系起来是一个不可或缺的条件。奇怪的是，在克里希纳玛查里亚写的 4 本横跨他 50 年职业生涯的书中，都几乎没有提及帕坦伽利的作品。就算有些内容提到了帕坦伽利的书，也只是粗略地论述了"八支"的概念，将自己局限在最初的两支——禁制和劝制中。在他的所有作品中，都没有提到任何关于内在冥想练习的实质性内容，而帕坦伽利自己形容这些为"瑜伽的核心，比其他几支与之关联更密切"。[3]

克里希纳玛查里亚所著的 4 本书中，《瑜伽的本质》（*Yoga Makaranda*，又名《瑜伽的甘露》）最为重要，它更关注瑜伽对人的健康和身体的好处。尽管书中也的确列举了瑜伽的其他影响，它们杂糅了我们在许多中世纪瑜伽经典中看到的密宗、哈他瑜伽、《奥义书》以及吠檀多的教义。但部分瑜伽学者在采访许多克里希纳玛查里亚的学生后一致认为，克里希纳玛查里亚大师在迈索尔宫瑜伽学院的教学并没有提及瑜伽实践的哲学或精神方面的影响，而更倾向于只关注瑜伽的体操性。[4] 阿纳特·拉奥（Anant Rao）在克里希纳玛查里亚瑜伽学院所在的走廊尽头，经营着 K. V. 耶尔的健身房分馆，他认为克里希纳玛查里亚"打着瑜伽的旗号，教的都是马戏团的把戏"。[5] 拉奥的一名学生也认同这种说法，但他认为这是一种营销策略，是用来吸引学生的诱饵："在三四十年代，克里希纳玛查里亚觉得瑜伽和人们对瑜伽的兴趣都处于低谷，想要激起人们对瑜伽的热情和信心，也就是在那个时候，他做了一点类似马戏团的事情……来吸引人们的注意力。"[6]

　　克里希纳玛查里亚的儿子德西卡哈尔是迈索尔宫瑜伽学院里继艾扬格和乔伊斯之后的第三位著名的大师。他称赞父亲充分利用了帕坦伽利《瑜伽经》，但只是运用了其中梵语的发音，而不是它的哲学意义。诵读是一个可以追溯到吠陀时代的古老传统，对于咒语的发音，无论它们可能有什么样的阐释意义，人们都认为其有强大的共鸣力量，能从不同层次上净化、治愈和激活人的生理机能。[7]克里希纳玛查里亚的创新是将诵经作为瑜伽体式练习的伴奏。这是一种背离正统传统的做法，因为在通常情况下，诵经针对的是那些被视为神圣启示、属于天授范畴的经文，指"听到的东西"（shruti，即四吠陀本身），而不是由历史上的人类，如帕坦伽利所写的次要文本。克里希纳玛查里亚这种创新做法的优点和效力肯定是毋庸置疑的，但它并不是一种被神话般"五千年"的传统所认可的做法，尽管有时它的支持者声称如此。

　　关于克里希纳玛查里亚早期生活的记述也有一些混乱之处。这位年轻人的飞速进步似乎是因为他接触到了一些神秘文本，并从中学习到了稀有的瑜伽知识。在克里希纳玛查里亚 16 岁时，他声称自己有一个长期的幻象，该幻象是他的一位远亲纳撒穆尼（Nathamuni）——一个 1200 岁的瑜伽大师的灵魂。这位大师给他口述了一部失传已久的著作《瑜伽的秘密》（*Yoga Rahasyad*）的全文。大约 60 年后，他将这一秘密文本传给了他的儿子德西卡哈尔，尽管当人们问到德西卡哈尔这件事时，他坚定认为这部包含了 69 个体式（大部分都活力满满）的经文是他父亲自己写的，没有所谓的神秘的灵魂起源。研究文本风格的学者们也都倾向于同意这一说法，认为这是一部现代作品。

克里希纳玛查里亚曾在不同的瑜伽学院和机构学习过，至于先后顺序和学习的性质，这些都因你阅读的传记而异。在西藏西部冈仁波齐山（Mount Kailash）山坡上的一个山洞里，克里希纳玛查里亚进行了进一步的学习，和伟大的瑜伽士约格什瓦拉·拉玛莫哈纳·布拉马查吉（Yogeshwara Ramamohana Brahmachari）一起进行精神修炼。对于瑜伽界来说，这一修炼被视为难以超越的五星加的难度。冈仁波齐山不仅在印度教和佛教神话中是世界上最神圣的山，同时也是神圣的中心，是标志性的宇宙之轴。在这里，天界和世俗世界交汇，真实的世界只覆盖着一层薄若蝉翼的面纱。显然，伟大的约格什瓦拉知晓不少于 7000 个瑜伽体式，他指导学生学习其中的 700 个，并特别强调其中那些对治愈"病人"有效果的体式。撇开这 7000 个体式是否真的存在这个问题，每个体式都有其独特之处，应该有其专属的名字、形式和功能，这种强调瑜伽在医学上的运用佐证了克里希纳玛查里亚自己开创的教学和瑜伽练习体系的重要性。正如我们将看到的那样，促进瑜伽在医学治疗方面的运用是艾扬格瑜伽的重要使命，并且值得注意的是，克里希纳玛查里亚的儿子德西卡哈尔在致力于瑜伽前，曾是一名练习了多年瑜伽的医生。

尽管，据克里希纳玛查里亚所有的传记，大师是一位精神治疗师，被他那位深藏在喜马拉雅山的导师的精神所感染，但瑜伽的医学化是在今天的克里希纳玛查里亚治疗和瑜伽基金会（Krishnamacharya Healing and Yoga Foundation，KHYF）的支持下推广的。它所称的自在瑜伽（Svastha Yoga），即"健康瑜伽"，以一种斯瓦米·维韦卡南达肯定会认可的方式，将瑜伽练习当作一种养成平衡、健康的生活方式的方法。印度政府也赞同这种观点，卫生和家庭福利部的一个部门也采纳了这一方式，并解释道：

> 瑜伽主要是一种由帕坦伽利以系统的形式提出的一种生活方式……它具有改善社会和个人行为的潜力，通过促进体内氧合血循环来改善身体健康状况……练习瑜伽可以预防身心疾病，提高个人抵抗力和抗压力。虽然瑜伽主要是一种生活方式，但它的促进性、预防性和治疗性措施对增强人体质是有效的。[8]

再一次，帕坦伽利的认可印证摆在这里，只是翻译成了现代术语。尽管这种观点的确显露了一些矛盾，那就是把瑜伽纯粹当作一种医学治疗手段。

瑜伽马萨拉 ①

迈索尔王室成员对瑜伽的兴趣并不是才有的。20 世纪 80 年代中期，现代瑜伽史的主要研究者之一诺曼·斯乔曼（Norman Sjoman）在仔细检查迈索尔宫图书馆时，发现了一本用坎那达语（Kannada）编写的有着精美插图的哈他瑜伽手册《现实世界的灿

164

---

① 马萨拉（masala），印度料理中各种香料混合起来的调味粉，此处喻指混合、杂合之义。

烂宝藏》(*Shritattvanidhi*)，人们认为这是王公的曾祖父穆马迪·克里希纳拉贾·沃德亚三世（Mummadi Krishnaraja Wodeyar Ⅲ，1799–1868）编写的。这本手册最不同寻常之处在于它将哈他瑜伽体式与印度摔跤手使用的绳索练习，以及运用木棍和击棍进行的印度俯卧撑训练结合起来，后者我们在第9章中谈到过，这是传统印度健身房中会进行的训练。斯乔曼和另一位学者马克·辛格尔顿（Mark Singleton）采访了许多在20世纪30年代迈索尔宫瑜伽学院全盛时期与之相关的人员，一致认为现代身体瑜伽的许多内容都源于"闪闪发光"的《现实世界的灿烂宝藏》。

克里希纳玛查里亚本人当然熟悉这本手册，因为他曾在自己的著作中对此表示赞许，且引用了手册中的内容。但并不仅仅是引用这么简单。在现有的标准体式与印度摔跤和杂技动作混合的基础上，他还加入了另一种元素：一套他自己的西方体操训练动作。在位于迈索尔宫走廊尽头的耶尔健身房分馆内，装备种类齐全，馆内设有最新的肋木、吊绳以及其他在西方健身房和健身文化中常见的健身器具，这些都是克里希纳玛查里亚的素材。斯乔曼曾研究过克里希纳玛查里亚学习过的那本手册，声称其中的许多技巧——例如"盘腿后跳"和双手贴墙向下弯腰等——都可以在迈索尔宫瑜伽表演中看到。在这套新组合动作中，丹麦体操运动员尼尔斯·布克（Neils Bukh）开发的动态法是一个重要组成部分。正如我们在第7章中所看到的那样，布克的方法已经被纳入了由英国统治者管理的印度基督教青年会的课程中，用来培养印度臣民的道德品质。最后，这套多元的训练体系中包含了许多受到当今瑜伽练习者喜爱但在任何古代瑜伽文本中都没有记载的体式，如拜日式、站立式和三角式（trikonasana）。

在辛格尔顿开拓性的著作《瑜伽身体：现代姿势练习的起源》（*Yoga Body: The Origins of Modern Posture Practice*）中，他研究分析了布克 1925 年出版的《初级体操》（*Primary Gymnastics*）一书，并指出书中的体操动作对迈索尔宫瑜伽的影响："在布克手册的第一版中，至少有 28 种练习姿势与帕塔比·乔伊斯的阿斯汤加瑜伽序列练习或艾扬格的《瑜伽之光》中的动作惊人的相似（通常是完全一致的）。"[9] 他总结道：

> 克里希纳玛查里亚是当今体操式瑜伽练习和传统帕坦伽利瑜伽融合的主要推动者……克里希纳玛查里亚将 20 世纪的体操升华为帕坦伽利传统，与其说这是一种历史上可追溯的"古典"体式谱系，不如说是一种将体操或有氧瑜伽练习嫁接到《瑜伽经》上的现代项目，创造了一种新传统。[10]

因此，迈索尔宫的瑜伽马莎拉是"综合了几种现存的体育训练方法（在此之前的），这种新产物已经远远超出了瑜伽任何维度的定义。这些年来发展起来的独特的瑜伽练习形式，已经成为现代姿势练习的主流"。[11]

《瑜伽身体：现代姿势练习的起源》在 2010 年出版时，引起了全球瑜伽界的震怒。一些人认为，书中展现出的精心的调查成果相当于在指责克里希纳玛查里亚抄袭、模仿或剽窃，但这并不是辛格尔顿的本意。我们暂时撇开克里希纳玛查里亚大师疑点重重的传记不谈，《瑜伽身体：现代姿势练习的起源》只是试图表明现代姿势瑜伽并不能被视作"五千年"流传下来的、不可轻易更改的原初教义。相反，随着时间的推移，它不断发展，已经成长为新与旧、东方与西方的混合体。关于前殖民地时期体式历史演变的后续学术研究对辛格尔顿的一些证据提出了质疑，将此作为对《瑜伽身体：现代姿势练习的起源》这本书的慎重回应，但这也促成了一项成功的合作。辛格尔顿目前正与其他瑜伽学者，如詹姆斯·马林森（James Mallinson）和杰森·伯奇（Jason Birch）一起，研究这个非常微妙的话题。[12] 总的来说，《瑜伽身体：现代姿势练习的起源》在瑜伽研究界已经产生了备受学者认可和激励人心的影响。

传承的遗产

克里希纳玛查里亚的儿子德西卡哈尔继续教授自己的唯尼瑜伽（Viniyoga）体系，这一体系强调呼吸，并包含一种基于《瑜伽经》的强大的精神要素；而他的另外两个明星学生则在教授更具身体性的、更有影响力的瑜伽体系。他们两人都在印度待了大约 15 年——艾扬格在浦那，乔伊斯在迈索尔，随后他们离开家乡去了西方。二人的教学风格迎合了不同练习者的口味，艾扬格的教学——难度适中、对练习者技巧要求严格、比较单调——对女性练习者更有吸引力，而乔伊斯的教学——运动性强、注重形象的阿斯汤加练习法——与一般的瑜伽练习相反，更受男性练习者青睐，且一般由男教练指导练习。起初在美国，乔伊斯的教学更受欢迎。

克里希纳玛查里亚复杂的且常常自相矛盾的职业生涯已经被

学者研究透彻，不需要我们再过多赘述。[13] 但除了娱乐价值外，这当中出现的反常现象也非常重要，因为它们进一步证实了一个理论，即当今的瑜伽起源于一个时间迷雾中源远流长的传统。我们将在第 27 章再次探讨瑜伽世系传承的真实性有多重要这个问题。然而，在那之前，童年的幻象、贪婪的蚂蚁和隐居在喜马拉雅山的大师，这些都随你想象……

15

狮子王登场

在迈索尔王公的资助下，克里希纳玛查里亚的第一个计划就是带着他一群最优秀的学生周游印度次大陆，进行有感召力的瑜伽表演。这次巡演非常成功，用一种更加能够振奋人心的方式重塑了瑜伽的公众形象，并激励了人们开始练习瑜伽来改善健康状况。1934年，克里希纳玛查里亚大师在巡演归来后，无意间做出了一个在之后会产生深远影响的决定。在他的姻亲中，有一位生来体弱多病的16岁男孩，这是因为他的母亲在怀孕时，感染了流感，当时这场在1918年肆虐的全球大流感导致了数百万人死亡。男孩母亲生下了13个孩子，他排行十一，在童年时期，他遭受了一连串的疾病——疟疾、伤寒、肺结核——在他看来，自己是一个非常不幸的人。正如他多年后写的那样：

> 我的两条胳膊很细，腿也很瘦弱，肚子凸出来，显得十分难看。事实上，我太过虚弱，没人指望我能活下来。我的头总是耷拉着，得费很大的劲才能抬起来。我的兄弟姐妹

们也经常取笑我，因为它太大，看起来和身体其他部分不成比例。[1]

看到男孩的健康状况如此糟糕，克里希纳玛查里亚邀请他加入迈索尔宫瑜伽学院，并建议："这些年来，严格的瑜伽练习让我能够保持良好的体型，让我在快成年时能够更坚强地面对生活的考验和挑战。"[2]男孩照做了。不久后，基督教青年会在宫殿举行健康会议，就在会上讨论和展示瑜伽姿势前，克里希纳玛查里亚学生中的一位尖子生再也无法忍受严酷的训练逃跑了。大师在这千钧一发之际匆忙找了他的这位年轻的亲戚来替代，并让他学习了一系列高难度的姿势。

168 这个男孩尽力遵从克里希纳玛查里亚的教导，还在练习的过程中受了重伤，但他的表演还是给观众留下了深刻的印象。也因此，他成为精英学生中的一员，这一群人不是在路上奔波，就是在频繁给迈索尔王公和他的客人做瑜伽示范表演。他们有一个有趣的节目："给观众展示我们身体的伸展和弯曲能力，做出让人印象深刻的惊人姿势。为了不辜负我的老师，也是我的监护人，满足他苛刻的期望，我逼着自己在做动作时挑战极限。"[3]王公们非常满意他的表演，因此在不久后，克里希纳玛查里亚就让这个小伙子去健身房和学院教授他的方法。男孩越是挑战自己的极限，他的力量和敏捷度就越强。那这位从孤独多病的男孩成长为瑜伽杂技演员中的榜样的青年叫什么名字呢？他不是别人，正是姿势瑜伽的狮子王——B. K. S. 艾扬格。

艾扬格认为瑜伽是一种可以治愈、增强和改善身体的体育训练方法，我们很难低估他的早年经历对他形成这种理解的重要性。出于要改善自己的健康状况这种想法，艾扬格从一开始就被驱使着去尝试各种事物和即兴创作，也总是促使自己在寻求提高瑜伽姿势疗效的过程中，进一步适应、柔化和调整他老师的方法。他亲身体会过身体不好和被排斥是什么滋味，也意识到无论从哪个意义上来说，瑜伽都拯救了他的生命。大量发自内心的体会形成了他标志性的格言，例如："瑜伽教会我们去治愈那些无须承受的伤痛，也教会我们去忍受那些不可治愈的伤痛。"世界上有很多人会心怀感激地为他的瑜伽体系有非凡的——甚至可以说是奇迹般的——治疗能力作证。它持续发挥着神奇的疗效，缓解练习者严重的长期疾病，如帕金森病、多发性硬化症和不同程度的肌肉畸形和瘫痪。[4]

2005 年，在他 85 岁时出版的《生命之光》（*Light on Life*）一书中，这位大师与以往不同，强调了心灵瑜伽的重要性，突出说明这种练习有着更远大的精神目标。事实上，这些都是现在瑜伽练习的重点，书中章节标题的渐进顺序也符合瑜伽整体的经典描述："心灵之旅"；"稳定——身体"（Asana）；"活力——能量体"（Prana）；"清晰——心智体"（Manas）；"智慧——知识体"（Vijnana）；"极乐——圣体"（Ananda）；"自在生活"。8 年后，也就是他去世的前一年，他的另一本书《调息之光》（*Light on Pranayama*）出版。书中不仅涉及各种调息法，还包含一些放松和冥想练习，这本书通常被认为是艾扬格成熟的暮年反思之作，也是他漫长而杰出的职业生涯的结晶。但事实上，这本书是 30 多年前初次出版的一部作品的再版。书的开头是耶胡迪·梅纽因（Yehudi Menuhin）所作的序言、对哈努曼和帕坦伽利的祷文，以及克里希纳玛查里亚格言式的推荐语，推荐语给读者说明了该书接下来的内容："研究呼吸的微妙功能，各种吸气、屏气和呼气的技巧，以及深红色的液体——生命力的净化，它不受人体控制地流过生命的通道（经脉）以及精微能量中心（脉轮）。"如果说"深红色的液体"指的是血液，那么这是一种粗重体和精微体的人体模型的奇妙混合，尤其是因为在传统的哈他瑜伽中，"生命力"总是指精微的生命气息，与我们称为"血液"的物质没有直接关系。

《调息之光》第一次出版时，没有受到任何关注。无论是第一版还是第二版，都没有提醒艾扬格的全球读者一个事实，即瑜伽练习应该旨在超越身体。这大概是因为在过去40年或更长的时间里，他的主流教学中都缺失了这样一个维度。同样，在世界各地许多以他名字命名的学校里，也没有这种类型的教育。相反，从一开始，艾扬格的瑜伽体系就是一种完全以身体为导向的、利用一系列道具来促进身体伸展和提高其柔软度的严格的练习方法的同义词。这些道具包括用来帮助练习者达到和保持一定姿势的绳索和带子，特别定制的矮椅、高背扶手木长椅和各种高度的凳子，最终包含了50余种不同类型的器具。艾扬格大师独创的方法源于他自己的治疗需要，因为成年后的一次踏板车事故导致他脊柱扭曲，从此以后，他发明了更多的辅助工具，并在练习瑜伽时越来越多地用到它们。

在艾扬格的瑜伽生涯中，他确实暗示了一个事实，那就是从历史来看，任何认真追寻瑜伽知识的人，包括所有的古代圣贤和瑜伽士，都会练习体式和调息法，这是理所当然的。体式练习是一种先协同身体，而后最终解放自我的方法。对于一个专家来说，当他以正确的意识开始练习体式时，就开始了一场心灵旅行，也开始体验感官回摄的制感。就像他曾经评论的那样："当我伸展时，我的意识随之开始流动，一扇感知之门终于敞开。"5

艾扬格所说的那种认真的、受过良好教育的瑜伽士，我们就先谈到这里。但总的来说，即使是调息法，也只有那些精通姿势练习的人才能去尝试。对大多数的现代人来说，冥想法这个步子迈得太大了一些。正如他所说的那样，这无疑让他回想起了自己和严厉的克里希纳玛查里亚相处的经历："洞察心灵就是我们的目标，但在开始的时候，为了使事情运转起来，不付出汗水是不行的。"对他的大部分学生来说，"一开始"就流汗已经足够了。当然，练习肯定会付出大量的汗水，让所有事情都"运转起来"需要很多年，因此"洞察心灵"仅仅是一个遥远的愿景。6 在艾扬格的瑜伽体系中，长时间保持特定姿势这种苦行般的训练一直都非常重要，这也无疑让他拥有了强健的体魄。即使在 1996 年和 1998 年遭受两次心脏病发作，他也仍努力完成头倒立姿势，并保持半个小时。这种习惯一直持续到了他 95 岁。2014 年艾扬格去世，一年后，一本回顾他一生、将他这种长期坚持的方法呈现给读者的书——《瑜伽运动：通往健康和治愈的旅程》（*Yoga for Sports: A Journey Towards Health and Healing*）出版。书的封面写道："这本书展示了瑜伽如何训练练习者的身心，帮助运动的人变得更加敏捷、强壮和专注。"该书包含了对人体解剖学严谨的探讨，同时详细介绍了完成 100 多个经过改进的、运用道具和有着特定

170

顺序的体式的技巧。

艾扬格是迄今为止瑜伽在英国最重要的早期普及者，从 1960年到 1974 年，这位大师每年都要到住在绿树成荫的北伦敦海格特的小提琴家——耶胡迪·梅纽因（Yehudi Menuhin）的家中做客，并在那里待上 1 个月。梅纽因曾在一个正骨医生那里接受治疗，希望能够缓解由无休止的演奏行程导致的持续肩膀疼痛和由此引起的失眠。在候诊时，他发现了一本关于瑜伽的书，并由此对瑜伽产生了兴趣。1952 年，梅纽因在印度巡回演奏会上遇到了艾扬格，很快就成为一名认真的瑜伽实践者，他是继比利时王后法比奥拉（Queen Fabiola of Belgium）后，第一批采用艾扬格瑜伽练习法的西方人。和他的老师一样，梅纽因也把瑜伽视为一种奇迹般的疗法。1953 年《生活》（*Life*）杂志刊登了一篇名为《耶胡迪的瑜伽》（Yehudi's Yoga）的文章，文中不仅谈到了瑜伽的疗愈力，还谈到它让梅纽因的演奏有了新的突破，现在对于梅纽因来说，练习瑜伽甚至比练琴更加重要。他称艾扬格是"我最好的小提琴老师"，两位大师也从此成为挚友。

奠定基础

待在伦敦的时候，艾扬格给这位音乐家上私教课，其他时间他就积极地给更多人传播他的瑜伽体系。60 年代初，他在所有能去的地方做瑜伽展示。梅纽因对印度音乐十分迷恋，受此鼓舞，艾扬格通过亚洲音乐圈（Asian Music Circle）向所有人开放瑜伽授课。[7] 位于伦敦北部的高档场地——海格特的大型中产阶级聚集处、汉普斯特德附近的大众影院（Everyman Theatre），以及英国广播公司（BBC）电视演播室和尤斯顿路上的贵格会会议厅（Quaker Meeting Hall）都是艾扬格的舞台。1984 年，他在巴比肯（Barbican）的瑜伽演示会座无虚席。大部分场所设有舞台，在艾扬格的整个职业生涯中，他很喜欢这种表现形式，瑜伽示范几乎成为一种表演。毕竟，他在迈索尔宫时，就已经用这种方式呈现瑜伽。运用舞台可以让这位大师像模型一样，给学生展示正确的姿势，并让他们能够尝试模仿。这种方法还可以融入一些即兴创作，这也成为艾扬格瑜伽的一个标志。舞台本身成为一种辅助完成特定姿势的道具，艾扬格可以弯腰倒挂在舞台边缘，或者把它当成一个平台来抬高腿。他的这种表演向观众表明，除了专业的健身器材，家用的日常物品和墙壁同样可以作为道具来帮助完成体式。一些瑜伽正统主义者对艾扬格无所顾忌地展示他精湛的瑜伽技术嗤之以鼻，认为这些动作都过于体操化，甚至是太出风头，让人不安地联想到一个多世纪前维多利亚时期的伦敦，当时人们对神奇的扭曲动作十分着迷。这样一种戏剧性的展示无声地提出了一个至今仍被很多人争论的问题：瑜伽主要是一种内在的练习，还是外在的呈现？它是一种用于公开展示和得到赞许的身体姿势练习，还是一种敛心默祷的、以神圣为最终目标的私事？

如今回过头来看，人们很容易忘记，在那些日子里，一位游荡的印度瑜伽士看起来有多么危险。不过艾扬格自己却清楚地记得：

> 我从 70 年前开始练习瑜伽，当时被嘲笑、排斥和公然谴责是很多探索瑜伽的人的命运，即使在瑜伽的故乡印度也

是如此。事实上，如果我是一名苦行僧，一位行乞的圣贤，手里拿着一个碗，在英国统治的印度的街道上流浪乞讨，也不会遇到那么多嘲笑，反而还会赢得更多尊敬。[8]

1954 年，艾扬格第一次访问伦敦，当时印度刚刚独立没几年。他住的酒店不允许他和其他客人一起在餐厅用餐，所以这位大师不得不独自在房间里吃饭。因为他习惯吃素，但酒店不提供素食，他只能靠着生菜三明治和咖啡过活。这种屈辱的记忆植根在他的心里；在他最后一次录音采访中，他回忆了人们是怎样嘲笑他是"吃草的人"，以及作为一个在伦敦的印度人，他是如何感觉自己被视为"奴隶"的。在英国受到的这种无情的对待更加坚定了他已然下定的决心，那就是从此以后，他将成为"这些奴隶主的主人"。艾扬格发誓，他要通过自己严厉的教学方法，让自己名字中的首字母 B. K. S 成为"打、踢、吼"（Beating, Kicking and Shouting）的象征。[9]

172 艾扬格坚强的意志不仅反映在与自己身体缺陷的成功抗争上，还反映在对瑜伽的看法上，他认为瑜伽就是"征服世界、心灵、身体和自我"的苦行。这是他对印度古代哲人和圣人以及能和他们匹敌的现代人如奥罗宾多·高斯、拉马纳·马哈利希和圣雄甘地所展现的胜利的描述。他的许多学生喜欢这种激烈的教学方法。随着时间的流逝，这位大师收获了越来越多的名人学员，他的吸引力就像所有真正的明星一样，不费吹灰之力地跨越了各个领域的界限——英国的知识分子阿尔多斯·赫胥黎和宝莱坞女演员卡琳娜·卡普尔（Kareena Kapoor）是他的学生，印度板球神人萨钦·坦杜尔卡（Sachin Tendulkar）和美国时装设计师唐娜·卡兰（Donna Karan）也是他的学生。1966 年，一本百科全书式的瑜伽体式图解说明书《瑜伽之光》出版。这本书的出版真正树立了艾扬格的声誉和影响力，让他的名声大噪，不再仅仅局限于当初在伦敦的崇拜者圈子。对艾扬格而言，他人生中的下一个关键节点是 1969 年，当时内伦敦教育局（Inner London Education Authority，ILEA）开设了第一个瑜伽课程，并将其作为体育部门课程计划的一部分。教育局管辖范围内的所有瑜伽老师都必须得到艾扬格本人批准后才能授课，且对于"官方"瑜伽的未来发展方向最重要的是，教育局规定只教授瑜伽姿势和简单的调息法。瑜伽练习中与冥想、三昧和精神相关的内容都被摒弃了。这是一个有着里程碑意义的决定，可能不仅是出于艾扬格自己的偏好，也是因为英国圣公会（Anglican Church）担心古典瑜伽可能是一匹试图将印度教偷偷带到国民生活中的特洛伊木马。无论这位大师在他的家乡印度教了什么，在西方，它都被剥夺了所有内涵。这个为了伦敦的未来做出的决定很快就在英国其他地区施行，这种模式也持续了 10 年甚至是更长时间。

随着 20 世纪 80 年代的到来，过去几十年里欢迎各种印度教师的理想主义被人们粗暴地弃之一旁。此时物质主义的浪潮席卷大西洋两岸，带来了里根 – 撒切尔（Reagan-Thatcher）主义，即人们要在严苛的物质世界中坚强起来以取得成功，艾扬格瑜伽纯粹的肉体性完全顺应了这一点。许多西方学生不失时机地踏上了求学之旅，到孟买附近浦那的总部跟从艾扬格学习。在那里，他们邂逅了一个具有非凡活力的存在。艾扬格个子不高，但有一个非常强壮的上半身，他的长发像狮子鬃毛一样向后卷，浓密的眉毛下目光如炬。尽管用了各种新颖的教学法，但艾扬格仍然和人们心中对瑜伽士的传统刻板印象相符，即以他自己的师傅克里希纳玛查里亚为典型的凶猛哈他瑜伽士形象。有些学生在他的严厉管教下茁壮成长，尽管他们会记得在他的教导下"遍体鳞伤"地回家。怯懦的学生不喜欢艾扬格这种惩罚性教学方式，转而跟随艾扬格的女儿吉塔（Geeta）学习，她本身是一位优秀的瑜伽教师，且喜欢用温和的教学方法。对于成功出师的学生（并不是所有的学生都如此），他们的回归标志着靠教授瑜伽为生首次成为一种可行的可能。这也是有里程碑意义的一步，对于真正的瑜伽体系来说是个好消息，但也为许多跨国瑜伽的愚蠢商业化埋下了种子。随后，正当人们认为，在经过了一代人的追捧之后，人们对身体瑜伽的兴趣可能会下降时，艾扬格的一位新的拥护者了解并尝试了他的瑜伽体系。就在新的千年到来之际，超模克里斯蒂·特灵顿（Christy Turlington）摆着一个艾扬格瑜伽姿势登上了 2001 年《时代周刊》（*Time*）的封面；第二年，她出版了《生活瑜伽：创造一种生活练习》（*Living Yoga: Creating A Life Practice*）。总而言之，在艾扬格的职业生涯中，这位曾经体弱多病的年轻人摇身一变，成了一名瑜伽大师，证明了他始终顺应着时代精神。

在 2014 年艾扬格去世后，他的网站上发布了一张微笑的照片，旁边还有一条典型的艾扬格风格的保证："我总是告诉人们，'活的快乐，死的庄严'。"从各方面看，他这两点都做到了。也许，对这位有着严厉的爱的杰出大师，我们对他的最后评价当属于一位长期追随他的学生所说的："他是一位非凡的天才，这是毋庸置疑的。但他的教导并不适合所有人。不同的学生需要不同的老师，不同的老师会有不同的学生。这点非常奇怪，但也魅力无穷。"[10]

女性

———————

健康

16

女性健身

　　即使是那些不熟悉瑜伽的人也会发现，有一件事是显而易见的——练习瑜伽的大多是女性。下面的这些数字也证实了这一初步印象。例如，在英国官方认可的管理机构"英国瑜伽扶轮会"拥有的8000多名成员中，只有不到10%的男性；在其4000多名注册教师中，男性所占比例更低。瑜伽文化中的几个分支，如"怀孕瑜伽"和"更年期瑜伽"，都是专为女性设计的，而瑜伽杂志上的许多文章也都专门讨论女性会遇到的问题，如减肥和产后恢复好身材、产前和产后练习动作、皮肤及美容护理、女性盆底的秘密或乳腺癌康复建议。事实上，领先的瑜伽杂志几乎无法和任何其他女性杂志区分开，这些杂志上都有着各种有关时尚、美容和购物的文章，还有各种由迷人的女星代言的当下女性消费群体需要或想要的产品。在2015年最畅销的美国《瑜伽杂志》中随机选一期翻开，其中共有83张女性图片，而男性图片只有9张，孩子、狗、猫的图片各有2张。[1] 由此可见，性别偏见已经存在很多年了。在谷歌上快速搜索过去20年的《瑜伽杂志》封面"，映入眼帘的是清一色的金发女郎和 Danskin 牌的瑜伽服。我们很容易得出这样一个结论：瑜伽的目标是和我们所熟悉的美容杂志一样，向女性传达"励瘦"（thinspiration）信息——苗条、健康和独立的自信，并不是和健美身材的性感魅力背道而驰的。

　　浏览一下亚马逊网站就会发现，大多数关于瑜伽姿势的书籍封面上都是女性，内容也倾向于女性形象。它们故意用一些引人注目的标题，如《苗条稳定的性感瑜伽：210 种让你身心幸福的瑜伽姿势》（*Slim Calm Sexy Yoga: 210 Proven Yoga Moves for Mind/Body Bliss*）[原副标题为《15 分钟瑜伽让你从头到脚感觉极佳》（*15-Minute Yoga Solution for Feeling and Looking Your Best from Head to Toe*）]、《超级简单的瑜伽：20 种瑜伽姿势，让你魅力四射！》（*Super Simple Yoga: 20 Simple Yoga Poses to Start Looking Great!*）、《瑜伽泼妇：一个女人在令人敬佩的启蒙之路上试图征服怀疑主义、犬儒主义和香烟》（*Yoga Bitch: One Woman's Quest to Conquer Scepticism, Cynicism, and Cigarettes on the Path to Enlightenment*），还有直接得让人佩服的《练习瑜伽，收获平坦的腹部》（*Get A Flat Belly with Yoga*）[原标题为《如何减掉腹部脂肪：用瑜伽获得健康、健美的身体》（*How To Lose Belly Fat: Get A Healthy, Toned Body Using Yoga*）]。总而言之，这些书籍想要传达美丽的外表会给人们带来自信。瑞秋·布莱特恩（Rachel Brathen）所著的《瑜伽女孩：寻求幸福，建立平衡，敞开心扉生活》（*Yoga Girl: Finding Happiness, Cultivating Balance and Living with Your Heart Wide Open*，2014）是一本代表这种思想的畅销书籍。推书广告把瑜伽宣传成现代女性应对千禧一代必有生活的方式，

178

千禧一代必有的生活包括关注网络，身体柔韧，出国旅行以及随之产生的幸福：

> 在社交媒体平台照片墙（Instagram）上拥有 100 多名粉丝的布莱特恩，每天都在和全世界的人分享自己的生活片段。在《瑜伽女孩：寻求幸福，建立平衡，敞开心扉生活》中，她让读者深入了解了她的人生之旅——从自我毁灭的青少年时期到她现在建立的幸福和鼓舞人心的生活……书中还附有瑞秋在各种让人意想不到的地方练习瑜伽的精彩照片和能让人拥有健康、快乐和无所畏惧的生活方式的循序渐进的瑜伽姿势和简单食谱。这本书能满足你的一切需要，它能激励你走上自己的瑜伽之旅。

然而，如果你相比姿势瑜伽，对心灵瑜伽更感兴趣呢？为了寻求精神升华，你可能会在谷歌上搜索古老的梵语"唵"，寄希望于在其中找到关于这个圣音的信息，然而却发现自己被引到了尼科尔·戴丹（Nicole Daedone）经营的女性唵工作室（OM Workshops for Women），她向学员教授她所说的"高潮冥想（Orgasmic Meditation）——女性练习达到性高潮的简单方法"。戴丹曾是一名非正式尼姑，她一定是把时间都花到了为孤独的修行增添几分乐趣上，她还为自己所说的"女性快感缺失症"哀叹。戴丹 120 多名"助手"遍布美国大陆，现在她们在伦敦，随时准备实施所谓的"佛陀的触摸"——一种仪式化的手淫法，这种操作收费，能给女性顾客带来"与宇宙相连的特殊感觉，每次都能如此"。尽管有批评者认为这是披着新时代长袍的卖淫，但该机构的英国网站解释说，它的使命是："将瑜伽、正念和性高潮结合在一起。"人们很容易对此冷嘲热讽，但意念手淫也许会成为主流：《嘉人》（*Marie Claire*）杂志在 2015 年 7 月刊上用三页篇幅报道了这个话题。

即使你没有被这种花招吓到，仍继续搜索"冥想"，你也很可能会想到别的方面——心灵瑜伽已经被用来满足当今女性的需求。女权主义网站 Reductress 将冥想宣传为一种可以让女性敞开"第二阴道"的方式，解释道：

179

> 这就是为什么我们把敞开你第二阴道的方法和它所蕴含的额外力量结合在一起。这种先进的技巧不适合那些刚开始冥想的人，所以在开始这种由雌性激素驱动的阴道启蒙之旅前，一定要确保你已经熟悉了自己独特的冥想过程……

一些人可能认为，这是一种不成熟的自我沉迷，另一些人则认为这是强有力的第四次女权运动，正如其口号所言，"让女性重新认识自己的身体"。但无论你是怎么看待这种瑜尼 [1] 瑜伽（yoni-yoga），将瑜伽重点从原人转移到骨盆底都大大逆转了过去两千年来瑜伽一直以男性视角呈现的事实。那么，让我们欢迎伟大的女神回归？也许吧……

---

① 在古印度中指女根或女性生殖器。

火星和金星

瑜伽在美国吸引的练习者中，男性比例略高于英国，这主要是因为瑜伽是美国许多顶尖运动队日常训练系统的主要组成部分之一。但在英国，即使像吉格斯（Ryan Giggs）和布拉德·弗里德尔（Brad Friedel）这样的现已退役的英超偶像，把他们不同寻常的长寿归功于瑜伽，它仍然没有在男性群体中流行起来。尽管如此，围绕身体瑜伽的主流文化往往将瑜伽视为一种正经的健身方式，而不是女性常认为的精神修炼。很多女性显然也喜欢这种方式。克莱尔·金蒂（Claire Ginty）是一家名为"健身盒子"（Gymbox）的健身房的常客。这家亮着蓝色灯光、粉刷着黑色墙壁的健身房位于伦敦金融城，在这里常能听到夜店音乐。金蒂非常欣赏这个健身房教授的内容，即一个名为兄弟瑜伽（Broga）的课程体系，其宣称是"为男性量身定制的瑜伽练习"。这是瑜伽姿势体系中的一个新物种，它是为那些不想要任何"神秘的柔软动作"的男性（甚至包括一些女性）设计的。正如金蒂所言："这是最好的融合。我们每天不用花上两个小时，也能得到我们喜欢的硬干货。你每次都觉得自己进行了充分的锻炼，即使这之后你会痛的受不了。"非常喜欢兄弟瑜伽的男性学员说，这套体系可以让他们自由地活动紧绷的腿筋，而不会让自己在有些女人旁边显得笨手笨脚——这些女人可以毫不费力地把自己扭成麻花。每个人都有自己的说法，但在身体层面，有一件事是肯定的：在尽情练习兄弟瑜伽时所释放出的让人干劲十足的化学物质，肯定与帕坦伽利和其他传统瑜伽大师倡导的冥想式专注练习所产生的完全相反。

瑜伽照片墙

我们都熟悉身体瑜伽常常展示出的形象——练习者用她完美塑造的身体保持着完美的姿势，呈现出完美的健康状态，披着无可挑剔的秀发，散发出与世无争的沉静气息，通常照片背景都是巴厘岛的海滩、泰国森林或喜马拉雅山脉。对于那些乐于攀比和炫耀自己身材的人来说，全新的、迅速风靡的瑜伽照片墙（Instayoga）——一种社交软件在瑜伽领域的应用，对她们有着强大的吸引力。在照片墙上搜索标签 #yogaeverydamnday，会出现超过 400 万条帖子；近日，一名昵称为"裸体瑜伽女孩"（nudeyogagirl）的无名模特在加入该网站的第一个月就吸引了 8 万名粉丝，不过不可否认的是，粉丝的迅速增长可能与"裸体"有关，而不是"瑜伽"。"瑜伽路"（Yoga Trail）这个账号十分活跃，它标榜自己是世界瑜伽网络，把全世界的瑜伽老师、练习者和瑜伽团体联系起来。不久前，它发布了一条帖子，为自己的瑜伽姿势图库（Yoga Poses Gallery）做广告，这是一场用户都可以参加的比赛，人们可以在帖子里分享自己做高难度姿势的自拍，并"从世界各地的瑜伽修行者那里获得灵感"。"瑜伽路"将奖励晒出最像杂技自拍照的用户，并在三款社交软件脸书（Facebook）、照片墙和品趣志（Pinterest）上展示照片。"瑜伽路"给关注账号的用户发邮件写道：

注意：一场大型瑜伽姿势比赛正在进行中！奖品：参加一场在泰国神奇的苏梅岛上举办的免费瑜伽培训。赢得比赛很容易：展示你的姿势照片，然后让你的朋友来为你的照片点赞。现在，排名第一的姿势照片仅有 300 多赞——想想，也许你也可以召集朋友来支持你！比赛还剩 12 天……你能行！

有些人批评瑜伽照片墙呈现出一种由镜光闪闪的工作室、练习者间的嫉妒心和空洞的时髦助长的一种病态的竞争性表现癖，延续了成熟的瑜伽练习长期以来一直想要超越的利己主义。支持者则认为这是一种让人们分享激情、激励他人和庆祝胜利果实的方式，无论这些果实是精神上的胜利还是身体上的收获。他们补充道，无论如何，想要展示自己最好的一面，这是每个人天生的权利，这有什么问题呢？

从传统心灵瑜伽的角度来看，这一切都相当奇怪，因为相对来说，心灵瑜伽不关心练习者的外在如何。事实上，圣贤们一致认为，如果人类的痛苦有一个根源，那必然是对身体的认同。拉马纳·马哈利希被公认为可能是近代最伟大的瑜伽启蒙榜样，他用一贯明了的话表明了自己对这种激进见解的看法：

在"我"的思想产生后，对身体的错误认同也随之诞生。用身体来认识自己，会让你对他人以及他人的身体产生错误的认知，就像你认为生来就拥有身体，身体会成长，也将会死亡一样，你认为别人也经历这个过程。但如果你不再通过身体来认知自己，而是意识到了真实的自我，那你就不再会有这种困惑。你是永恒的，他人也一样。在意识到这一点之前，由于错

181

误的理解和认同导致的错误价值观将总会引起悲伤。[2]

如果事实的确如此，那现代瑜伽就面临一个发人深省的讽刺。可以说，当仅仅为了锻炼出更健康、健美和有吸引力的体格而练习时，瑜伽姿势练习会推动人们产生拉马纳在上文中所说的"错误的理解和认同"。在这种情况下，瑜伽不是在教授学员将身心"结合起来"，减少我们长期以来的身心分离的感觉，而是让这种感觉更加明显。

练习瑜伽的好处

除了有一份有报酬的工作，对于许多女性来说，她们通常被寄希望于能够满足家庭的需求，能够照顾年迈的父母和公婆，不管遇到多难的事都能搞定。瑜伽不仅给女性提供了一种减压的方式，让其能在回归职场、家庭或两者兼有之前充满电，同等重要的是，瑜伽还能让女性拥有难得的"自我"时间，不需要去满足别人的需求和期待，享受做自己的乐趣。一个以女性为主且通常情况下只有女性成员的团结团体也是许多瑜伽课程吸引顾客的点，它们为女性提供了一个有用的关系网与一种充满支持力量和能够共情倾听的环境。最后一点非常重要，典型的瑜伽体式课程可能不包括任何专为耳朵设计的姿势，但这个特殊的器官往往在课后能够得到很好的锻炼。

教瑜伽这份工作也适合很多女性。虽然通常情况下，靠做瑜伽教练过上体面的生活并不是一件易事，除非你全职教授大班。但教瑜伽是许多女性可以从事的弹性工作或兼职。有一份自由的职业，做一些明显有利于他人的事情，同时还能让自己受益，这对很多想要平衡好工作和生活的人来说，是一个非常有吸引力的选择。人口结构也在其中发挥了一定的作用。尽管对许多囊中羞涩的青少年、20 多岁的年轻人和时间紧张的三四十岁的人来说，定期练瑜伽似乎不太可行，但对那些有着新视野的 50 多岁的人来说，练瑜伽的时机往往已经成熟。对于老年女性来说，练瑜伽可以让她们在自我发现的旅程中迈出重要的一步，为她们的后半生指明一条全新的，或许更针对自我的道路。随着家庭生活模式和女性的期望的不断改变，这种情况会越来越多。

182

女性锻炼的传统

20 世纪 50 年代，当瑜伽传入西方并盛行之后，它也被移植到了一个新的文化土壤中。在过去的半个多世纪里，这片土壤对提高身体素质的各种方式的兴趣已日益浓厚，这些方式包括团队比赛、健美、体育竞技和健身。这些运动中有许多是由女性发起的，而且主要由女性参与。其中最重要的一次运动始于英国的妇女健康与美丽联盟（Women's League of Health and Beauty）。这个组织成立于 1930 年，旨在影响全世界成千上万女性的生活。该联盟的口号是"运动就是生命"（Movement is Life）。作为包括普拉提（一种受瑜伽影响的改善型锻炼体系）、有氧运动和舞蹈练习在内的混合项目的一部分，该联盟提倡"精神舒展和深呼吸"。在基督教神秘主义的模糊哲学背景下，这种兼收并蓄的组合有时被称为"女性瑜伽"，以与更男性化的姿势练习方式区分开来。在更严格的健身哲学指导下，更男性化的姿势练习方式在男性群体中越来越受欢迎。

妇女健康与美丽联盟及其组织理念起源于一位名叫玛丽（莫莉）·斯塔克［Mary（Mollie）Stack］的爱尔兰妇女。斯塔克的丈夫是一名派驻印度的军官。与丈夫在印度时，斯塔克注意到了英国妇女和当地妇女之间的身体差异——与在殖民地里穿着硬挺欧式服装的欧洲情妇相比，印度妇女似乎有着更好的体态和更灵活的身体。她将这种身体差异归因于当地女性在做瑜伽（这一点并不确定）并向当地的一位老师学习了印度的瑜伽。回到伦敦后，她在丈夫去世后的时间里，开始教授其他女性一种带有瑜伽特点的"伸展和摇摆体系"。早在克里希纳玛查里亚在迈索尔提出这个想法以及他的学生帕塔比·乔伊斯在全世界推广阿斯汤加瑜伽之前，斯塔克就已经进行了 10 年或更长时间的流畅姿势练习。她的课程结构严谨且由训练有素的医生授课，后来演变成了妇女健康与美丽联盟。联盟的第一个所在地位于伦敦摄政街上的基督教青年会里，这让我们又回到了又热又潮湿的加尔各答市中心的帝国强身课程。

这个联盟诞生于两次世界大战之间的艰苦岁月。它给了在第一次世界大战中失去父亲、兄弟和丈夫的妇女一个机会，让她们在不同难度等级的班级里相聚并一起锻炼。对女性而言，这是一个相对解放的时期。妇女健康与美丽联盟成立于女性获得选举权后首次投票的一年之后，它为所有阶层的女性提供了一个独立于男性、不受家庭束缚的机会。成立后不久，该联盟的专门杂志和大型的公共健身展示活动也随之出现，激励终于摆脱了爱德华时代流行紧身胸衣的英国妇女站起来，并开始真正的行动。在联盟成立的第二年，500 名成员在皇家阿尔伯特音乐厅进行了一场有音乐伴奏的锻炼表演。5 年后，在伦敦奥林匹亚会展中心表演的成员人数是这个数字的 10 倍。这一时期，整个欧洲的公共健康状况令人担忧，因此健身热潮也在加速升温。也许继续行动的冲动代替了一种无意识的"战斗或逃跑"的反应，在另一场可怕的战争悄然逼近时，释放出了集体的焦虑。同理，在我们深感无法控制或影响的这个快速变化、机械化程度越来越高的世界，猜测我们对于"忙碌"的沉迷（无论是在健身房之内还是在健身房之外）在多大程度上也是一种焦虑的转移是十分有趣的。

玛丽·斯塔克于 1934 年去世，她年仅 20 岁的女儿普鲁内拉（Prunella）接替了她的职位。普鲁内拉有着修长的腿和明亮的笑容，因此她是母亲心中能够代表联盟的典范，她也很快地被称为英国的"完美女孩"。如果有一个人可以称得上是当今健身狂热者的鼻祖，那就是普鲁内拉·斯塔克。在她领导下的前 3 年里，联盟的英国成员扩大到 16.6 万人，并迈向国际舞台。1937 年，英国政府利用这一势头发起了一场全国性的健康运动，普鲁内拉则被任命来推广体育锻炼这一"国家大事"。不久之后，作为官方接待委员会的一员，普鲁内拉参加了在伦敦著名的克拉里奇斯酒店举行的晚宴，以庆祝赫赫有名的格特鲁德·肖尔茨 – 克林克（Gertrud Scholtz-Klink）的英国之行。希特勒曾将格特鲁德描述为"完美的纳粹女性"，并任命她为德国"国家社会主义妇女联盟"(National Socialist Womanhood) 的领导人。与狂热的纳粹同情者尼尔斯·布克不同，普鲁内拉并不被雅利安人完美身体的理想所诱惑。晚宴结束的几个月后，联盟里的成员被征召去为战争提供服务，或者说是热情主动地提供服务。

在早期阶段，这些健身运动与我们所熟知的瑜伽之间的联系还很微弱。20 世纪 30 年代最受欢迎的体育文化杂志是《健康与力量》（*Health and Strength*）及其姐妹刊物《超人》（*The Superman*）。这两本杂志偶尔会刊登一些关于瑜伽的文章，但没有一篇概述了当今瑜伽课程中的典型身体姿势。但从另一个角度看，这些杂志确实刊登了许多图文并茂的文章，描述了专门为女性设计的各种锻炼姿势。这些基于伸展和放松的锻炼姿势没有被认为属于瑜伽或与瑜伽相关联，但这种情况很快就会改变。

健康之地

第二次世界大战后，美国也发生了类似将身体健康与国家利益相结合的事件，而这又是由一位女性发起的。对于这个国家而言，冷战时期是一个充满焦虑的时期，这时，美国正因为从朝鲜战场上耻辱地撤退而感到沮丧。雪上加霜的是，苏联"熊"在 1952 年的赫尔辛基奥运会上打败了美国"鹰"，四年后在意大利科尔蒂纳丹佩佐举行的冬奥会上再次打败了美国"鹰"。最令美国人糟心的是，苏联后来在 1957 年发射了人造卫星，共产主义者似乎准备通过征服太空来扩大他们在陆地上的统治。

最后一项是对国民心理的一次震撼性打击。美国当时的第一反应便是在教育系统中投入资金和注意力来促进数学和物理学科的发展。人文学科被边缘化了；美国需要培养科学技术人员来使自己免于"异族暴君"的迫害。另一种反应则更原始。当国家领导人开始深思自己国家所面临的困境时，他们越来越相信问题其实出在国民的身体上：美国人的身材严重走样。政府仓促组织发布各种关于青少年健康的报告，这些报告都揭示了年轻的美国其实是一个由许多懒散的电视迷组成的国家，这些电视迷远远落后于欧洲的同龄人。世界级登山运动员和全能运动员邦妮·普鲁登（Bonnie Prudden）对世界各地儿童的健康状况进行了测试，也得出了同样令人沮丧的结论，即美国年轻人的肌肉严重松弛。普鲁登的工作引起了艾森豪威尔总统的注意，他让她负责调整全国院校的健身计划。普鲁登也十分热爱这份工作。这份工作的一个方面是在足球、棒球、篮球和冰球比赛中让女子啦啦队进行充满活力的体操表演。[3] 接着，普鲁登写了许多文章和书籍，主持了几个电视节目，发起了各种全民健身运动，并为学校、医院、精神病院、工厂和监狱制定了健身计划。总而言之，很少有人能与她对增强人们健身意识的积极贡献相提并论。

艾森豪威尔总统的继任者肯尼迪（Kennedy）举起健身的旗帜，并以同样高涨的热情挥舞它。1960 年，在一篇题为《虚弱的美国人》（The Soft American）的文章中，这位年轻的准总统写道：

我们越来越虚弱，越来越缺乏健康的体魄，这对我们的国家安全是一种威胁。捍卫自由所需要的耐力和力量不是几个星期的基础训练或一个月的集中训练所能创造的，而是由那些终身致力于体育事业和对体育活动感兴趣的身体所创造的。纵观整个历史，我们同侵略者的斗争都是在美国的操场上、角落里和球场上取得的胜利。[4]

肯尼迪总统毫不掩饰地引用了威灵顿公爵（Duke of Wellington）的名言："滑铁卢战役的胜利是在伊顿公学的操场上取得的。"这清楚地表明，在美国经济占主导地位的全球背景下，如果一个全球性帝国想要蓬勃发展，新的帝国主义者必须在身体素质上达到标准。这不是严格意义上的强身派基督教教义，但肯定与它密切相关。事实上，肯尼迪的号召是对"天定命运论"（Manifest Destiny）的更新——这是由移民而来的清教徒提出的一种教义，他们拥有不可避免的、上帝赋予他们的向西扩张的权利，并强行从美国原住居民手中夺取领土。自 19 世纪初以来，这一权利愿景激发了白人创建一个国家的信心，这一次，它将再次发挥作用，帮助美国确立在现代世界中的金融领先地位。至今，它仍驱动着肯尼迪不朽的遗产之一，即他在 1962 年宣布的美国太空探索计划。

后来，一个意想不到的因素——如火如荼的"妇女运动"进一步推动人们去建立更健康的美国。这个名字很贴切，因为它引发了一波由女性发起并迎合女性需求的健身课程的活力浪潮。许多支持者曾是舞蹈家：杰基·索伦森（Jacki Sorensen）——有氧舞蹈、朱迪·米塞特（Judi Missett）——爵士健美操和玛莎·朗兹（Martha Rounds）——瘦身操。她们都是非常成功的创新者和激励者。虽然没有公开提及，但她们清楚地看到，除了运动、充满同情色彩的友情和社交网络，吸引许多女性参加锻炼的真正原因是她们对减肥的渴望。

就在这个时候，那个激励 20 世纪 70 年代的姐妹动起来的女人——好莱坞明星简·方达（Jane Fonda）出现了。不为人知的是，方达长期患有暴食症，为了拥有她所想象的完美身材，她会暴饮暴食，然后又通过催吐来排出食物。在她 40 岁之前，这位女演员以某种方式成功地瞒住了所有人。她的职业生涯始于60 年代。那时，她的表演令人十分难忘，比如她在科幻喜剧片《芭芭拉》（*Barbarella*）中扮演的性感角色，片中她穿着乳胶紧身衣，几乎一丝不挂，激发了许多男性的幻想。被称为美国版碧姬·芭杜（Brigitte Bardot）① 的她，如愿嫁给了她后来的前夫——法国电影明星兼导演罗杰·瓦迪姆（Roger Vadim）。之后，为了治愈在拍摄《中国综合症》（*The China Syndrome*）导致的脚踝扭伤，以及为了在下一部电影《加州套房》（*California Suite*）中展示自己穿上比基尼的性感身材，方达选择了吉尔达·马克思（Gilda Marx）设计并教授的健身方法。马克思曾经也是一位成功的舞蹈教练。她在加州和纽约开设了时尚有氧运动工作室。在那里所看到的让方达印象深刻。她立即聘请了一位叫莱尼·卡兹登（Leni Cazden）的教练，开始私下学习有氧运动。她还找到了合适的锻炼设备，知道了如何最好地经营健身和有氧运动工作室。后来，这位女演员写出了经典之作《简·方达健身手册》（*The Jane Fonda Workout Book*）。方达的口号是"感受燃烧"，她的有氧韵律操（Neo-Tapas）像野火蔓延般迅速流行起来，并取得了巨大的商业成功。

186

---

① 著名法国性感女星。

在这本书的精装本卖出 200 万册后，出版商西蒙与舒斯特公司（Simon and Schuster）举行了香槟派对为方达庆祝。该公司在派对上给了方达一张 120 万美元的版税支票，这是其有史以来支付的最高金额。紧随其后，方达又出版了《怀孕，生育和恢复锻炼手册》（*Pregnancy, Birth and Recovery Workout Book*），这本书卖出了 25 万册，尽管这本书实际上是由一位名叫菲米·德利瑟尔（Femmy Delyser）的为明星服务的分娩教练所写的。最初的《简·方达教你健身》（*Jane Fonda Workout*）录像带是第一个登上视频排行榜榜首的非电影类视频，并连续三年位居榜首。该录像带卖出了 1700 万盘，至今仍然是有史以来最畅销的家庭录像带。方达现在已经 80 多岁了，尽管为了增强体质，她做过整形手术，换了新膝盖、新髋关节以及用了睾酮贴片，但方达一直是活跃的老年人中令人瞩目的榜样。她在 2000 年选择成为一名基督徒，这无疑又推动了她的事业发展。在她的新书《黄金时间》（*Prime Time*）中，她将自己的身份从女性健身指导转变为老年女性的性爱专家、关系顾问和全方面生活教练。

无论是独自在家还是在公共健身房，女性锻炼的主要原因是她们希望自己看起来尽可能地漂亮。在接下来的 20 年里，"身体自助"浪潮在大西洋两岸快速上涨，它主要对抗的是在女性身体词汇表中令人恐惧的"大象腿"。统计数据说明了一切。在美国，温迪·史黛琳（Wendy Stehling）1982 年的畅销书《三十天瘦腿》（*Thin Thighs in Thirty Days*）在发行 7 周内就卖出了 42.5 万册。而 10 年后，每年美国女性仅为"燃脂"乳霜的神奇效果花费的金额就超过 1 亿美元。人们对减肥的渴望永无止境。2019

年 3 月，英国作家凯瑟琳·艾林森（Catherine Allinson）和凯·费瑟斯通（Kay Featherstone）合著的《天然有机：100 道家庭瘦身菜谱》（*Pinch of Nom: 100 Slimming, Home-style Recipes*）成为有史以来卖得最快的一本书，在出版的第一周就卖出了惊人的 21 万册。同样，预计到 2021 年，全球抗衰老市场将达到 2165.2 亿美元。[5]

在健身引起巨大的社会关注的同时，另一个概念——"全面健康"也在 21 世纪变得流行起来，在这个概念中，保持健康是自我提升的重要成分之一。"全面健康"通常与治疗相关。美国著名瑜伽教练、瑜伽香提工作室（Yoga Shanti studios）的老板科琳·赛德曼·耶（Colleen Saidman Yee）总结了这种瑜伽观："我从来不想被称为大师。我想做的就是引导女性进入她们自己的身体，让她们更满足。"[6] 总而言之，考虑到女性身体形象工程的压力与持久性，女性在当代瑜伽世界中占主导地位也就不足为奇了。事实上，有些人会认为，当今姿势练习的巨大成功不仅源自古印度精神，也源自斯塔克—普鲁登—方达派系倡导的健身谱系。

17

开创性的瑜伽女修行者

时间：1932 年 8 月的一个星期天早晨；地点：孟买。虽然大雨几个小时前就停了，到傍晚才会再下，但天空已被浓密的银色云层所笼罩，云层完全遮住了太阳，空气沉闷，令人困倦。在季风时节，湿热的空气一如既往地渗入这座闷热的城市的每一个缝隙里。沿着这座城市临海的主要大道——宏伟的海洋大道（Marine Drive），人们正散着步，希望能呼吸到尽可能多的新鲜空气。在它的南端，靠近大都会半岛的尖端，坐落着这座城市的行政中心"堡垒"（Fort），在这里，宏伟的印度－撒拉逊复兴风格（Indo-Saracenic Rivival）建筑——泰姬陵酒店（Taj Mahal Hotel）傲然地坐落在一小群由富人和时尚人士新建的装饰艺术风格的联排别墅之间。在其宏伟的浮动楼梯前的一个一楼大房间里，一个管理委员会正在为即将到来的庆祝营业 30 年的晚宴舞会制定计划。一切都是那么的成功。印度从未有过像泰姬陵酒店这样的建筑：这里有美国的风扇、德国的蒸汽电梯、土耳其的浴室和英国的管家，并且迅速成为由电影明星、花花公子、时尚偶

像和更欧洲化的印度名流组成的迷人的国际舞台上最受欢迎的
酒吧。

在海洋大道的北端的聚会格外不同，人们无法像泰姬陵酒店
优雅的顾客那样享受天鹅绒扶手椅和凉爽的空气。至少有 500 名
印度教圣人聚集在这座城市最受欢迎的集会地点——被称为乔佩
迪海滩（Chowpatty Beach）的广阔沙滩上。这些印度教圣人只系
着腰带，蓬乱的头发上涂满了牛粪，健壮的身体上沾满了火葬堆
的灰烬，他们来到这里是为了向公众展示古老的瑜伽艺术。观众
中的许多人显然对瑜伽修行者的扭曲动作感到不知所措。刚在附
近的诸圣教堂 (All Saints Church) 做完晨祷或在圣弗朗西斯泽维尔
大教堂（Cathedral of St. Francis Xavier）做完弥撒的欧洲夫妇们
正在散步，却意外地看到了印度的"另一面"。许多人因恐惧和
偏见而退缩，而他们惊讶的孩子也被深色皮肤的女仆拉走以远离
这个奇怪的场景。衣着时髦的印度人在一旁看着，他们本能的好
奇心与几乎掩饰不住的尴尬交织在一起，因为正如一位政府官员
嗤之以鼻的那样，"这里不适合体面的人"。他可能是对的，但一
位观看这场表演的年轻苏联女人被迷住了，她是一位雄心勃勃的
电影女演员，当时担任了一些小角色，正在片场休息。这个苏联
女人不会在乎这是否会损害她的尊严。此时正是美国中产阶级健
身运动在邦妮·普鲁登的领导下开始发展的时候，这位来自世界
另一边的非凡女性，即将成为全球健身运动的领导者。

英德拉·黛维——她最近才开始这样称呼自己——于 1899
年出生在里加，原名尤金尼亚·瓦西利耶夫娜·彼得森（Eugenia
Vassilievna Peterson）。在她出生 6 年前，维韦卡南达在芝加哥

190

会议上惊艳了众人。尤金尼亚的母亲是一位俄国年轻贵族，父亲是一位中年瑞典银行家，两人在尤金尼亚出生后不久就分开了。小尤金尼亚由祖父母抚养，母亲则以演员的工作勉强度日。从一开始，她就同属两个截然不同的世界——安稳传统和放荡不羁、富有和近乎贫穷——这种灵活性一直是她流浪生活的一个标志性特征。第一次世界大战迫使她来到圣彼得堡，然后去了莫斯科，在那里她接受了舞台训练。布尔什维克的到来让她逃到了魏玛共和国的柏林，在那里她加入了著名的蓝鸟歌舞团（Der Blaue Vogel），该歌舞团在许多被吸引到这个注定要灭亡的城市的俄国移民的金钱力量下为他们提供娱乐。到了 1927 年，尤金妮亚厌倦了舞台，前往印度。从读了约吉·拉玛查拉卡的《瑜伽哲学十四课》（*Fourth Lessons on Yogi Philosophy*）后，她就一直对这个国家着迷。我们在第 12 章中看到了他若隐若现的存在。她此行的目的是追随年轻的吉杜·克里希纳穆提，吉杜被神智学会的领导人宣布为新的"世界导师"——尽管几年后，他拒绝了这一强加给他的艰巨使命。在印度次大陆时，尤金妮亚在孟买嫁给了一名捷克外交官，但作为上流社会人士的妻子，她很快患上了抑郁症。"我为什么来印度？"她绝望地写道，"成为一个受欢迎的女主人和派对常客？"长期患病促使她尝试瑜伽，和在她之前的 B.K.S. 艾扬格一样，尤金妮亚的救星是一位伟大的老师克里希纳玛查里亚，他在迈索尔王公的宫廷里管理瑜伽学院。

起初，这位权威的大师对于接受一位女性学员一事犹疑不决，但这位学生的坚韧，加上王公的力荐，打动了他。这位女学生的热诚投入给这位导师留下了深刻的印象，他开始认为，这个女学生可以像他的明星学生艾扬格和乔伊斯一样，成为一名全球大使，传播他的体系的益处，以及印度文化的辉煌。他认为，她能够获得女性的支持，这是他长期关注的事情，因为这能阻止他所看到的婆罗门价值观的严重流失。他在 1938 年写道："我认为，如果我们不鼓励女性，伟大的印度传统将会消亡，因为男性没能遵守吠陀的规章制度，他们都成了商人。"

此外，作为他的代表，这位女学生的名字被克里希纳玛查里亚改为英德拉·黛维，他相信，她或许能够推翻瑜伽在美国由"大长者"（Great Oom）[①] 等可疑的早期使用者创造的坏名声。由于美国 1924 年移民法的限制，许多真正的印度老师无法移居美国，而在此之前这些古怪的人在美国基本上有属于自己的瑜伽舞台。市场有缺口，而英德拉似乎正适合这个缺口的形状。她首先从印度搬到了上海，在第二次世界大战期间，英德拉住在从蒋介石夫人那里租来的一间平房里，并通过给美国外交官的妻子上瑜伽课开始了她的瑜伽教学生涯。战争一结束，她就准备"进军"美国。

英德拉教授的是一种温和的身体瑜伽，完全没有神秘主义色彩，对健康、健身和女性福祉的强调也使她不显著的影响力在她身后仍长期存在。英德拉效仿"大长者"妻子布兰奇·德弗里斯的做法，在好莱坞开设了一家工作室，并将瑜伽宣传为"结束白发，不让衰老或皱纹出现"的手段。还有哪比加州更好呢？她立即取得了成功，不仅吸引了葛丽泰·嘉宝、格洛丽亚·斯旺森

[①]　"大长者"是皮埃尔·伯纳德的绰号。

（Gloria Swanson）和玛丽莲·梦露（Marilyn Monroe）等银幕传奇人物，还吸引了西海岸的知识分子，正如我们在第 11 章中所看到的，他们正在吠檀多教义的背景下探索一种更具哲理性的瑜伽。然而，更有成效的是，她接触到了洛杉矶富裕郊区的女性，并很快垄断了那些需要从全自动化镀金厨房的“监狱”中转移注意力的高管妻子的市场。家庭主妇瑜伽（Housewife Yoga）应运而生。

更多的旅行

在动荡的 20 世纪 60 年代中期，英德拉的理想主义把她带到越南，以“河内简·方达”的风格，执行一项古怪的和平使命。这次同样失败了，她回到了印度，在那里她暂时成为奇迹的化身萨蒂亚·赛巴巴（Satya Sai Baba）的信徒。1970 年，约翰·列侬（John Lennon）和小野洋子（Yoko Ono）未打招呼就来到了这位大师位于班加罗尔附近的普塔帕蒂（Puttaparthi）道场，他委派英德拉带他们四处参观。列侬四年前就已经在瑞诗凯诗 ① 师从马哈利希·马赫什·约吉（Maharishi Mahesh Yogi）学习心灵瑜伽。在那里，他的幻想破灭了，于是他散布了关于他前导师的恶意谣言。尽管他感到失望，但他仍在寻求生命中深奥问题的答案。因为英德拉太不了解流行文化了（或者可能是在讽刺他尖酸刻薄），她一直把这位披头士乐队的领军人物称为“柠檬先生”（Mr. Lemon）。不管称呼是否正确，这对夫妇都不太喜欢他们所

---

① 喜马拉雅山脚下的一座城市。

看到的。前一年，他们在阿姆斯特丹和蒙特利尔举行了著名的反战行为艺术——"床上和平运动"(Bed-Ins for Peace)，而此时此地，让他们尤其不满的是被要求遵守神圣的传统，分别坐在祈祷大厅的男女座位上。大师没有特别注意到他们，他们很快就离开了。

在他们离开后不久，这个四处游荡的瑜伽女修行者也离开了道场，并在阿根廷结束了自己的生命，享年 102 岁。英德拉最后的几年是作为曼纽尔·诺列加（Manuel Noriega）的副指挥官的精神顾问度过的，但对她来说，瑜伽的目标永远是健康，而不是圣洁。尽管她对大师们的迷恋使她周游了半个世界，并导致她在第二任丈夫临终时抛弃了他。但就像今天的许多修行者一样，除了身体上的好处，她没有期望得到其他任何东西。正如她曾经坦率承认的那样："我没有一丝圣徒迹象。"

也许她没有，但英德拉·黛维的故事对我们的故事做出了至关重要的贡献。她的书向大众普及了瑜伽。1953 年，其最畅销的书《永远年轻，永远健康》(Forever Young, Forever Healthy)问世。10 年后，又有了《美国人的瑜伽：家庭练习的完整六周课程》(Yoga for Americans: A Complete Six Weeks Course for Home Practice)，这本书是英德拉献给格洛丽亚·斯旺森的，由耶胡迪·梅纽因作序。此时的英德拉也正处于瑜伽教学的一场全新变革的开端，随着网络应用程序的出现，瑜伽教学在很大程度上成了非现场教学这一场景的一部分。1965 年，英德拉的长时黑胶唱片《美国人的瑜伽》(Yoga for Americans)发行，激发了其他女教师制作远程学习专辑的灵感，如莫琳·伊斯顿（Maureen Easton）的《在家的哈他瑜伽》(Hatha Yoga at Home)、特莱瓦·

佐尔纳（Treva Zoellner）的《瑜伽》（*Yoga*）和贝蒂·琼·亚历山大（Betty June Alexander）的《平衡生活瑜伽》（*Balanced Living Yoga*）。无论如何，英德拉的生活和工作都使她成为美国姿势练习的伟大普及者之一。[1]

在为数不多将瑜伽作为一种精神训练的先驱中，有些人放弃了他们的常规生活而转向他们的导师。其中最著名的是爱尔兰社会工作者玛格丽特·诺布尔，她于 1898 年在斯瓦米·维韦卡南达的引导下在加尔各答开启了婆罗门修行，从而成为第一位加入印度隐遁团体的西方女性。她被命名为尼维迪塔修女（Sister Nivedita），在罗摩克里希纳传教会中表现非常活跃，并与维韦卡南达的导师罗摩克里希纳的遗孀萨拉达·德维（Sarada Devi）有着密切的友谊。尼维迪塔修女在印度度过了她的余生。与在她之前的杰出神智学家一样，尼维迪塔成为独立运动的倡导者和印度高尚生活的领军人物。另一位精神移民是美国总统的长女玛格丽特·伍德罗·威尔逊（Margaret Woodrow Wilson）。作为一名专业歌手，玛格丽特在母亲去世后曾短暂担任过第一夫人的职位，但在 1938 年，她离开西方，加入印度南部城市本地治里的斯里奥罗宾多道场。在那里，她被称为尼什塔修女（Sister Nishta），她与学者约瑟夫·坎贝尔共同创作了斯瓦米·尼基拉南达于 1942 年出版的经典著作《罗摩克里希纳福音书》的英译本。虽然得了肾脏感染，但尼什塔修女拒绝返回美国接受治疗，最终死于本地治里。

然而，更常见的情况是富有的女性成为瑜伽的赞助人和推动者。我们已经看到了两位这样的人，首先是凯特·桑伯恩，其次

是黑尔夫人，她们的善举帮助维韦卡南达在美国开启了他的瑜伽
使命。斯瓦米的使命刚一确立，他就受到了另外两人——来自波
士顿的萨拉·布尔和她的朋友萨拉·法默（Sarah Farmer）的慷
慨资助。法默有着新英格兰超验主义背景，在超验主义者的绿地
会议（Green Acre Conferences）期间主持了一系列夏季讲座。在
那里，在世界上第一面 36 英尺（1 英尺约合 30 厘米）长的和平
旗（Peace Flag）下，来自世界各地的思想家们聚集在一起，讨
论人类的一体性、世界和平的必要性与必然性及世界宗教的本质
统一性等重要话题。维韦卡南达在那里拓展了许多人脉。此后
不久，一位继承了大笔铜矿财富、虔诚的神智学者玛丽·道奇
（Mary Dodge）慷慨解囊，促使一个旨在推广智瑜伽灵性导师吉
杜·克里希纳穆提工作的组织成立了。道奇小姐不仅为组织购买
了土地和房产，而且还为这位年轻的救世主和他的团体成员发放
了大量的津贴。这些年金终身发放，发放模式被设置成一种充裕
且看似毫不费力的资助模式，至少在克里希纳穆提的事例中，资
助持续了 60 多年。

　　另一个可以称为新时代"助产士"的人是作曲家、编舞家
和雕塑家丽贝卡·哈克尼斯。她嫁给了美孚石油公司的继承人，
成为美国最富有的女性之一。瑜伽帮助她提高了她的舞蹈水平。
1956 年，她邀请 B. K. S. 艾扬格出访美国，这也是他的首次美国
之行，当时他作为她的客人在罗德岛（Rhode Island）待了 6 个星
期。《生活》杂志发表了一篇题为《社会的新转折》（A New Twist
for Society）的头条文章，其中有艾扬格指导丽贝卡的家人做坐
姿前屈式和肩立式的照片，也有艾扬格自己表演各种高难度姿势

194 的照片。但总体而言，这次访问并不顺利。这位瑜伽修行者愤愤
不平地评论说，美国人只关心三个"W"，即"Wealth"（财富）、
"Wine"（红酒）和"Women"（女人）。后来，他几乎20年都没
再去过美国。考虑到艾扬格在那里还有潜在听众，以及他最初在
英国遇到的偏见，这是一个相当不同寻常的决定。

女性教师

瑜伽西进的浪潮已经掀起且势不可挡。1973年，玛丽·帕
尔默（Mary Palmer）在密歇根州安阿伯市接待艾扬格，这是他
期待已久的重访，而此时，一批新的女教师登上历史舞台。帕
尔默的女儿玛丽·邓恩（Mary Dunn）就是其中之一，还有其他
一些具有影响力的导师：帕特丽夏·沃尔顿（Patricia Walden）、
帕特丽夏·沙利文（Patricia Sullivan）、拉玛·乔蒂·弗农
（Rama Jyoti Vernon）和朱迪思·汉森·拉萨特（Judith Hanson
Lasater）。10年后，蒂姆·米勒（Tim Miller）改编了帕塔比·
乔伊斯的阿斯汤加瑜伽，并创造了自由式流瑜伽，这进一步推动
了20世纪80年代中期女性参与身体瑜伽的浪潮。与乔伊斯最初
的风格相比，自由式流瑜伽没有那么严格的男性化特点，它为瑜
伽的舞蹈精神打开了大门。女性对这种流瑜伽充满热情，就像她
们在20世纪30年代采用莫莉·斯塔克的锻炼方式一样。在试
图发展米勒混合式舞蹈瑜伽的教师中，有三位脱颖而出，这主要
是因为她们将自己的舞蹈姿势与更广泛的社会行动主义结合在一
起。希瓦·雷亚（Shiva Rea）一直致力于环境和跨文化问题，肖
恩·科恩（Sean Corn）通过援助项目将瑜伽带到了非洲，正如

莎伦·甘农（Sharon Gannon）在她的畅销书中所说的那样："我之所以成为一名瑜伽老师，只是因为我觉得这能为我提供一个为动物权利发声的平台。"[2] 尽管这样的方向看起来很有创意，但将瑜伽与利他主义相结合的想法与维韦卡南达最初的想法并不遥远。其他重要的瑜伽派别也由女性领导。有艾米·克利夫斯（Emmy Cleaves）领导的比克拉姆瑜伽（Bikram Yoga）、古尔穆克·考尔·卡尔萨（Gurmukh Kaur Khalsa）领导的昆达里尼瑜伽（Kundalini Yoga）、安娜·福雷斯特（Ana Forrest）领导的剧烈身体练习——核心瑜伽（Forrest Yoga）以及贝丝·肖（Beth Shaw）领导的瑜伽保健（YogaFit）训练。

回到英国

与此同时，在英国，电视的出现点亮了战后破败的 50 年代。随着女性的健身兴趣日益浓厚，许多健身电视节目与录像应运而生，健身房被搬到了客厅。这里的市场领袖是艾琳·福勒（Eileen Fowler），她穿着标志性的紧身连衣裤，说着欢快的口头语："弹跳下去，弹跳上来！"后来，罗斯玛丽·康利（Rosemary Conley）等健身老师也成为家喻户晓的名字。

然而，除了这些健身运动外，身体瑜伽也开始取得进展。它最早的倡导者也是一位女性。1960 年，几乎在艾扬格开始对伦敦进行年度访问的同一时间，一位名叫伯纳黛特·卡布拉尔（Bernadette Cabral）的英裔印度移民抵达伯明翰，很快就把自己打造成瑜伽女修行者苏尼塔（Sunita），一位颇具异国情调的放松和瑜伽专家。不久，身穿纱丽的苏尼塔接受了当地媒体和英国广播公司的采访，并在 18 个月内，在伯明翰田径学院的女子分部（Women's Section of the Birmingham Athletics Institute）开办了她的第一个晚间瑜伽课程。很快，她的学生就达到了数百人。尽管苏尼塔的瑜伽课程是运动型的，但并不局限于体式。她自己还加入了一种独创的神奇元素，她称之为"滑闪时刻"（the slip second），这是一种简单的脑力练习，即对于任何与你有关的事情，你需要集中注意力，然后释放出来，随之而来的放松感可以给你的身体"充足电"。事实上，她声称这种脑力练习比一夜睡眠更能让人精神焕发。这种练习以及她的理念——"片刻的完全平静是瑜伽的本质"——使苏尼塔更接近帕坦伽利风格，而不是后来占据瑜伽江山的经典"伸展和放松"模式。作为一位引人注目和富有魅力的老师，苏尼塔的课程在 20 世纪 60 年代变得越来越受欢迎。她的学生主要是在成人教育系统中工作的女性。苏尼塔指导了大约 20 名女性教师学习她的瑜伽体系，她此时称之为"调息瑜伽"（Pranayama Yoga）。我们永远不知道它是如何发展的。1970 年，年仅 38 岁的苏尼塔在外出散步时被一辆汽车撞死，从此在历史的篇章中悄然消失了。

变化

─────────

的时代

18

挥舞着三叉戟的湿婆神

在印度神话中，典型的苦行者是湿婆神。作为"大瑜伽士"，他居住在喜马拉雅山上的雪地里。在那里，他不断地练习冥想和苦行，享受着这个星球上最纯净的空气。他的肤色是蓝色——不是因为寒冷，而是因为在印度的图腾中，天空和大海的反射色被认为是代表无限的恰当颜色——他头上盘着用神圣的牛粪缠在一起的脏辫，前额上有三条用圣灰抹的横条纹。他只穿一条腰布，脖子上挂着沉重的念珠，这象征并鼓励着独身生活。湿婆神以莲花坐姿势平静地坐在一张虎皮上，举起象征着力量的"三叉戟"（trishula）。就像罗马神话中的海神尼普顿（Neptune）一样，湿婆神是人类心灵深处的至高无上的守护者，他时刻保持清醒，守护着人类的财富和恐惧。湿婆神所传授的无价智慧在迦梨时代，即我们现在这个精神迟钝和物欲横流的时代是最不被重视的。就在不久以前，湿婆神再也不能容忍我们这个死气沉沉的世界的放荡和对精神真理的灾难性无视，恼怒地拿起自己的三叉戟，

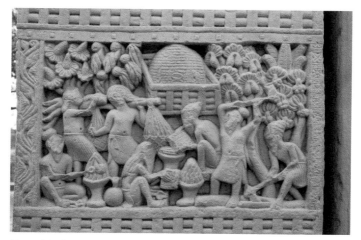

图 1　森林瑜伽士，桑吉砂岩画，公元前 1 世纪
作者藏

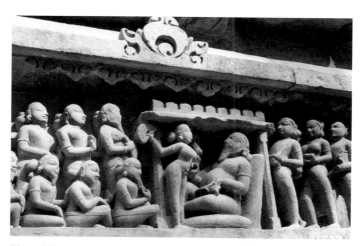

图 2　瑜伽士与学徒及随从，拉克什曼纳寺，克久拉霍，10 世纪
作者藏

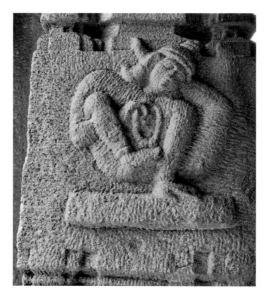

图 3　亨比阿丘塔拉亚寺中的瑜伽体式，15 世纪
Sarah Welch via Wikimedia Commons, licensed under Creative
Commons Attribution-Share Alike（CC BY-SA 4.0）

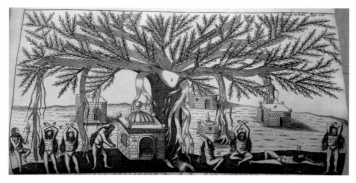

图 4　在修拉的榕树下练习瑜伽体式的印度人，1688 年
Jean-Baptiste Tavernier, *Collections of Travels Through Turkey into Persia and the
East-Indies*, William Andrews Clark Memorial Library, UCLA, via Wikimedia Commons,
public domain

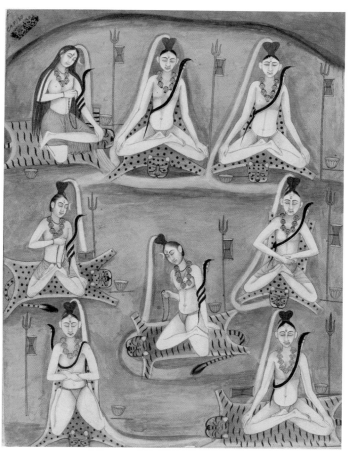

图 5　湿婆神的八种瑜伽体式和三叉戟，18 世纪末
Victoria and Albert Museum, London

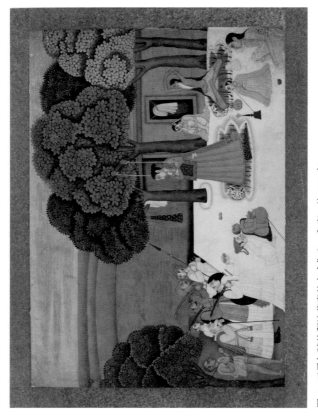

图 6　王子与随从拜访尊贵的女瑜伽士，印度，约 1765 年
Victoria and Albert Museum, London

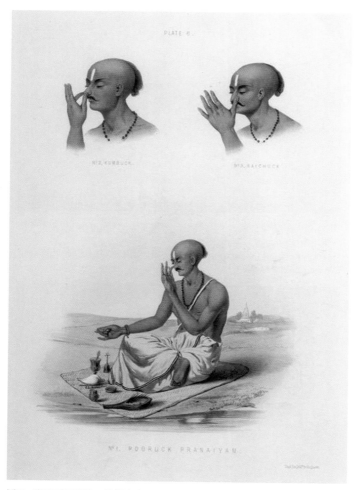

图 7　印刷画展示的三种调息法——吸气、屏息、呼气，1851 年
Wikimedia Commons, public domain

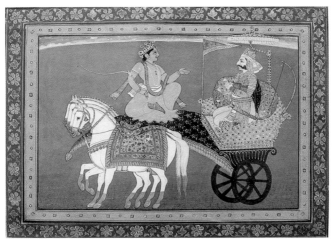

图 8 《薄伽梵歌》(*Bhagavad Gita*)中克里希纳神(Krishna)劝导战士阿朱那(Arjuna),约 1820 年

Edwin Binney 3rd Collection, Accession Number: 1990.1251, via Wikimedia Commons, public domain

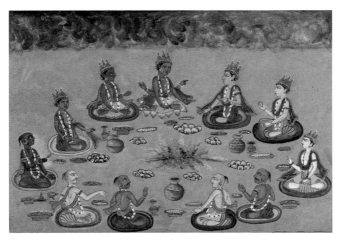

图 9 五位婆罗门祭司、五位首领与一位主神参加雅吉纳火祭,祈求神明的庇佑

Wellcome Collection, licensed under Creative Commons Attribution(CC BY 4.0)

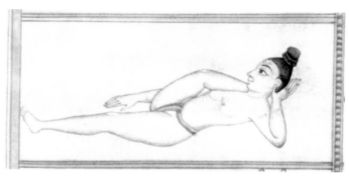

图 10　女瑜伽士的伏背式，"赶象棍"般的姿势（现常被称作巴哈拉瓦式，即"敬畏"之体式），源自 19 世纪中叶的《现实世界的灿烂宝藏》

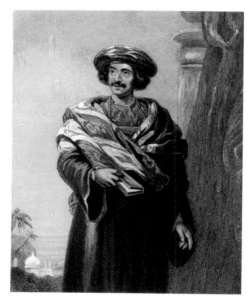

图 11　拉甲·拉姆·莫汉·罗伊（Raja Ram Mohan Roy），梵社（Brahmo Samaj）创始人，印度教复兴运动的领袖，1868 年

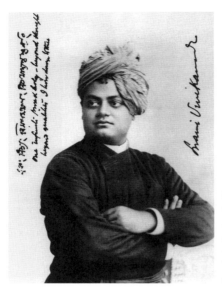

图 12 斯瓦米·维韦卡南达
（Swami Vivekananda），1893
年 9 月。图中左侧是他的亲
笔字迹："无限的纯洁与神
圣——超越了思想与品质，
我必向你膜拜。"
Wikimedia Commons, public
domain

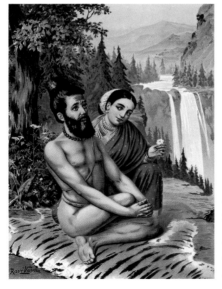

图13 众友仙人（Vishvamitra），
古印度最受尊崇的先知之一，
在冥想时被仙女梅纳卡引诱，
19 世纪末石印油画
Wellcome Collection, licensed
under Creative Commons
Attribution（CC BY 4.0）

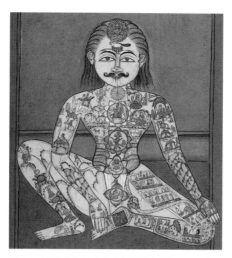

图 14　通俗瑜伽文本中的精微体插图，1899 年
Wikimedia Commons, public domain

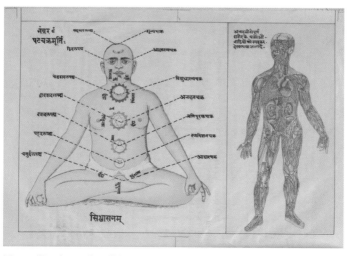

图 15　斯瓦米·汉斯瓦茹帕（Swami Hamsvarupa）在文中将瑜伽生理学模型
与西方生理医学模型对比，20 世纪初
Wellcome Collection, licensed under Creative Commons Attribution（CC BY 4.0）

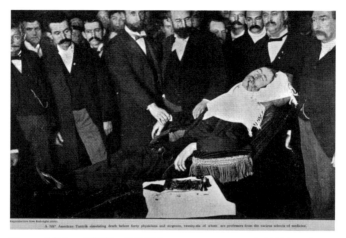

图 16 皮埃尔·阿诺德·伯纳德（Pierre Arnold Bernard）教授向医学人士展示迦梨手印术下的"死亡般昏睡"状态，旧金山，1898 年
Wikimedia Commons, public domain

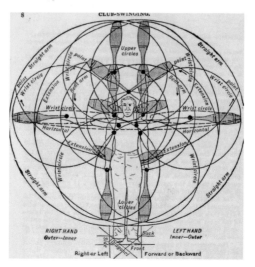

图 17 印度俱乐部手册中的曼荼罗式图示，1901 年
J. H. Dougherty, *Indian Clubs and Dumb Bells*（1901），via
Wikimedia Commons, public domain

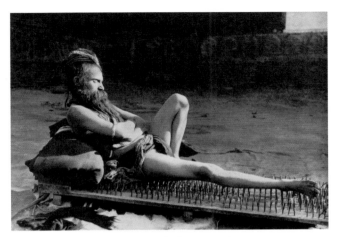

图 18　在钉床上歇息的苦行者，瓦拉纳西，1907 年
Herbert Ponting via Wikimedia Commons, public domain

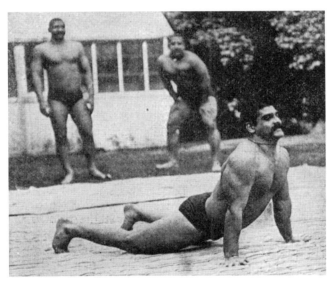

图 19　一位摔跤手（似为"摔跤之神"伽马）正在做印度俯卧撑
Wikimedia Commons, public domain

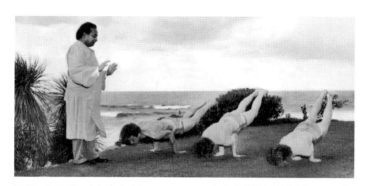

图 20　斯瓦米·尤加南达（Swami Yogananda）在华盛顿山教授瑜伽，1950 年
Wikimedia Commons, public domain

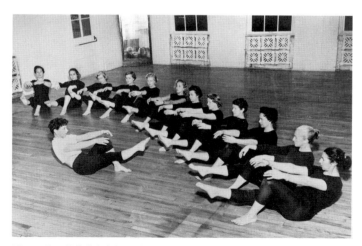

图 21　美国健体大师邦妮·普鲁登（Bonnie Prudden）在她位于白原市的学校
授课，1956 年
Library of Congress via Wikimedia Commons, public domain

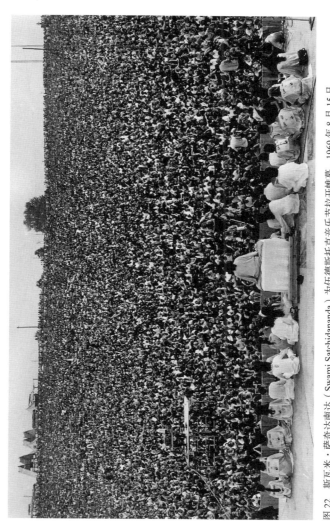

图 22　斯瓦米·萨奇达南达（Swami Satchidananda）为伍德斯托克音乐节拉开帷幕，1969 年 8 月 15 日
Wikimedia Commons, public domain

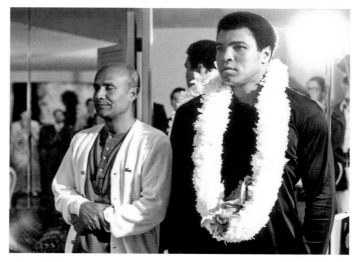

图 23　瑜伽大师斯里·钦莫伊（Sri Chinmoy）与三届世界重量级拳击冠军穆罕默德·阿里（Muhammad Ali），20 世纪 70 年代

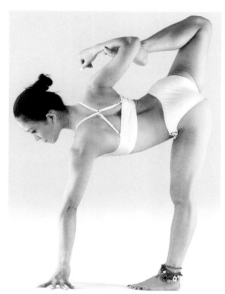

图 24　21 世纪的瑜伽
Mr. Yoga via Wikimedia
Commons, licensed under
Creative Commons Attribution-
Share Alike（CC BY-SA 4.0）

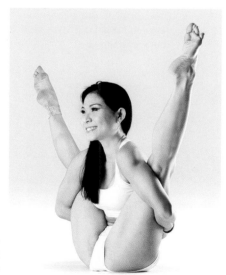

图 25　21 世纪的瑜伽
Mr. Yoga via Wikimedia
Commons, licensed under
Creative Commons Attribution-
Share Alike（CC BY-SA 4.0）

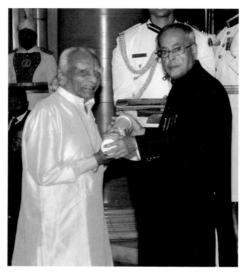

图 26 95 岁 的 艾 扬 格 (B.K.S. Iyengar) 于 2014
年获莲花赐勋章 (Padma Vibhusan)

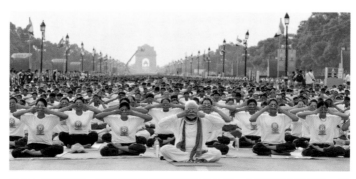

图 27 纳伦德拉·莫迪总理身披印度国旗参加第一个国际瑜伽日活动,新
德里,2015 年 6 月 21 日

给了地球一个有力的刺激,一股新的进化能量被释放出来,一股巨大的净化浪潮开始涌动。

戟之三叉

将沉睡的物质主义庞然大物击醒的第一叉是斯瓦米·维韦卡南达的使命(我们已经在第 11 章中讨论过)。世界已经敏锐地意识到瑜伽的普世主义思想及其在吠檀多哲学中的顶峰,而且它已经永久地改变了。三叉戟的第二叉促成了另一位孟加拉人穆昆达·拉尔·戈什(Mukunda Lal Ghosh)的工作,他就是后来著名的帕拉马曼萨·尤加南达(Paramahansa Yogananda)。戈什出生于 1893 年,他的家人是传统且虔诚的印度教信徒。戈什接受的教育是全英文教育,先入读苏格兰教会学校,之后在加尔各答大学的一所附属学院继续接受教育。此时,大都市的政治骚动正在加剧,1911 年,对未来惶恐不安的英国统治者将印度首都从国际知名的城市加尔各答迁到了更安静的内陆城市德里。麦考利勋爵企图创造"棕色英国人"的宏伟计划带来了意想不到的后果:受过英语教育的孟加拉精英阶层变得太成功,也更加苛刻,他们对自己未来的合法地位提出了质疑。然而,年轻的戈什没有什么明确的政治倾向;他感兴趣的是精神世界。年轻的时候,戈什曾寻找过许多圣人,希望能有一位博学的导师来引导他进行探索,后来,17 岁的戈什遇到了这样一位导师,即圣尤地斯瓦尔·吉里(Sri Yukteswar Giri),他是一位由哲学家圣人阿迪·商羯罗建立的僧侣教团中的正统杖棍托钵僧(danda sanyyasin)。在老师的指导下,戈什正式宣誓加入教团,

200

成为后来的斯瓦米·尤加南达·萨拉斯瓦蒂（Swami Yogananda Saraswati），这个名字象征"团结的幸福"。

就像之前的维韦卡南达一样，这位年轻人开始与青年组织合作。他在孟加拉建立了一所男子学校，并将现代教育技术与精神理想培养相结合。1920 年，他再次效仿维韦卡南达，作为印度代表前往美国，参加促进基督教各派大联合的一次宗教聚会（不过这次是一场国际宗教自由主义者的大会），聚会地点在波士顿而不是芝加哥。一到美国，戈什仍然沿着前辈的足迹，快速成立了一个组织——"自我实现联谊会"（Self-Realization Fellowship, SRF），这个组织后来成为传播他瑜伽、哲学和冥想方面教义的全球媒介。他把这些传播的内容称为"克里亚瑜伽科学"（The Science of Kriya Yoga），并依次通过他的师父和师祖将其归功于一位永垂千古的瑜伽士巴巴吉（Babaji），巴巴吉和湿婆神一起生活在喜马拉雅山的广阔大地上。该组织的名称"自我实现"（Self-Realization）是梵文"atma bodhi"的英译，这是 8 世纪的圣人阿迪·商羯罗用来描述心灵瑜伽的经典目标——"开悟"的一种表达。[1]

自我实现联谊会成立于 1920 年，但在随后的 15 年里，它并没有成为一个合法的非营利性宗教组织；待在美国的前几年里，尤加南达专注于教授一种更倾向于身体层面的体系。他的方法深受欧洲健身运动和"心灵超越物质"新思想哲学的影响，他为其起了一个有趣的名字"尤高达，完善身心的组织 – 意志体系"（Yogoda, The Tissue-Will System of Body and Mind Perfection）。这一体系提倡"通过意志力给肌肉充电"，这将赋予瑜伽练习者非凡的"力量和耐力"。² 此外,其宣传材料称,"令人拥有完美身体的尤高达体系"可以在任何地方练习,且不需要任何工具,它还能"增加或减少脂肪"和"促进身体的净化"。³ 201

在全美范围内,尤加南达在不同场合进行了公开的演示,既吸引了好奇的观众,也极大地提升了自己的知名度。⁴ 他的弟弟也参与其中。作为一名著名的健美运动员,B. C. 戈什是第一个也是唯一一个"环球先生"比赛中的印度评委,他推广了自己版本的哈他瑜伽,这种瑜伽融合了体式、体育运动和他哥哥的肌肉控制练习。为了促进这种融合,戈什于 1923 年在加尔各答开办了一所体育学院,该校最著名的校友是热瑜伽(Hot Yoga)的发明者比克拉姆·乔杜里(Bikram Choudhury),我们将在第 21 章中见到他。戈什也是一个狂热的民族主义者。他于 1930 年进行的名为"肌肉控制"的摄影研究展示了一种无负重健身方法,他希望这能激励孟加拉的年轻人为即将到来的战斗做好准备。因此,这对兄弟在多个方面成为表率——哈他瑜伽、西方健身运动、印度民族主义和马戏团表演——这些之后被合并为现代姿势瑜伽。

随着时间的推移,尤加南达放弃了他的身体锻炼方法,并将注意力转向克里亚瑜伽。这本质上是一种由经典的《哈他瑜伽之光》一书推荐的克里亚(身心净化法),即操纵精微体中的能量以使个人与宇宙智慧保持一致的一套密宗程式。正如尤加南达本人解释的那样:

> 在精神层面,克里亚瑜伽士引导他的生命能量围绕脊髓六个中枢(髓、颈、背、腰、骶和尾骨神经丛)上下旋转,

这六个中枢对应着象征"宇宙人"的十二星座。在人类敏感的脊髓周围进行半分钟的能量循环便会微妙地影响人类的进化过程；克里亚瑜伽的半分钟相当于一年的自然精神展现。[5]

1925 年，自我实现联谊会的国际总部在洛杉矶成立；5 年后，斯瓦米·普拉巴瓦南达在洛杉矶建立了他的南加州吠檀多学会。这座城市成了印度智慧追求者的圣地。洛杉矶是一个自然而然的选择，它是一个没有明确中心的地方和一张彻底摆脱了东海岸欧洲影响的空白画布，它乐观地向未来展望。在接下来的几年里，尤加南达从加州的基地出发，在全国各地进行演讲和授课。尤加南达强调，尽管他使用了复杂而深奥的术语来描述克里亚体系，但瑜伽首先是一门科学学科，可以而且应该被用西方科学术语来讨论和理解。他最早出版的作品是对他在美国首次演讲的扩充，名为《宗教的科学》（*The Science of Religion*），这个书名使用了矛盾修辞法，自 19 世纪末以来，这种修辞法就引起了进步思想家的兴趣。尤加南达在书中总结了获得神性的直接经验所需要的原理和实践，运用了与他的前辈维韦卡南达所倡导的为世界提供社会服务的相同实践方法来提升个人。西方的思维方式被用来超越其自身的局限，而将科学和灵性、西方和东方结合仍然是他的使命特征。

尤加南达研究的另一个重要主题是所有宗教的超然统一。为了证明这一点，他把重点放在听众的宗教信仰——基督教上。在发展他师父的融合兴趣时，尤加南达的目标是："揭示耶稣基督所教导的原始基督教教义以及巴伽万·克里希纳（Bhagavan

Krishna）所教导的原始瑜伽的完全和谐和根本一致性，并证明这些真理的原则是所有真正宗教的共同科学基础。"[6] 在修行者的生活经验层面，闪米特人和印度人的宗教教义走到了一起，因为正如他在讨论耶稣在当下于我们的真正意义时所解释的那样：

> 他为了实现自己的教义而现在重新出现在群众面前是没有必要的。必要的是，宇宙智慧和对耶稣的神圣感知通过每个人的个人经历和对化身为耶稣的无限基督意识的理解再次发声，那才是基督真正的第二次降临。[7]

这一普世主题也是他的两部主要文学作品的主旨：《基督的第二次降临：基督的复活》（*The Second Coming of Christ: The Resurrection of the Christ Within You*）、《神与阿朱那对话：薄伽梵歌》（*God Talks with Arjuna: The Bhagavad Gita*）。这两本书最初都在自我实现联谊会的杂志上进行连载，它们都认为永恒的原则是所有真正宗教共同的科学基础。不过，他对于《薄伽梵歌》的理解明显比维韦卡南达的更加深入和神秘。

他另一本畅销书是《成功法则》（*The Law of Success*），这是一本关于精神生活实际利益的小指南。该书出版于 1944 年，通过倡导基于积极思想力量的实用心理科学延续了与新思想哲学联合的做法，与新思想哲学的联合是他瑜伽体系的特点。需要再次重申的是，这并不是一个新想法。从历史来看，这可能与瑜伽带来的"神通"有关，但在美国，其已经在更世俗、更物质主义的时代背景下出现过，例如畅销书作家拿破仑·希尔（Napoleon

Hill）于 1928 年出版的《成功法则》（*Laws of Success*）和戴尔·卡耐基（Dale Carnegie）于 1936 年出版的《如何赢得朋友及影响他人》（*How to Win Friends and Influence People*）。[8]

203 　　在接下来的几年里，尤加南达在美国各地进行演讲和授课；成千上万的人来听他的演讲，他也吸引了许多名人的关注，其中包括歌手克拉拉·克莱门斯（Clara Clemens）。克拉拉是马克·吐温的女儿，也是她父亲的传记作者。尤加南达是第一位在美国度过其生命中大部分时间的印度瑜伽老师，从 1920 年到 1952 年，他一直住在美国，只是偶尔去欧洲或回印度。除了至今仍在运作的自我实现联谊会，尤加南达最具影响力的遗产是他的第三本著作：《一个瑜伽行者的自传》（*Autobiography of A Yogi*）。该书于 1946 年首次出版，至今仍被大量印刷且已售出 500 万册。这是一本激励了许多人的好书，我们也可以称它为有史以来最有效的"瑜伽"书籍。据说，这本鼓励了数字一代和千禧一代的读物是乔布斯的平板电脑中唯一的一本书，而且乔布斯每年都会将它重读一遍。

　　1952 年春，在为来访的印度驻美国大使举行的洛杉矶晚宴上，尤加南达发表了演讲，主题是"印度和美国及其对世界和平和人类进步的贡献"。他用维韦卡南达的口吻勾勒出这两个伟大国家未来的合作，表达了他对结合了"高效的美国"和"灵性的印度"最好品质的"团结的世界"的期盼。极具讽刺意味的是，他刚一说完，这两种不同的视角就戏剧性地表现出来了。演讲结束时，尤加南达瘫倒在地板上。他在场的弟子坚称，他是通过第三只眼冥想有意识地进入了瑜伽摩诃三昧（mahasamadhi）；相比

之下，美国医生更直截了当，宣布他已经因心脏病发作身亡。⁹

不管怎样，尤加南达的逝世都是非同寻常的。在格伦代尔的森林草坪纪念公园公墓里，他的遗体被进行了防腐处理。该公墓的负责人在一封公证信中写道：

> 帕拉马曼萨·尤加南达的身体没有任何可见的腐烂迹象，这是我们见过的最不寻常的情况……即使在他死后 20 天，他的身体也没有明显的解体现象……他的皮肤没有霉菌的痕迹，他的身体组织也没有明显的萎缩现象。我们从殡仪馆编年史上得知，这种完美保存的身体状态是无与伦比的……他的身体从未散发出腐烂气味。¹⁰

第三叉

湿婆神的第三叉拥有最强大的持久影响——他出现在尤加南达死后不到十年，是一位身材矮小的白袍僧侣，被称为马哈利希·马赫什·约吉（Maharishi Mahesh Yogi）。他是一位以前从未有过的灵性导师。他热情、灵活、快乐，除了完成启蒙世界的使命外，他不愿为其他事情投入过多精力。很快，他便被称为一位真正的革命者。就像他教授的冥想技巧一样，他传达的信息简单而直接：痛苦是不必要的，因为生活本质上是幸福的，而实现这一点的方法简单、快乐且适合每个人，即每天两次持续 20 分钟的超验冥想（Transcendental Meditation, TM）。"精神生活是一种挣扎或涉及自我否定或苦行"的观点被断然拒绝，因为它混淆了适合隐士和持家者的不同道路。前者可能会毕生致力于长期和艰苦的修行，而后者所需的是定期的冥想和活动均衡的生活。维韦卡南达将我们更高的使命定义为一种具有男子气概的、持续不断的、克服自身基本冲动的战斗，尤加南达强调的是一种漫长而深奥的精微体生理机能的转变，而约吉大师更简单轻松的思想是许多人更愿意接受的，尤其是当它来自一个无论走到哪里都带着鲜花和笑容的男人。

超验冥想非常迅速地传播开来。从宣传的角度来看，这位似乎不知疲倦的革新者最意外也最成功的作为便是教披头士乐队冥想，并让他们参加他的寄宿制课程：第一次是在 1967 年的"爱之夏"（Summer of love）运动期间的班戈大学；然后是 6 个月后，在恒河畔传统的瑜伽静修小镇瑞诗凯诗的一所专门建立的学院里，那儿距离德里东北方向有 7 个小时的车程。约吉大师与披头士四人组的联系是利弊参半的。回想起来，他认为，许多他所称的"严肃的社会人士"因为自己与披头士乐队之间的联系而推迟了对冥想练习的尝试。尽管如此，大量年轻的、带有理想主义的婴儿潮一代还没有受到家庭和经济负担的困扰，他们可以帮助传播冥想，并且为之投入极大的热情。

许多肤浅的观察者可能会误以为约吉大师怪诞的热情是缺乏庄重的表现，但在这个面带微笑的形象背后，是一位坚定地信奉吠陀传统的一流教师。他认为在冥想中产生想法是必然的，且应该被接受而不是被抵制，这看起来是革命性的，但它植根于传统的"毫不费力且自发"（Sahaja）方法，这种方法并不意图控制或束缚心灵，它在印度教和佛教教义中都可以找到。通常被认为影响练习的巨大障碍被一举克服了。约吉大师的冥想分析遵循帕坦伽利的《瑜伽经》的顺序，解释了必要的心灵净化、思想性质以及从无意识的心理中逐渐去除深层潜在印象的过程。[11] 这是对传统心灵瑜伽的透彻理解，但以现代的形式重新表述会更加易于理解和应用。同样，约吉大师关于修行的长期影响的评估完全基于《蛙式奥义书》，这本书解释了"第四状态"，其是在头脑清醒、做梦和深度睡眠三种变化模式之前的"第四"或超验意识，是它们不变的见证。作为训诂专家，约吉大师的专业性从他对《薄伽梵歌》的前六章的翻译和评注中可见一斑。[12]

三叉一刺

尽管约吉大师的性格可能与两位更传统的前辈维韦卡南达和尤加南达非常不同，但这三人之间有明显的相似之处。他们都属于由抄写员和簿记员组成的凯亚斯塔（kayastha）亚种姓，长期以来，这个群体通过担任文职和行政角色与外国接触，首先是在穆斯林统治时期，然后是英国殖民统治时期；维韦卡南达是一名律师的儿子，而尤加南达和约吉大师都是公务员的儿子。[13] 他们从父辈那里所继承的能帮助他们与西方进行更好的互动。三个人分别都深受一位传统的和高度正统的托钵婆罗门僧人教师喜爱，这也可能对他们有益。这些导师以历史悠久的传统方式放弃了世界，但他们肯定明白他们的年轻弟子不仅脱离了传统的桎梏，而且拥有天生的智慧、强大的人格和让古代智慧适应未来时代需要的潜力。至于这些学生，他们都注意到了基督教在印度的传教工作的实用性，并清楚地意识到，崇尚科学和相信物质进步的现代世界将会对倾向于弃世且极度简单的物质生活，以及过于朴素的生活态度的传统教义保持警惕。我们需要的是给世界带来平衡，需要通过将其建立在灵性之石上来加固这个脆弱的物质主义屋舍。再一次，像他的两位前辈一样，约吉大师也讲了伟大宗教超验的统一性，他强调，正如他们所做的那样，这种统一性不是单纯的理论，而是一种解放的实现——在练习心灵瑜伽的过程中，对所有存在的基础进行的深刻内在体验带来的解放。

206　　　阿拉哈巴德大学（University of Allahabad）是印度教最古老的朝圣地之一，也是地球上最大的宗教集会举办地。[14] 作为这所大学的一名物理学专业毕业生，约吉大师非常欣赏西方科学。20世纪60年代，他开始了自己的使命，并热衷于对他技术的物理关联性进行科学检查，并将其益处编成目录。对于超验冥想的科学研究最终于20世纪70年代初启动，在至今的50年里，这一研究收集了大量有关各种冥想和身体瑜伽的数据。

　　在他公开教学的前十年或更长的时间里，约吉大师使用了与他前辈相同的传统术语。例如，1958年，他在夏威夷向他的第一批国际听众讲述了他当时所说的"深度冥想"(Deep Meditation)：

　　　　冥想是向神祈祷的最有效的形式——无论是个人的还是非个人的。通过把罪恶放在神圣体验 (Divine Experience) 之火中灼烧，冥想是摆脱它们最有效的方法。冥想是让心灵直达天国的飞行，它存在于每个人的心中。

　　但随着早期一些科学研究成果的发表，这个术语开始发生变化。冥想被认为是一种有效的减压方法，而不是舒展心灵的钥匙。除此之外，约吉大师开始称他的方法为"创造性智力的科学"（The Science of Creative Intelligence）。这门新科学在世界各地定期举行的跨学科研讨会上得到讨论，研讨会的主要目的是强调西方科学和吠陀科学之间的联系，他将其描述为"知识的客观手段和主观手段"。一些当时处于科学前沿的知名人士出席了这些研讨会，包括三位诺贝尔奖得主——物理学家布莱恩·约瑟夫森（Brian Josephson）和伊利亚·普里格金（Ilya Prigogine），以及生物化学家梅尔文·加尔文（Melvin Calvin），还有未来主义者和设计师巴克敏斯特·富勒（Buckminster Fuller），普及"压力"概念的内分泌学家汉斯·塞尔耶（Hans Selye）和亚原子物理学家苏达山（E.C.G. Sudarshan）。

在他善良温和的压力治疗医生的媒体形象背后，约吉大师继续宣传吠陀的普遍性和对印度形而上学传统的深入理解，但如今，约吉大师只是悄悄地发声，因为他很清楚，唯物主义者很容易回避把他们思维范式拉得太远太快的世界观。然而，事实上，这些关于心灵的主题总是最贴近他的心，在他最后 20 年的教学中，这些主题重新变得受人瞩目。

最后，这三位深深扎根于祖国古老灵魂土壤的精神大使痛苦地意识到，西方对印度的普遍印象并不是正面的，在美国尤其如此。当时的美国仍笼罩在凯瑟琳·梅奥的《印度母亲》的阴云之下。约吉大师意识到，他的印度国籍会让一些人想当然地怀疑他所传播的信息的可行性，因此，他会强硬地表明，印度本身与此无关：

207

所以，激励人民的不是印度，也不是印度教。它是关于生命的知识，不受任何时间和地点的限制，这是关于生命、内在存在的普遍真理。现在，无论你是印度人、南非人、意大利人，还是其他什么人，你内心的现实就是我们要传达的信息。我们不是从印度哲学、印度宗教或印度人的角度与人们交谈，这无关乎印度。[15]

我们将在稍后探讨科学与灵性的艰难结合，但就目前而言，毫无疑问，湿婆神三叉戟带来的愤怒的刺激不仅给我们留下了不可磨灭的印象，还把这个星球推向了一个全新的方向。

19

莲花坐姿，食莲者

　　20 世纪 60 年代中期，"花之力"运动的最初兴起似乎只是为了鼓励人们采用莲花坐姿。与素食主义、各种带有神奇色彩的信仰体系和对生态的关注一样，身体瑜伽无疑是为思想开放的年轻人提供的生活方式大杂烩中比较美味的一种。1969年 8 月中旬，在英国内伦敦教育局批准开设艾扬格瑜伽培训课程之时，也就是"爱之夏"运动兴起（那时，在班戈大学的披头士乐队正坐在约吉大师的脚边）的两年后，这个和平友爱的文化运动举办了迄今为止规模最大的庆祝活动：在纽约州北部乡村的伍德斯托克音乐节（Woodstock Festival）。印度也以其独特的风格参加了这场盛会。斯瓦米·萨奇达南达（Swami Satchidananda），一位富有魅力的人物，凭借自己的整体瑜伽（Integral Yoga）体系在北美走红。萨奇达南达留着长发和飘逸的胡须，身穿橙色袍子，乘直升机降落在舞台上并以莲花坐姿优雅地坐下来，向兴奋的人群致开幕词。

　　萨奇达南达可能是从天而降的，但他的思想就像维韦卡南达的一样接地气。萨奇达南达呼应了他的前辈在芝加哥的开场白，以"美国兄弟姐妹们"开始了他的演讲，尽管在场的 50 万名观众中几乎没有人（如果有的话）意识到他对历史的呼应。就像在他之前的维韦卡南达一样，这位瑜伽士所传达的信息都是关于这些的：瑜伽应该如何指导工作，工作应该成为一种瑜伽，以及物质上倍感满足的美国也应该开始为自己积累精神财富了。在身着黄色或白色长袍的美国学生的簇拥下，萨奇达南达很快让人群高呼"诃利 唵"（Hari Om）来为他们引路，他不仅祝福了这个音乐节，也祝福了一个新时代的开启。为了延续印度音乐，西塔琴大师拉维·尚卡尔（Ravi Shankar）在音乐节上进行了演奏，这让他的音乐得到了有效的曝光，但他后来回忆起，嬉皮士无礼且经常神志恍惚，无法真正欣赏他展示的音乐："我不得不解释，请试着用纯净的心去聆听，因为我向你们保证，我们的音乐有一种力量，它能让你们感到兴奋。但是如果你们神志缥缈——无边无际，你们知道，你们所听到的并不是真正的东西……"[1]尽管如此，即使是绵绵不断的雨和飞溅的泥浆也不能挫伤集体精神；这个国家，甚至全世界青年的情景都不再是原来的样子了。[2]

向外和向内

事实上，伍德斯托克一代更喜欢享乐而不是保健，更喜欢旅游而不是工作。他们的理想形象不是专注、健康、肌肉发达，而是梦幻、颓废、中性化：男孩们想让自己看起来像米克·贾格尔（Mick Jagger）或马克·博兰（Marc Bolan），女孩们想让自己看起来像玛丽安（Marianne）、崔姬（Twiggy）或"虾子"

（Shrimp）①。大多数年轻人并不是真的对锻炼身体感兴趣。这种新文化是由自称为"头领"（heads）的瘾君子们所引领的，他们想要向内、向上发展，达到飞鸟乐队（The Byrds）的《八英里高》（*Eight Mile High*）、杰弗逊飞机乐队（Jefferson Airplane）的《飞跃跨性别爱情的航道》（*Fly Translove Airways*）或滚石乐队的《超越理智》（*Out of Our Heads*）所说的境界。他们的目的不是在身体层面深入练习瑜伽，而是为了超越身体的限制，像阿波罗计划一样追逐星星：真正地超越空间。许多偶尔练习身体瑜伽的爱好者和嬉皮士可能都花了相当多的时间"待在地上"，但当前者正努力完善自己的姿势之时，后者却虚弱得站不起来。就连正统社会中最受欢迎的英雄也不着地：在失重状态下，宇航员漂浮起来，好似他们甚至没有身体。当时一部必看的电影是《2001：太空漫游》（*2001:A Space Odyssey*），而在 1968 年的平安夜，这个星球被它所见过的最具标志性的图像迷住了，那就是阿波罗 8 号执行绕月飞行任务时拍摄的地球升起的照片。然后，就在伍德斯托克音乐节开始的一个月前，人类在银色的星球上迈出了一大步，这是一项具有历史意义、进化意义甚至宇宙意义的重大成就。

嬉皮士文化真正寻求的是意识的延伸，许多婴儿潮一代乐于尝试自然的方式，通过潜入内部空间来解放心灵，这为心灵瑜伽的到来铺平了道路，能够教授它的专家们也及时赶到，以各种形式出现。斯瓦米·萨奇达南达教授的是哈他瑜伽与哲学在传统上

---

① 印象派画家马奈的前任模特维多琳·默兰。

和灵性上的结合；而锡克教大师约吉·巴赞则教授自己的能量版昆达里尼瑜伽（他年轻时曾是明星运动员），在印度传统中，这种瑜伽练习方法通常是保密的。他的话引起了相当大的轰动，他说孩子们可以在没有有害的副作用的情况下合法地获得快感；他的"3HO"——健康（Healthy）、快乐（Happy）和神圣组织（Holy Organization）还有一个额外的吸引力，就是被当权者认为是一种危险的奥秘。但在这些头条新闻背后，他的运动所倡导的墨守成规的生活方式，即每个人都穿着模仿锡克教服饰的白色服装、信奉坚定的家庭价值观和远离毒品，并没有吸引多少人。孟加拉裔毗湿奴教信徒巴克提维丹塔·斯瓦米（Bhaktivedanta Swami）身无分文地来到美国，在纽约曼哈顿东村的一个广场上传教，在西方发起了"国际克里希纳意识"（International Krishna Consciousness）运动，也陷入了类似的境地。念诵"Hare Krishna"可能是一种集体乐趣，但巴克提维丹塔的体系受到了严重的文化束缚，因为它要求人们虔诚地膜拜一位印度神，用印度名字，穿着印度服饰以及吃素，最糟糕的是，要过绝对的禁欲生活，对大多数人来说这些都太严格了。其他提倡心灵瑜伽可以采用不那么虔诚的坐式练习的老师便有了更广泛的吸引力。斯瓦米·穆克塔南达（夏克提帕特瑜伽，Shaktipat Yoga），年轻的马荷罗基大师（Maharaj-ji）（神光会，Divine Light Mission）和备受争议的邱阳创巴仁波切（Chogyam Trungpa Rinpoche）（西藏的"疯狂智慧"，Tibetan "Grazy Wisdom"）都是在60年代末70年代初那些令人兴奋的日子里激起人们广泛兴趣的人。[3]

　　但最成功的是10年前将冥想引入西方的马哈利希·马赫

什·约吉大师。他最初吸引的是富裕可靠的中产阶级专业人士，其中很多人都是中年人，还有不少葛吉夫–乌斯宾斯基（Gurdjieff-Ouspensky）体系的追随者。但当时机成熟时，这些追求心灵探索的人都疯狂迷恋上了他。没有比保罗·萨尔茨曼（Paul Saltzman）拍摄的这张照片更能代表那些天真的阳光灿烂的日子了：照片上的约吉大师和披头士乐队笑容满面，周围装饰着鲜花和珠子，在约吉大师位于瑞诗凯诗的道场中，坐在一大群人的中心。无论是神的旨意，还是巧妙的公关手段——或许两者兼而有之——这个时机都堪称完美。"超验冥想"迅速传播开来，"大师"（guru）和"咒语"（mantra）从此便成为大众词语，即使它们仍然经常被误用。

虽然披头士乐队没能延续到 70 年代，但他们主导的对内心世界的大规模探索已经成功开启，且仍将继续。为了纪念成立 50 周年，美国国家航空航天局（NASA）于 2008 年首次将一首歌曲送上了外太空。NASA 选择了披头士乐队的《穿越宇宙》（*Across the Universe*），这是他们 40 年前在瑞诗凯诗道场梦幻般的日子里写下的近 50 首曲子之一。约翰·列侬如梦似幻的歌曲飘向宇宙，这是他在恒河岸边学到的对心灵导师的传统印度敬语："大师天神们万岁，唵……"（Jai Guru Deva, OM...）

瑜伽意味着统一

212

约吉大师非常清楚，瑜伽不仅可以锻炼身体，也能带来启迪，修养心性。修养心性并不包括通晓崇高的哲学概念，而是要完全地超越思想。从《奥义书》时代起开始流传的印度的真知就一直教导我们，思想的另一边是一种被称为三昧的稳定意识状态，而这正是所有真正的瑜伽练习的目标。他在一次有代表性的早期谈话中清楚地表明了这一点：

> 冥想让每一个体系变得完善，因为于瑜伽而言——瑜伽是什么？统一便是瑜伽。意识与存在合二为一就是瑜伽的状态。需要弯腰或站起来之类的瑜伽哪里去了？体式中不存在瑜伽，不存在统一。调息中没有统一。如果舌头和鼻子合在一起［笑声］，它不会成为瑜伽……统一是个体和无限宇宙的统一。这就是统一，一个重要的统一。在瑜伽体式中没有统一，在调息中没有统一，在制感或执持中也没有统一。智瑜伽中也没有统一。统一存在于三昧之中。[4]

事实上，从 60 年代中期开始，约吉大师的教学确实包括几套简单的体式和一套基本的调息法，这些体式和调息法是他在瑞诗凯诗的一次课程中，请当地的哈他瑜伽士整理出来的，但这些动作练习既是为了打破长时间的深度冥想，也是为了鼓励人们追求一种纯粹的姿势训练。约吉大师几乎不动声色地推翻了两百年来西方对笛卡儿格言——"我思故我在"（Cogito ergo sum）的理解。"哦，不！"这位新老师笑道，"我存在，所以我思考。"那么，我们就必须什么都不做，什么都不想，只是简简单单地存在着。约吉大师认为，我们的问题在于我们把笛卡儿放在了本源之前。

集中注意力

神圣文本重申与本源的结合是一种天赐之福,这是约吉大师展示的一种品质;然而,他缺乏庄严并不表明他不认真。事实上,约吉大师被证明是展现瑜伽美德"心的一境性"(ekagrata)的令人敬畏的代表,他兢兢业业了 50 多年,用任何必要的方式把冥想带给尽可能多的人。早年,当被问及为什么离开印度,约吉大师单纯地答道:"我是来让世界充满爱的。"为了实现这个目标,他每天要工作 20 小时,进行不少于 13 次的世界巡演,让成千上万的人练习冥想(在 1974 年尼泊尔的一次短途旅行中,冥想参与人数超过 25000 人),然后教世界各地的 4 万人在他的体系之下成为自己的导师。约吉大师的生活就是《薄伽梵歌》中他最喜欢的一句话的例证:"瑜伽是行动中的技巧。"[5]

按照约吉大师他自己的说法,当其访问位于次大陆南端肯亚库玛利(Kanyakumari)的伟大女神庙(Great Goddess Temple)时,他的全球使命就自然而然地启动了,就像维韦卡南达在大概 60 年前所做的一样。而且,如果条件允许的话,正如他的前辈无疑会做的那样,约吉大师会利用各种现代便利和技术来加速他信息的传播并确保它们的保存。李尔喷气式飞机和直升机、录音带和视频技术,凡是能节省时间和精力,还能提高效率的,都被加以利用。曾经,当一位信徒问起心灵感应交流时,约吉大师回答道:"如果我想联系你,我会用电话。"

这不是圣雄甘地(约吉大师是他的批评者)所倡导的朴素的、低技术的哲学,这是一种符合时代要求的强有力的补救措施。正如他总是解释的那样，他所做的工作只是对《吠陀经》和《薄伽梵歌》中所传授的古老知识的及时复兴，这些知识已经被时间腐蚀，因此失去了效力。虽然印度的正统导师经常批评"到西方去的僧人"及其向任何想学习的人传授冥想的行为（无论他们的动机或精神境界如何），但就约吉大师而言，他经常直言不讳地批评他国家的宗教权威如何误解和歪曲了他祖先的智慧。这一点在吠檀多智慧的守护者身上尤其明显，如阿迪·商羯罗所阐述的那样，他自己就出身于此。他认为，由于这种误传，灵性已经只与隐居的生活方式及其艰苦的道路联系在一起，从而让普通家庭不能受到"滋养"。为了消除这种误解，约吉大师为每个人提供了扩展意识的手段。

在他们之间，这些导师迎合了所有人的口味，提供了心灵瑜伽体系，其哲学背景多样，从经典的吠檀多不二论到虔诚的毗湿奴教和巴洛克式密宗。在为拥护而来的音乐名流的推动下，导师们最初获得了大量的支持。但随着时间的推移，即使是"永远年轻"的一代也开始变老，人们越来越清楚地意识到，自我实现之旅是漫长的，有时甚至是艰难的。不可避免的是，冥想大师的大众影响力开始减弱。除了最虔诚的追随者，对开悟的热切渴望永远不会在传统的郊区人中落地生根，尽管我们将看到，一些更直接和更切实的东西——比如缓解压力——可能被郊区人接纳。

姿势练习大众化

当心灵瑜伽变得热门时，身体锻炼在内部取得了缓慢但稳定的进展。在美国，一位专注的、注重整体的瑜伽老师理查德·希特曼（Richard Hittleman）正静静地耕耘着一片非常肥沃的土地。希特曼出生在布朗克斯的一个保守的犹太家庭，他首次学习瑜伽是在和家人一起在卡茨基尔山的波尔施特带（Borscht Belt of the Catskill Mountains）度假时。1957 年，希特曼在佛罗里达州创立了自己的瑜伽学校，然后，他在洛杉矶推出了自己的电视节目《健康瑜伽》（Yoga for Health），几乎比伍德斯托克音乐节早了 10 年。到 60 年代末，《健康瑜伽》在美国 40 多家电视台被一遍又一遍地重复播放，而在纽约，《健康瑜伽》已经连续播出了 4 年半之久。希特曼的 20 本书卖出了 800 多万册；美国人本来就对那些被肯尼迪政府支持的体育活动持有巨大热情，现在他们更是成群结队地报名参加，以培养一种新的健康习惯。20 年来，希特曼将瑜伽带给了大量的普通人，并在当代文化中确立了瑜伽的地位。

在日益发展的身体锻炼亚文化中，希特曼有别于其他人的是他对心灵的兴趣。希特曼对佛教有着持久的兴趣，尤其对佛教的禅宗和藏传佛教。艾伦·沃茨（Alan Watts）是一位有影响力的作家，也是希特曼的朋友之一。最重要的是，希特曼声称与南印度圣人拉马纳·马哈利希有过私下的接触，他认为拉马纳是他的导师。希特曼以一种令人容易掌握的方式向初学者介绍他的体系，从最基本的姿势开始，然后是更高级的姿势和一些哲学。与希特曼同时代的许多人把瑜伽限制在身体层面，与他们不同的是，希特曼教授的是一种按照帕坦伽利经典模式的全面瑜伽，他经常引用帕坦伽利的话。然而，《瑜伽经》的目标是实现数论派的"独存"——永不停息的心灵的坚定见证——但希特曼用吠檀多不二论替换了。在这一点上，就像维韦卡南达和斯瓦米·普拉巴瓦南达与克里斯托弗·伊舍伍德等译者一样，希特曼遵循了《奥义书》和《薄伽梵歌》的教义，他教导人们：归根结底，一切都是神性的"自我"，"自我"是"神"的另一种说法。这是绝对的、不变的、没有任何性质的、纯粹意识、无始无终的神。[6]

215　　无论多么启迪心智，对于希特曼的听众来说，这样一个崇高的看法都可能太抽象了。上文的引述来自希特曼 1962 年的畅销书《健康瑜伽》（*Yoga for Health*），他最受欢迎的作品总是那些侧重于其所提供的身体上的好处的书，比如：《与瑜伽一起保持年轻》（*Be Young with Yoga*, 1942）、《身材和面部美容的瑜伽之道》（*The Yoga Way to Figure and Facial Beauty*, 1968）、《通过瑜伽控制体重》（*Weight Control Through Yoga*, 1971）和《全面健身瑜伽》（*Yoga for Total Fitness*, 1983）。相当不公平的是，希特曼只是作为一名瑜伽老师而被人们铭记，但至少他是非常成功的。也许是因为太成功了，在生命的最后几年，希特曼一直饱受美国国税局追讨 200 万美元未缴税款的困扰。

　　回到英国，当简·方达在美国的有氧健身项目销售状况良好，并让数千名女性认识到深呼吸对心血管系统的好处时，身体瑜伽正取得稳步（尽管并不显著）的进展。琳恩·马歇尔（Lynn Marshall）是一名女演员，她曾协助希特曼的《健康瑜伽》在英国联合播出，后来她自己也获得了成功——通过电视节目和磁带推广健身瑜伽，比如《识见瑜伽》（*Wake Up to Yoga*）。马歇尔的瑜伽没有任何精神内涵或背景，但却推动瑜伽走进了女性健身市场。用不了多久，其他电视女明星也会推出自己的健身 / 减肥身体瑜伽视频。

车轮开始滚动

与此同时，一种经久不衰的瑜伽文化开始在成人教育中心出现，特别是伯明翰，那里已经成为印度次大陆移民的首选之地，瑜伽士苏尼塔也成功在那里开办了瑜伽课程。来自萨顿科尔德菲尔德（Sutton Coldfield）的记者威尔弗雷德·克拉克（Wilfred Clark）是在一战期间在军队服役时开始练瑜伽的，他利用自己的社交技能联系上了全国各地的多家地方报纸，刊文邀请任何对瑜伽感兴趣的人给他写信。克拉克和另一位瑜伽爱好者玛格丽特·沃德（Margaret Ward）一起工作，他们把这些回复汇集到一个伞状组织下的区域小组中，这个组织最初被称为"英国瑜伽之轮"（The Wheel of British Yoga）。[7] 这个组织逐渐发展为一个全国性机构；它的第一次全国代表大会在伯明翰举行，4 年后开办了第一个教师证书培训班。

克拉克总是从传统的角度来看待瑜伽：瑜伽是一种整体教学，包括姿势、呼吸、冥想练习和精神哲学，是与神灵合一的渐进式途径。在组织的早期出版物中，克拉克谈论了"真正的瑜伽"，毫无疑问，他对当时流行的体操瑜伽和殖民时代的反社会的越轨者的瑜伽修行者形象都持谨慎态度。但在克拉克的明智管理之后的许多年，组织逐渐加强了与身体锻炼的结合。这种倾向受到了英国政府官僚的鼓励，或许还被他们强化了。自 1995 年以来，"英国瑜伽扶轮会"作为英国瑜伽的国家监管机构的权威已

216

经被英格兰体育局（Sport England）和体育娱乐联盟（The Sport and Recreation Alliance，SRA）授予，后者以前被称为中央体育娱乐委员会（Central Council of Physical Recreation，CCPR）。这种世俗化在美国的经验中也有所体现，它让瑜伽获得了尊重，被越来越多的人接受，并在世界范围内催生了一个价值数十亿美元的产业。我们已经走过了一段漫长的道路，拥有了一支由各式各样的先驱组成的队伍，他们用不同的方式让瑜伽走入西方。斯瓦米·萨奇达南达和那些毛发浓密的伍德斯托克叛逆者一起吟唱梵文咒语似乎是很久以前的事了；事实上，那是在今天的许多瑜伽练习者出生之前。那么，在瑜伽逐渐变得目前几乎无处不在的过程中，相关成本和收益、得与失又是什么呢？这是我们将在本书的后半部分探讨的主题之一。

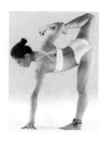

PART II
今日

身体
———————

限
制

20

托钵僧和行骗者

从古典时代开始，印度就以奇迹之地而闻名，直到今天，仍不断有报道称一些印度人为"神人"，他们既拥有神性，也具有明星气质，这意味着他们有能力快速和自由地操控时间和空间的法则。其中一种能力是超乎寻常的深度冥想，这是一种神圣的休眠，使人进入身体和精神的深度停滞状态。这种"活死人"在大众的想象中仍然存在，这一点可以从旁遮普（印度西北部的一个邦）富有的"神圣之光觉醒教派"（Divya Jyoti）的创始人、神圣的阿舒托什大公（Shri Ashutosh Maharaj）的奇怪案例中得到证实。2014年1月，这位神人去世了。他真的死了吗？他的追随者声称，尽管医院在临床上证明了他的死亡，但（心电图上的）那条直线是一个错误的读数；实际上，他已经进入了一种深度冥想状态，只有在合适的时候才会回到尘世间。所有火化尝试都被他的弟子们阻止了，他们弃火而用冰，把尸体放在一个商业冷冻室里，直到它的主人决定醒来。阿舒托什显然已经在喜马拉雅山脉零度以下的温度下冥想了多年，他将如何表明自己想从冰棺中复活的愿望，目前还不清楚。

旁遮普警方最初确认了他的死亡，但该邦高等法院后来驳回了他们的调查结果，认为这绝对是一个精神层面的问题，这位大师的追随者完全有权相信他暂时超越了死亡，并在他认为合适的时候回归。然而，这位神人的直系亲属却并不信服。他的妻子和儿子怀疑弟子们只是想控制阿舒托什大公价值 1 亿美元的房地产帝国，因此冻结了这些资产。阿舒托什的家属要求其弟子们交出遗体，并要求旁遮普邦政府将遗体火化。数百名支持者封锁了道场以示抗议；紧随其后的是肢体冲突和上诉。然后，将近三年后，法院终于允许这位神人的追随者将他的遗体冷藏，尽管法院明智地对这位神人是否还活着持保留意见。目前，这位宗教领袖仍"沉睡"于其中……

虽然阿舒托什经常上新闻头条，但近年来占据头条最久的神人是皮洛特·巴巴（Pilot Baba）。他的故事开始于 1962 年中印边境冲突期间的某一天，当时的空军中校卡皮尔·辛格（Kapil Singh）在 2 万英尺高空经历了一次精神皈依。在神圣的喜马拉雅山白雪皑皑的山峰上空，他的飞机失去了控制，与基地失去了联系，眼前的形势看起来很严峻。突然，一个沉思的身体出现在飞机的旁边，平静地巡视着。他好似戈拉克纳特，即我们在第 5 章中提到的 15 世纪哈他瑜伽纳特教派的一位著名大师。这位圣人进入驾驶舱，迅速引导飞机安全着陆。这次令人吃惊的空中干预行动发生 10 年后，辛格从军队退役，开始投身宗教，并取了皮洛特·巴巴这个名字。很快，辛格在印度和日本建立了几处道场，也和许多重要政治家进行过交流，他甚至与印度总理英迪拉·甘地和她的儿子桑贾伊在各种不甚具体的世界和平项目上有过合作。

随着时间的流逝，巴巴开始声称他能控制自然——让河流改道，在水上行走，驱散逼近的风暴云以及其他诸如此类的事情。但他的专长是在公众面前展示瑜伽耐力，这种能力让他能够关闭所有身体功能，接近临床死亡的状态，然后在预定的时间内复归。他会连续几天甚至几周把自己关进一个埋在地底的密封玻璃箱子里，或者把自己淹没在水里。这些怪异行为获得了公众的惊叹和捐款，但很快引起了争议。1980年，在巴巴的促成下，一个弟子将代替他被埋在地下10天。他们从信徒和崇拜者那里筹集了数十万卢比，并将这名男弟子按时埋入了一个小坑中。10天后，当小坑被挖开时，一股恶臭宣布了坏消息。计算结果很快表明，如果没有以某种方式让新鲜空气渗入坑中，人的最长存活时间是24小时。在这件丑闻里，巴巴失去了存在感，金钱也是如此。

1992年，巴巴再次"登台表演"。在德里的一个公园里挖了一个巨大的游泳池，在5000名付费观看的信徒面前，巴巴爬进游泳池，并命令人放水进去，然后，他消失在水中。然而，5天后，当他再次出现时，持怀疑态度的调查人员发现，这个用防水布覆盖的池子里有一个隐蔽的小隔间，可以让这位"沉"入水中的瑜伽士在干燥的空间里舒适地待上5天。4年后，在一次为期5天的"土葬"中，这样的伎俩再次被揭穿。巴巴的最后一场表演就没那么精彩了，因为这个"神人"成为一个组织严密的电视突击行动的抓获目标之一，他被摄像机拍到自愿将"黑钱"洗成"白钱"。然而，这位圣人所进行的实体转换并非基于魔力，而是

223

通过他的道场账户洗走了 120 万英镑，以换取 30% 的佣金。在被曝光后，巴巴匆忙退休，在喜马拉雅山麓建立了一个道场，如今这里常被俄罗斯人光顾。目前，由于洗钱丑闻在新生的印度司空见惯，巴巴的案子只是众多耐心等待被处理的案件之一，这些案件的卷宗越来越多，正堵塞着这个国家僵化的法律体系的动脉。毫无疑问，巴巴希望自己的案卷能埋得越深越好，拖得越久越好。

当然，瑜伽骗局和被骗的受害者并不只存在于印度。最近，西方有一个著名的例子，那就是美国的一场名为"呼吸主义者"（Breatharians）的新时代运动，该运动的成员声称，通过练习一种特殊的呼吸法，他们可以只靠新鲜空气和阳光维持生命。对于那些希望同时缩小腰围和减少食物账单的人来说不幸的是，该教派的高级女神职人员，一位自称洁丝慕音（Jasmuheen）的澳大利亚女子，在她的公寓里接受采访时，被摄制组发现冰箱里藏着一堆巧克力消化饼干。为了挽救她的声誉，这位自封的"和平大使"接受了电视节目《60 分钟》（60 Minutes）的邀请，在医疗监督下禁食禁水 10 天。尽管洁丝慕音如此声称，但她只坚持了 48 小时，那时，演播室医生发现她出现了所有可以预见的脱水、焦躁和高血压症状。由于她的健康状况持续恶化，4 天后她终于放弃了自己的这场"特技表演"。令人惊讶的是，这样的公开羞辱似乎并没有影响她宣传"自强学院"（Self-Empowerment Academy），也没有打消追随者们对她的信任。到 2012 年，洁丝慕音的呼吸法教程已经与其 5 名追随者的死亡联系在一起，尽管她一直拒绝承担任何责任。

鉴于这样的惨剧，人们很容易将任何有关瑜伽非凡功效的报道视为自欺欺人或故意欺骗而不予理会，当然，大多数人都是这样做的，他们通常将科学作为控方的主要证人。但事实上，也有可信的证据表明，身体的正常限制可以被惊人地超越。

科学证据表明，将意象引导到身体浅层和深层组织的冥想过程会增强局部的血液流动、代谢活动和氧合作用。

原则上，这种增强甚至可以对抗强大的细菌，如金黄色葡萄球菌，这种细菌不仅可能导致坏疽，而且经常对抗生素产生抗药性。

显而易见的是，从西方科学的既定结构的角度来看，各种各样的冥想技巧和它们所引起的意识状态对我们的理解带来了相当大的挑战。[1]

225

也许是时候改变我们的思维模式了。

神秘的玛塔吉（Mataji）

在古吉拉特邦，有一位 82 岁的娑度，名叫普拉拉德·贾尼（Prahlad Jani），据说他可以在没有食物和水的情况下快乐地生活。也许同样不足为奇的是，他也不需要去洗手间。让我们从他的个人资料开始说起。根据他自己的说法，在少不更事的 7 岁时，贾尼离开了他在拉贾斯坦邦的家，去到丛林中生活。这种放弃本身就是非同寻常的，尽管在印度，如此年轻就苦行并不是一种像西方人听起来那样不寻常的职业选择。当贾尼 11 岁的时候，这个男孩与宗教有了一次深入的接触，这次经历让他成为印度母亲女神安巴吉（Ambaji）的信徒。从那时起，贾尼便打扮成她的女性信徒之一，他戴着红色头巾和珠宝，齐肩的头发上插着深红色的花朵。他通常被称为玛塔吉（Mataji），即"伟大母亲"的简称。根据他自己的解释，他对女神的忠诚得到了回报——通过从他上颚的一个洞里滴下一种液体，女神给予了他所需的一切营养。在哈他瑜伽文献中，这种非凡的养料被称为苏摩（soma），即神圣的甘露，它可以通过方印法流动。[2] 玛塔吉如实地解释道："我从我上颚的洞里得到了圣水，它能让我在没有食物和水的情况下生存。"他还声称自己已经 45 年没有说话了，也从未出现过任何健康问题。自 20 世纪 70 年代以来，这位节制的隐士一直住在古吉拉特邦安巴吉主庙附近雨林深处的一个洞穴里，他每天凌晨 4 点醒来，大部分时间都在冥想。据目击者说，他经常沉醉于一种超出身体意识的三昧狂喜状态。

随着时间的推移，关于玛塔吉的消息传开了，最终引起了一位名叫苏迪尔·沙阿（Sudir Shah）的神经内科医生的注意，这位医生在附近的古吉拉特邦首府艾哈迈达巴德工作。2003 年 11 月，经过一年多的劝说，这位隐士终于被说服参加沙阿医院的一项科学研究，一个由 21 名专家组成的研究团队将对他进行长达 10 天的观察。这位瑜伽修行者被关在一个封闭的房间里，每天只有用来漱口的 100 毫升的水。医生们进行了一系列检查，注意到在整个过程中玛塔吉没有进行过排泄，并表示他的身体相当正常，除了上腭部有一个小洞。这些检查产生的问题比答案多，但所有相关人员都同意一件事：无论玛塔吉最终会变成什么样子，他都绝不会是一个希望通过虚假的方式获得名气和财富的关注追求者。起初，玛塔吉拒绝接受检查，在整个过程中，他一直很困惑，但对周围发生的事情仍持善意态度。

2010 年，沙阿博士和他的团队进行了更多更严格的检查，但这一次是在政府的国防生理和联合科学研究所（Defence Institute of Physiology and Allied Science, DIPAS）的赞助下进行的。玛塔吉被关在一个特别准备的房间里，房间里有一个密封的厕所、玻璃门和持续的视频监控。工作人员被安排与他全天候待在房间里。他被允许偶尔离开病房，一是为了进行需要特殊设备的检查，比如核磁共振成像、超声波和 X 光检查；二是为了让他每天接触一些阳光。他离开病房后的行动也都被拍摄下来。为了防止摄入任何的水，玛塔吉不能洗澡，但他又被允许用少量的水漱口，这些液体会被吐回烧杯和进行测量，以确定没有被吞咽。每天的临床检查包括激素水平测试。医生们对其中两种激素特别感兴趣：一种是刺激人体饥饿感的胃饥饿素，另一种是显示饱腹感的瘦素。超声波技术显示，事实上，在受试者的膀胱中确实积累了数量波动的尿液，但这些尿液会重新被自动吸收进他的身体系统中。在 15 天不吃不喝不上厕所的情况下，他的身体不仅相当正常，而且研究小组称他的整体健康状况好过比他年轻一半的人。

所有这些都发布在国防研究和发展组织（Defence Research and Development Organisation, DRDO）的网站上，该组织是这次实验的赞助者。[3] 他们的结论是，"贾尼享有某种极端的适应饥饿和缺水的能力"，虽然"享有"不是这样的资源缺乏能让人联想到的词。这就是国防研究所，他们的研究是坚定务实的，而不是专门针对瑜伽的。正如沙阿博士在网站上解释的那样：

227

　　我们的目标是测定新陈代谢途径和基因改造，以使人能够在食物资源有限的极端条件下生存。这将极大地造福于普通民众，以及士兵、灾难受害者和宇航员，即所有可能在长时间没有食物和水的情况下生存的人。

　　不出所料，这位变成科学实验鼠的宗教信徒既拥有了大批追随者，也招来了许多批评者。美国医务人员最先加入这场争论，指责沙阿没有在任何科学期刊上发表他的研究结果，而且似乎不太愿意向持怀疑态度的公众公布具体细节。哈佛大学的一位医生对这次观察结果不屑一顾，称其为"不可能的事"，因为严重营养不良的人会迅速消耗自己的身体能量，这一过程会导致肝功能衰竭和心脏问题。美国饮食协会（American Dietetic Association）的一位发言人补充说，人或许可以存活"15~20天"，但前提是要喝水，而且无论如何，没有人可以指望不吃东西就能满足身体对维生素和矿物质的需求。批评者还质疑这项实验的时间太短，尤其是贾尼还惊人地宣称，自二战结束以来，他几乎没有吃过或喝过太多东西。尽管如此，如果科学范式不再符合所观察到的事实，好的科学甚至会抛弃它所珍视的范式以取得进步。即便如此，在沙阿的案例中，缺乏同行评审的文章发表无疑是一个主要弱点。至少，这似乎是一个被浪费了的可惜的机会，其本可以让我们进一步了解人类耐力的极限和阐明一些并不罕见的瑜伽主张。

　　玛塔吉·贾尼甚至不是沙阿博士最引人注目的研究对象。2000年，同样是在他的艾哈迈达巴德医院，沙阿博士调查了一位 64 岁的虔诚的耆那教信徒希拉·拉丹·马奈克（Hira Ratan Manek），他当时正在进行不少于 411 天（接近 14 个月）的禁食。在此期间，马奈克遵循他的宗教所实行的净化制度，每天早上 11 点到下午 4 点只喝开水，不吃 / 喝其他任何食物或液体。马奈克的情感也被剥夺——朋友或亲戚被禁止在医院陪他（这是印度人的惯常支持方式）。再一次，观察团队全程在场，并对他进行了全面的检查，包括心电图、超声波、脑电图、计算机断层扫描和核磁共振扫描。禁食结束后，检查结果显示他的身体系统和认知能力完全正常。在最初的三个月里，马奈克减掉了一些体重，大约 19 公斤，但这一瘦身过程随后稳定下来。当禁食停止时，马奈克唯一的变化是脉率和血压略微下降。

好戏还在后面。在这一马拉松式禁食过程的第 401 天，马奈克离开他的病房，前往耆那教最神圣的圣地之一沙特伦贾亚（Shatrunjaya）进行著名的朝圣之旅。这一白色大理石寺庙群坐落在神圣的帕利塔纳山山顶上，朝圣之路是一次艰难的攀登，需要耗费大约三个小时，朝圣者通常要在日出之前出发，以避开酷热。山势十分陡峭，以至于不少身材较胖的朝圣者坐上了轿子。马奈克对这样的花样不屑一顾。在无人帮助的情况下，他只用了 90 分钟就登上了山顶，陪同他的 500 名支持者中的许多人则在他身后累得上气不接下气。不幸的是，严谨科学程序的缺乏再次削弱了这个非同寻常的案例的可信度。

印度的理性主义者

对于一些批评家来说，玛塔吉和马奈克在宗教背景下完成了他们的壮举，仅仅是这一事实就足以使他们名誉扫地。不出所料，最强烈的抱怨来自印度理性主义者协会（Indian Rationalist Association）主席萨纳尔·埃达马鲁库（Sanal Edamaruku）。该协会成立于 1949 年，是在英国哲学家伯特兰·罗素（Bertrand Russell）的鼓励下成立的，致力于在整个印度次大陆消除宗教迷信和剥削。埃达马鲁库和协会 10 万多名成员认为，穷人和未受过教育的人容易上当受骗，这是印度在即将到来的世纪里在世界舞台上取得应有地位的最大障碍。他抱怨的对象不仅是皮洛特·巴巴和阿舒托什这样的知名神人，也包括在全国各地旅行的声称能够治愈虔诚但无知村民的密宗托钵僧。这些村民通常只需要相对简单的治疗，但他们的轻信往往会让他们付出生命的代价。

埃达马鲁库对沙阿博士的工作方式进行了多方面的批评，如在观察期间，沙阿允许玛塔吉漱口和晒太阳。他还声称，瑜伽修行者的"有影响力的保护者"拒绝让他参观艾哈迈达巴德的检查。印度理性主义者协会补充说，过去提出类似说法的个人曾被揭露为欺诈者，这很可能是真的，但肯定与这些特殊案件无关。令人高兴的是，来自几个国家的没有私心的科学家正准备加入对这位戴花神人的进一步检查中来，所以我们可能还会了解到更多真相。

印度就是印度，埃达马鲁库，一个来自卡利卡特的快乐而肥胖的喀拉拉邦人，也有某种马戏团成员特征。为了更严谨地揭穿诡计，他喜欢把他的同伙打扮成假的神人，拍摄他们欺骗村民的过程，然后精心安排一个戏剧性的结局。2008 年 3 月，埃达马鲁库出现在印度电视台的一档黄金时段节目中。在节目中，他向一名所谓的密宗托钵僧发起了挑战，要求其通过一个会杀死他的咒语来展示力量。当托钵僧潘迪特·苏伦德拉·夏尔马（Pandit Surendra Sharma）一边毫无说服力地挥舞双手，一边吟唱着致命的咒语"Om lingalingalingalinga kilikiliki"时，该电视台的收视率飙升；在旁观者看来，这一闹剧看起来像一个圈套，而且是相当粗糙的那一种。4 年后，埃达马鲁库再次出现在新闻中，他声称孟买天主教堂中耶稣雕像所流下的眼泪并不是神的旨意，而是漏水的排水管导致的。教会对他提起诉讼，称他"伤害了一个特定社区的宗教情感"——这是印度法律规定的犯罪行为。最新的报道称，为了逃避这些指控，埃达马鲁库已"逃"到了芬兰，并计划从那里开始他的欧洲之旅，为言论自由继续奔走。

如今，许多印度人肯定会发现自己处于一种奇怪的境地。他们继承了一种长期依赖于灵力和另类现实的信仰文化，而现在他们也成为勇敢新世界的一部分，这个新世界拥有坚实的科学唯物主义及其内在的怀疑主义基础。埃达马鲁库的印度理性主义者协会什么都不信，而各种宗教团体却什么都信，21 世纪的印度人肯定觉得自己与沙阿博士实验室里的实验对象一样——悬在两条凳子之间，全世界的目光都在期待地注视着他。

21

有人喜欢热瑜伽

如今，瑜伽这么时髦的一个原因是它能让你冷静下来。这与被称为"清凉调息法"（sheetali）的经典实践的关键理念相当一致，即"冷却"或"舒缓"。例如，在清凉调息法中，通过卷曲的舌头吸入的空气是湿润的，相关文本把舌头比作鸟喙或展开的叶子。这种富含水分的空气据说能缓解饥饿和口渴，减轻疲劳和高血压，并有助于享受孤独。根据阿育吠陀的说法，这种技巧可以纠正身体中导致急躁和粗心的皮塔能量（pitta dosha）过量现象，并能培养冷静与摆脱情绪反应的能力。

梵语中，这种理想的瑜伽无欲状态是"离欲"（vairagya），这个词源于"vi"和"raga"，"vi"是一个后缀，意为"弃绝"，而"raga"的字面意思是"颜色"或"色调"，特别用来表示红色，由此产生了"激情"或"炎症"的概念。红色是一种强烈的色彩，具有丰富的象征意义。在印度艺术和诗歌中，红色经常寓意着高温、热情与激情、熟透的水果和待吻的嘴唇，而在宗教图腾中，红色主要是女神的颜色，这不仅暗示了血祭的传统（有一些血祭仍在进行），还暗示了大地母性的元素，以及由此而来的物质富饶的世俗力量。相比之下，瑜伽的"离欲"是"从红色中分离出来"——湿婆的白色与夏克提的鲜红色的分离——象征着从对生命和欲望的过度依恋中解脱出来，这种依恋和欲望染红了心灵，模糊了我们的真实本性。[1]

在他平静的无欲状态中，瑜伽修行者是原人和原初物质重大分离的鲜活缩影，正如我们在第 3 章中所看到的，这就是事物的真实状态。[2] 然而，正确的理解是，这种冷静并不是缺乏同理心或漠不关心，而是一种开放的意识，一种公正而广阔的环境，在这种环境下，世界的运转和心灵的波动自然地起伏。根据帕坦伽利的说法，无欲不仅仅是一种理想的美德，它也是任何能获得真正洞察力或智慧的修行的必备条件。[3] 克里希纳神也赞同这一点，他称"离欲"是控制骚动不安内心的关键手段。[4] 冷静的观念也隐含在其他术语中，就"涅槃"一词而言，梵语为 nirvana，巴利语则为 nibbana——它们的字面意思都是"熄灭火焰"——在泛印度瑜伽文本中，这两个词经常被用来描述开悟的状态。

热瑜伽

然而，在当今炙手可热的瑜伽舞台上，有些人显然喜欢高温下的瑜伽，尤其是那些练习比克拉姆·乔杜里发明的热瑜伽的人。乔杜里在 4 岁时开始学习瑜伽，师从帕拉马曼萨·尤加南达的弟弟比什努·戈什（Bishnu Ghosh），但他的第一爱好是体操。在十几岁时，乔杜里就赢得了许多体育比赛的冠军，但在 17 岁时，他在举重时膝盖受伤，医生说他再也不能走路了。后来，乔杜里把瑜伽用作一种治疗方法，据说，经过 6 个月的艰苦练习，他就像重获新生一般。像 B.K.S. 艾扬格一样，乔杜里受到启发，推断自己的康复之旅是一种实实在在的身体锻炼模式，并在 20 世纪 70 年代将这种模式带到了美国。然而，他的品牌有一个独特卖点：类似健身房的环境，煽起的超高温度——通常在 40 摄氏度（104 华氏度）左右——他声称，这是模仿印度的气候。比克拉姆热瑜伽就这样诞生了。它由一个 90 分钟的标志性动作序列组成，包括 26 个姿势和一些呼吸练习。他声称，这是一套严格的动作，比古代科学的伪精神形式更真实，后者现在传递的是提倡和平与友爱的嬉皮士思想。比克拉姆在加利福尼亚州和夏威夷都开设了工作室，并很快将他的体系推广到世界各地。

比弗利山庄的热瑜伽地下工作室迅速吸引了一批名流顾客，包括流行歌星迈克尔·杰克逊（Michael Jackson）和杰夫·布里奇斯（Jeff Bridges）、雪莉·麦克雷恩、芭芭拉·史翠珊（Barbra Streisand）和杰米·李·柯蒂斯（Jamie Lee Curtis）等演员。在一个充斥着阿谀奉承的社会环境中，比克拉姆对待好莱坞贵族的态度异常粗暴。例如，在抵达洛杉矶 4 年后，比克拉姆于 1977 年接受了一家小报的采访，在采访中，他毫不留情地提到了拉克尔·韦尔奇（Raquel Welch）。10 年前，在大片《公元前一百万年》（*One Million Years BC*）中，韦尔奇穿着毛皮比基尼，巧妙地躲避了剑齿虎，引起影院一片赞叹声。然而，在这位瑜伽大师看来，从那时起，她就已经走下坡路了。如今他声称："她现在的身材很糟糕，她有着乳酪般绵软的肌肉、肥胖的大腿和僵硬的身体。"

但就像餐馆老板因为他的粗鲁而保证会有一批忠实的顾客一

样，乔杜里吸引了许多名人，如乔治·克鲁尼（George Clooney）、嘎嘎小姐（Lady Gaga）、格温妮丝·帕特洛和詹妮弗·安妮斯顿（Jennifer Aniston）。体育明星也喜欢热瑜伽，网球名将安迪·穆雷（Andy Murray）喜欢它的"困难而丑陋"，塞蕾娜·威廉姆斯（Serena Williams）和大卫·贝克汉姆（David Beckham）也都是它的粉丝。乔杜里浮夸张扬的个性使他拥有很高的知名度。他肌肉发达，总是衣着时髦，喜欢鳄鱼皮所做的鞋子、黑帮软呢帽、黑色紧身短裤和镶有珠宝的手表。他喜欢开着一辆皇家戴姆勒（这只是他43辆豪车中的一辆）四处游荡，这辆车曾为百万富翁霍华德·休斯（Howard Hughes）所有，车的后座有一个厕所。他的其他怪癖还包括讨厌绿色，禁止人们穿绿色衣服，坚持为他所有闷热潮湿的工作室都铺上地毯。这最后一项完全不讲卫生。因为据说在来到美国之前，乔杜里从未见过地毯，他认为地毯象征着极致的奢华。不管地板是不是湿漉漉的，乔杜里的瑜伽生意都十分火爆。在2010年左右的巅峰时期，扎着马尾辫、胸部上蜡的乔杜里形象装饰在世界各地约650家获得许可的比克拉姆瑜伽工作室的墙上。对许多人来说，尽管乔杜里缺乏社交礼仪，但他既是生活方式的导师，也是健身课程的发明者。与明星密切交往对他一点坏处都没有。事实上，这位来自加尔各答的热切的移民已经成为他们中的一员："我是比克拉姆，一个像卡格尼（Cagney），像罗伯特·德尼罗（DeNiro），像詹姆斯·卡恩（James Caan），像我最喜欢的詹姆斯·卡恩先生扮演的桑尼一样的黑帮分子……"5

这种标志性的厚颜无耻预示着一场壮观的衰落。由于坐拥一个全球品牌，乔杜里的事业腾飞于 20 世纪 90 年代。当时他的钱财开始从一年两次的培训课程中滚滚而来。乔杜里的培训课程有超过 400 名学生，他们需要支付超过 1.5 万美元，接受 9 周的强化训练，才能成为获得认证的热瑜伽教练。课程的核心是每天两节大规模的热瑜伽课，其间穿插着解剖学研讨和涉及一些新时代心理学的讲座，还有死记硬背受版权保护的 45 页比克拉姆对话作为补充。根据几个学生的描述，这些课程内容有时可能会非常难。高温和剧烈运动的结合经常导致人们呕吐、崩溃和晕倒，或者在满是同学的房间里失去对膀胱的控制。这位瑜伽大师喜欢坐在宝座上主持晚间课程，通常是一名女服务员为他梳理头发，另一名女服务员为他按摩腿部。乔杜里公开鼓励人们对其采取虔诚的态度，经常将自己比作耶稣基督和佛陀。他毫不怀疑自己瑜伽课程的优越性，还经常将自己的瑜伽体系描述为"唯一真正的瑜伽"，一门古老的科学，与之相比，其他所有的瑜伽模式都是"狗屎"。大多数晚上，学生们被强制要求观看印度宝莱坞电影，而乔杜里则用英语进行实时解说，观看过程经常持续到凌晨 3 点。乔杜里独有的瑜伽课程吸引了来自 30 多个国家的参与者，其中大部分是年轻人和女性，他们总共为乔杜里赚取了约 7500 万美元的个人财富。他们中有 11000 人成为热瑜伽认证教练，并在全球各地经营比克拉姆热瑜伽工作室，从阿拉斯加到亚拉巴马州，从布宜诺斯艾利斯到曼谷。

成功孕育模仿。热瑜伽催生了在体育运动和健身训练领域流行的变种。最近，英国最著名的橄榄球俱乐部之一丑角俱乐部（Harlequins）的训练计划中增加了一种新的瑜伽类型——热英瑜伽（Hotpod Yoga）。那里的训练师说，热莢瑜伽有助于让身体从战斗或逃跑的警觉状态恢复到平衡状态，这种警觉状态是高频接触性运动的默认设置。高温可以拉伸和放松紧张的肌肉，更多的血液流动有助于清除压力化学物质，如过度运动所带来的（副产品）乳酸。膝盖和踝关节韧带的损伤以及腿部肌腱拉伤和撕裂也能受益于高温带来的灵活性增加。

这一市场另一个吸引人的地方是，尽管热瑜伽会让身体疼痛，但它确实可以让人减掉体重（帮助人燃烧脂肪）——可以这么说，"没有疼痛，就没有瘦身"。这似乎是合乎逻辑的，但最近由史黛丝·亨特（Stacey Hunter）博士领导的得克萨斯州立大学（Texas State University）的学者团队在《实验生理学》（*Experimental Physiology*）杂志上得到引用的研究发现，在 40 度下做乔杜里的瑜伽体式实际上并不比在正常温度条件下做这些体式更健康。提高温度听起来可能是一个无害的选择，但印第安纳州立大学（Indiana State University）从事中暑研究的苏珊·耶尔金（Susan Yeargin）教授受访时的一段话几乎不太可能让人争先恐后地报名参加热瑜伽课程。苏珊教授说："当我研究中暑时，我把人们放在一个 104 华氏度的房间里，并且故意给他们的身体施加压力。如果人的核心体温上升到一个危险的水平，那么人的器官会被迅速损伤，人则会昏迷，甚至死亡，这种情况可能是毁灭性的。"[6]

热瑜伽只是古代知识的一个新分支如何抛弃微妙的整体理解的一个例子。许多瑜伽学校提倡在清晨进行瑜伽练习，部分原因是在这个相对凉爽的时间段，身体会进行自然调节，可以轻松地伸展和弯曲。此外，传统的身体瑜伽是在阿育吠陀的背景下以一对一的形式进行练习的，这些知识涉及不同的身体类型，每一种都有不同的需求、长处和短处。虽然高温环境下的严格制度可能对一些卡法（kapha）[①] 体质的人有好处，能帮助他们燃烧掉惰性和释放能量，但对那些已经倾向于过度兴奋和易怒的皮塔体质的人来说，这可能没有什么帮助。你猜怎么着？大多数典型的西方人生理上已经有过量的皮塔，所以他们最不需要的就是加剧这种情况的东西。

　　在心理层面，批评人士指出，市中心典型热瑜伽工作室的镜面墙很容易分散学生在练习时的内在注意力，并且可能将瑜伽课程变成一群争强好胜的人的聚会，他们醉心于努力超越对方。热瑜伽的宣传是提供"世界上最令人兴奋、最催人奋进、最有效的瑜伽课程"。"令人兴奋的"和"催人奋进的"这两个形容词暴露了其他流派所采用的体操方法，即快速而有活力的体式序列，比如拜日式的延伸动作，或源自流瑜伽的各种流式序列。这些在经典的印度瑜伽体式库中没有先例，尽管我们已经在第9章中看到，摔跤运动员和健美运动员在传统露天体育馆中可能已经采用了一些类似的练习。事实上，如今的动态序列只是一种定向的锻炼项目，是伪装成瑜伽的健美操动作，而且常常被硬塞进对"好看"的狂热崇拜中。由于快速地从一个姿势切换到另一个姿势，人没

[①] 阿育吠陀认为造成人生病的原因是体内三大生命能量失去平衡，三大能量分别是瓦塔（Vata）、皮塔（Pitta）和卡法（Kapha）。自然界和人体由乙醚、空气、火、水、土五种元素构成。人体内的三大能量也由这五种元素构成：乙醚和空气结合形成瓦塔，火和水结合形成皮塔，水和土结合形成卡法。这三大生命能量太多或不足够都会导致人生病。

有任何身体上的锚定感或者姿势上的安住感，更不用说享受一些内在的感觉了，这就有可能导致一种占主导地位的神经症，这种神经症表现为持续的、不思考的活动，盲目地追求尽快开始做下一件事。

那些对乔杜里的方法持保留意见的人可能对他的炫耀行为感到窝火，但在 2011 年，当他开始发起一系列激进的诉讼，为他的瑜伽姿势申请版权保护时，他们更加心烦。乔杜里赢得了一场针对"软乳酪肌肉"女士拉克尔·韦尔奇的官司，因为她的锻炼书籍《拉克尔·韦尔奇全面美容与健身计划》(*The Raquel Welch Total Beauty and Fitness Program*)窃取了乔杜里的动作序列，这让他能够在比弗利山庄买下一座豪宅。但法律并不总站在他这一边。2012 年，加州一名联邦法官否决了他垄断瑜伽体式选择的企图，裁定瑜伽体式不受版权保护。还有其他迹象表明，随着乔杜里的怪癖开始发作，他也付出了名望和财富的代价。本杰明·洛尔(Benjamin Lorr)对热瑜伽的亲身体验激发了他对竞技身体瑜伽这一奇异世界的探索。2009 年，洛尔参加了拉斯维加斯的一个培训课程，他发现自己被乔杜里吸引住了，尽管他说乔杜里"显然是个小丑"。在课程的第三个晚上，乔杜里告诉全班同学，他不仅开启了迈克尔·杰克逊的事业，治愈了珍妮特·雷诺(Janet Reno)的帕金森病和理查德·尼克松(Richard Nixon)的顽固性静脉炎，而且还是猫王最好的朋友。最重要的是，他说他经历了"72 个小时的马拉松式性爱，我的伴侣拥有了 49 次性高潮。我都数了"。[7] 他疯狂的自我推销似乎没有止境。

到现在为止，显然有些地方出了问题。乔杜里的课程不时被其手机上的长时间通话打断，而对学生报复性的个人批评每天都会发生。《GQ》杂志的一名调查记者去上了一节课，只听到他对学生们咆哮："你，小个比基尼小妞！张开你的腿！你，自慰先生！在我说'改变'之前，你不许动！"但他的学生似乎仍然热衷这一切。他们被乔杜里的魅力和自信所征服，对任何奇怪的事情都不屑一顾，说："哦，这就是比克拉姆热瑜伽！"根据《GQ》的文章，参加他的课程的人通常有一百多人，"年龄在 22 岁与 35 岁之间，他们都穿着紧身短裤和比基尼，身材非常漂亮。他们似乎很容易受到影响"。[8]

2014 年 1 月，《名利场》（*Vanity Fair*）杂志刊登了一篇文章，公开了一系列对乔杜里不利的指控，这是他走向衰落的开始。[9]这些指控包括强奸、性骚扰和非法监禁，以及对同性恋者、妇女和少数种族的普遍欺凌和严重歧视行为。美国瑜伽界为之震动，这位长期以来一直被批评者称为"麦瑜伽大师"（Master of Mc Yoga）的人戏剧性地"跌倒在地"。目前，加州法院正在审理 6 起独立的诉讼，原告们正排队描述一种类似邪教的氛围，在这种氛围中，这位教师的核心圈子成员被他的火暴脾气以及随之发生的被"比克拉姆家族"驱逐所带来的恐惧笼罩。

主要原告是一位名叫米娜克什·贾法－博登（Minakshi Jafa-Bodden）的印度女性，她为乔杜里工作了两年，担任他的法律顾问。根据她的证词，开始工作时，她就意识到乔杜里有不为他的培训课程结清酒店费用的倾向；她的第一个任务是为了 180 万美元的未付款项与万豪酒店（Marriott Hotels）打官司。乔杜里还喜欢把公司账户当作个人信用卡来使用。就像这位大师核心圈子里的其他人一样，她把这些疏忽以及他奢侈的宝莱坞生活方式，归因于他的怪癖。但不久之后，贾法－博登召集了70名证人，提出一系列强有力的指控。她以自己的名义声称，自己不仅从未收到承诺的工资，而且在为这位大师工作的过程中，还失去了所有的独立行为意识，她的工作签证、公寓和汽车都依赖于他。甚至她的手机都连接到了他的手机上，她的一举一动都被监控着。2016年初，洛杉矶的一个陪审团裁定贾法－博登确实遭遇性骚扰、拖欠工资、不当解雇和其他一些指控行为，判给她近680万美元的惩罚性赔偿，此外还有92.4万美元的补偿性赔偿。[10]

237

2016年5月，这位摇滚瑜伽明星逃到印度，在孟买和浦那附近的时尚健身度假村洛纳瓦拉（Lonavala）开设了瑜伽工作室。乔杜里毫不气馁，继续在美国境外举办瑜伽训练营；最近一次训练营于2018年秋季在阿卡普尔科（Acapulco）举行，人均费用约1.66万美元。2016年10月，在孟买附近的一个教练训练营里，乔杜里被来自HBO体育综合类节目《真实体育》（*Real Sports*）的一名电视记者逼问，那时，他似乎完全脱离了现实。他侮辱了采访他的人，对着镜头咆哮说，每天会有5000名女性排队和他做爱："我为什么要骚扰女性？人们花一百万美元买我的一滴精液。你傻到相信那些垃圾吗？"在谈到自己瑜伽体系的力量时，他吹嘘道："这种瑜伽比可卡因还糟糕。你可以戒掉可卡因，但一旦你习惯了这种瑜伽，你就停不下来了。"

考虑到那些剧烈的高温运动所产生的习惯性内啡肽激增、他的瑜伽狂热追随者的忠诚，以及他自己的狂躁行径，在最后一点上，他可能是对的。

　　在这次离奇的采访结束两个月后，由于乔杜里仍然拒绝返回美国，加州法官裁定，他的工作室的特许权收入和知识产权应移交给贾法－博登，因此，这位曾经受压迫的律师现在是一个庞大的全球帝国的掌控者。更糟糕的是，一个月后，乔杜里结婚 33 年的妻子（也是一名热瑜伽教练）结束了与他的离婚诉讼。和解协议颇具好莱坞妻子风格：她得到了他们在比弗利山庄和洛杉矶的豪华豪宅，以及他的几辆豪车（不知怎么的都不见了），而乔杜里只被允许保留在夏威夷的一套公寓。2017 年 11 月，全球范围内的比克拉姆·乔杜里公司申请破产保护，负债 1150 万英镑。

　　当这位步入歧途的瑜伽修行者持续感受到压力时，他的追随者陷入了两难境地。一个自称"比克拉姆社区流亡者"的组织壮大起来，该组织的成员曾是该运动的核心人物，他们说自己在追求"热瑜伽启蒙"的过程中遭受了可怕的虐待。尽管如此，他们仍然信赖这个 26 个姿势组成的序列。代表人物是弗朗西斯卡·阿苏玛（Francesca Asumah），她今年 65 岁，身体健康，来自曼彻斯特，是一名教师，有一半加纳血统和一半英国血统，目前是加州最受欢迎的热瑜伽教练之一。阿苏玛在核心圈子里受到的待遇使她将其定义为"严重的种族主义邪教"，但她仍然在比弗利山庄的热 8 瑜伽工作室（Hot 8 Yoga）开设瑜伽课程。毫无疑问，考虑到持续的混乱，阿苏玛热衷于用新时代的方式提高学生的自我价值感。她用浓重的曼彻斯特口音对他们吼道："伙计们，你们必须学会爱自己！如果每个人都爱自己，那么整个世界都会被爱。当心假大师们！"如果事情真的这么简单就好了。

　　与此同时，英国大约有 30 家以乔杜里命名的瑜伽工作室，其中许多已经移除了乔杜里的照片，并与他们这位前老师保持距离。一些正在重新打造品牌：在伦敦的几个地方，热瑜伽工作室的分店现在以"狂热优雅"（Fierce Grace）的名称运营。在一些观察人士看来，"猛烈的耻辱"（Fierce Disgrace）可能更贴切。

对这些令人遗憾的细节进行更多讨论将是乏味的，但它们确实为瑜伽提供了有益的警告，让我们知道，面对 21 世纪对创新和商品利益追逐的无情需求，瑜伽在传统传承体系中固有的自我监管之外运作会发生什么。热瑜伽的故事向我们提出了一个更广泛的问题，我们将在稍后研究：是否信息传递者被证实的不可靠性就一定会贬低信息的价值？这是一个困难的话题，其他更传统的宗教信徒也不得不面对。

22

风险和监管

2017 年夏天，国际瑜伽界"倒吸了一口气"。这并不是大规模调息课程进行的结果，而是因为发表在《身体和运动疗法杂志》（*Journal of Bodywork and Movement Therapies*）[1] 上的一篇报告称，瑜伽造成的伤害比其他所有运动项目加起来的还要多。该研究表明，1/10 的参与者在练习过程中出现肌肉骨骼疼痛，尤其是手臂，1/5 的人在身体已有状况的基础上遭受更严重的疼痛。在 1/3 的病例中，剧烈的疼痛让患者三个月内无法活动。这项研究的规模很小——只有来自纽约两间工作室的 350 人参与其中——告诉了我们更多关于曼哈顿市中心男子气概文化的内容，但尽管如此，这些数据还是令人担忧，因为它们似乎只是冰山一角。身体瑜伽在西方已经惊人地流行了 50 年；现在，受害者们正在蹒跚而来。

考虑到接下来要做的事情，我们最好记住，绝大多数瑜伽老师都是认真和专业的人，他们尽其所能照顾学生，并深知自己的责任，致力于确保全世界数百万人从他们适度的、按照常识追求的姿势练习中获得颇多的益处。与做身体瑜伽的人数相比，报道的受伤案例数量总体上仍然很少。负面结果的产生，与其说是由身体姿势本身造成的，不如说是由身体姿势背后的心理态度造成的，这要么是单纯的糟糕教学态度，要么是不了解情况和过于乐观的学习态度。对于一个受伤的学生来说，最好的结果是，在经历了惨痛的教训后，如果她自己成为一名教师，她会特别关注避免过度劳累的必要性，并传递她的有益经验。[2] 我们已经听过帕坦伽利对体式的看法，这是清楚和明确的，但考虑到大家普遍的迷惑，所以值得重复一遍：

> 身体姿势要稳定、舒适。当所有的努力都得到放松，心灵专注于无限时，它们就被掌握了。[3]

240

受害者

美国记者兼作家威廉·J. 布罗德（William J. Broad）对过度练习会发生什么进行了详细而发人深省的描述。作为获得过两次普利策奖和一次艾美奖的重量级调查人员，布罗德在 2012 年出版的《瑜伽的科学：风险与回报》（*The Science of Yoga: The Risks and Rewards*）一书中阐述了业余瑜伽的危险性。例如：一个体式坐姿保持得太久导致一名男子的双腿完全失去知觉，接近瘫痪；一名女子做坐姿前屈式时睡着了，造成永久性的神经损伤；其他不幸的参与者则遭遇中风、癫痫和心脏病发作。除了他人的经验，布罗德也有亲身体验。在练习了多年瑜伽之后，他于 2007

年在做一个被称为"侧角伸展式"（utthita parsvakonasana）的姿势时受伤了。颇具讽刺意味的是，这种姿势被推荐用来治疗许多疾病。他的背疼了几个星期才痊愈。正是这种不愉快但有益的经历促使布罗德开始研究不正确的瑜伽练习会造成什么样的伤害。

《瑜伽的科学：风险与回报》涉及的内容比布罗德面对的要严肃得多。他的主要信息提供者是格伦·布莱克（Glenn Black），他是美国最著名、经验最丰富的瑜伽教练之一，经常担任纽约州北部的整体瑜伽中心欧米茄研究所（Omega Institute）的客座导师。欧米茄研究所每年都会主办一个大型的、知名的国际瑜伽会议。几年前，布莱克接受了一个长达 5 个小时的手术，他受损的脊椎被融合在一起。40 年的过度后弯和扭转，特别是"犁式"（halasana）和"肩式站立"（jiguasana），让他患上了椎管狭窄症，这是一种严重的疾病，椎骨之间的开口逐渐变窄，压迫脊神经，导致极度的疼痛。手术很成功，但布莱克的活动范围比以前大大缩小了。

由于自己的惨痛经历，布莱克和布罗德一样，下定决心尽自己所能保护他人，现在他花了很多时间发表关于过度锻炼瑜伽带来的危险的警示性演讲。布莱克传达的信息很明确：体式不是灵丹妙药。事实上，如果你这样做是出于自负或痴迷，你最终会给自己带来麻烦。不幸的是，他说，很多人不喜欢听到这样的话。在《纽约时报》对其著作评论的一段摘录中，布罗德直截了当地总结了这一情况：

越来越多的医学证据支持这样的观点，即对许多人来说，一些常用的瑜伽姿势本身就有风险……这些风险包括从相对轻微的伤害到永久性残疾……美国消费品安全委员会 (Consumer Product Safety Commission) 的调查显示，在经历了多年的缓慢增长后，因瑜伽而急诊入院的人数正在迅速上升。[4]

关于姿势瑜伽潜在危险的警告并不是什么新鲜事。几十年来，专家们一直知道错误的瑜伽练习可能会导致伤害，其中许多已经被列入一些世界上最权威的期刊，包括《神经学》（*Neurology*）、《英国医学杂志》（*The British Medical Journal*）和《美国医学会杂志》（*The Journal of the American Medical Association*）等。"控方证人"包括哥伦比亚大学内外科医生学院、牛津著名神经生理学家威廉·里奇·拉塞尔（William Ritchie Russell）和康奈尔大学医学院脊柱康复领域的知名权威威利博尔德·纳格勒（Willibald Nagler）。还有一些来自瑜伽界的成员，尤其是美国瑜伽界。蒂莫西·麦考尔（Timothy McCall）医生是旗舰杂志《瑜伽杂志》的医学编辑，罗杰·科尔（Roger Cole）是艾扬格瑜伽教师，他为该杂志撰写了大量文章，并就瑜伽安全问题向美国运动医学学院（American College of Sports Medicine）提出建议。两人都为这场辩论做出了巨大贡献。《瑜伽杂志》的前编辑凯特琳·奎斯特加德（Kaitlin Qustgaard）和在北卡罗来纳州杜克大学综合医学中心（Integrative Medicine Center）工作的瑜伽教练卡罗尔·克鲁科夫（Carol Krucoff）都分享了自己在瑜伽垫上受伤的经历，这些个例都值得警惕。现在的相关投诉十分多，甚至连美国消费品安全委员会都介入其中，调查美国不负责任的教师的不当行为。

肩膀、膝盖和脖子似乎是最危险的，有时危险甚至来自练习中被普遍认为的基本姿势。标志性的"拜日式"也可能不会让许多人受益，即使他们认为这种体式在他们的练习中至关重要。将弯曲的膝盖放在对侧直腿上的坐式脊柱扭转（ardha matsyendrasana）通常让背部感到舒适，但在某些情况下，会使腰椎关节不稳定，并导致日后的关节炎或坐骨神经问题。也有一些涉及更严重和永久性损伤的报告出现，如中风和其他脑部疾病。主要的罪魁祸首是那些涉及过度拱起或过度伸展脖子的姿势，如轮式或向上弓式（urdhva dhanurasana）、高级脊柱扭转式（marichyasana）、眼镜蛇式（bhujangasana）、肩立式（salamba sarvangasana）和头倒立式（shirasana）。身体瑜伽的练习者通常会将颈椎移动得比这些骨骼自然移动的距离远得多。一个中等水平的瑜伽学生可以很容易地将自己的脖子旋转90度，这几乎是正常人旋转的两倍，这听起来很厉害，但可能会导致脊椎和向大脑供血的椎动脉损伤。甚至维持靠着膝盖休息的金刚坐姿太久，也会使膝盖下延伸到小腿和脚的坐骨神经分支缺氧，从而导致一种已经变得非常常见的状况，医生将其命名为"瑜伽足下垂"。

早在1972年，临床神经学教授、英国医学界资深元老威廉·里奇·拉塞尔就已经敲响了警钟。他在《英国医学杂志》上撰文，特别批评了眼镜蛇式和肩立式。近50年后，《泰晤士报》最近的一篇文章称，健康专业人士发现，热瑜伽的穿透性热量可能会增加过度拉伸、肌肉损伤和软骨撕裂的风险。一位专家指出，韧带——连接关节处骨骼或软骨的坚韧纤维带——一旦被拉伸就无法恢复形状，导致松弛，增加了未来拉伤、扭伤和脱臼的风险。现在，许多长期练习阿斯汤加瑜伽的人都在抱怨他们的脚趾和膝盖患有严重的关节炎，因为阿斯汤加瑜伽是一种运用高强度垂直跳跃的瑜伽体系。还有一种可能性是，过度热衷于身体锻炼可能会加重未确诊的既有疾病。

在所有这些情况下，一个主要的危险在于"跟随领导者"和"一刀切"的方法，其没有对学生个体的差异给予足够的关注。班级规模越大，这种危险性就越高，而增加班级规模的动机总是存在的，因为班级规模越大，教师的利润就越丰厚。体育馆大小的课堂从来都不是真正瑜伽的一部分，将来也不会是，因为每个学生都是不同的。记住这一点，从传统的阿育吠陀的角度来看，瑜伽老师应该始终认识到学生的本质和他们的不平衡性以及瑜伽姿势的本质。仅仅精通后者是不够的。

现代化的陷阱

我们也许不应该忘记，身体瑜伽最初是为印度人设计的，也是由印度人开发的。印度人的日常生活包含许多身体运动，以简单的膳食为营养，他们通常蹲着或盘腿坐上几个小时，就像印度次大陆的许多人现在仍然做的那样。西方现在练习的瑜伽体式从这些普通的生活习惯发展而来的，但却被嫁接到城市生活方式中。在城市中，许多人整天弓着腰坐在电脑前，只拿一个手机，可能很少锻炼。再者，他们很可能有不健康的饮食习惯并长期忽视自己的身体健康。他们悠闲地、漫不经心地走过街道，进入瑜伽室，开始快速运动，让手腕、脊柱和膝盖承受其不习惯的重量，这可能会适得其反。努力练习更难的姿势并不是真正的瑜伽之道。请注意，印度人的身份也并不能保证你的安全。格伦·布莱克最可怕的故事发生于他在浦那的艾扬格瑜伽学校学习时，当时浦那以瑜伽的强悍而闻名。据他回忆，一位当地的年轻人走进练习室，充满热情地"扭转自己的脊椎。我难以置信地看着那人的三根肋骨折断了——砰，砰，砰"。

不仅是监管不善的新手会伤害自己，经验丰富的著名教师也会如此。布莱克引用了美国著名的瑜伽老师们的例子，他们在一些基本姿势上付出了太多的努力，以至于给自己的身体造成了永久性的伤害。由于多年的拉伤，其中一位著名教练的髋关节完全失去了活动能力；由于髋臼严重退化，她不得不做髋关节置换手术。令人惊讶的是，她仍然在教授瑜伽。另一些老师则因错误的瑜伽练习而背部受伤，现在他们只能躺着教学生。布莱克的结论是激进的。他认为"绝大多数人"都应该完全放弃瑜伽，因为它太容易造成伤害了。他建议道：

> 他们需要做的不是瑜伽，而是一系列特定的运动来增强关节，改善器官状况，加强身体薄弱部位。瑜伽适合身体状况好的人。或者它可以被用于治疗。这是有争议的，但它确实不属于一般的课程。有各种各样的可能性。每个人都有不同的问题……来到纽约，和那些有很多问题的人一起上课，然后说"好吧，我们今天要做这一系列的姿势"——这根

本行不通。[5]

　　这确实是一个有争议的建议，尤其是在许多现代瑜伽姿势练习的创始人都没有提到它的风险的情况下。贾格纳特·古恩（Jagannath Gune），又名斯瓦米·库瓦拉亚南达（Swami Kuvalayananda），是哈他瑜伽科学研究的先驱，他的《瑜伽弥曼萨》（*Yoga Mimansa*）杂志和《体位法》（*Asanas*，1931）在早期影响巨大，但他对任何瑜伽可能带来的危险都保持沉默。英德拉·黛维在她 1953 年的畅销书《永远年轻，永远健康》中也是如此；现代姿势瑜伽之父 B. K. S. 艾扬格在其影响深远的《瑜伽之光》（1966）中也是如此。其他一些受欢迎的老师，比如斯瓦米·希瓦南达（Swami Shivananda）、帕塔比·乔伊斯和比克拉姆·乔杜里，在关于自己做瑜伽的指导手册中，经常强调瑜伽的安全性。四处游历的斯瓦米·吉塔南达（Swami Gitananda）被称为"本地治里的狮子"，他进行了 10 次世界旅行，在几大洲建立了道场。他自信地宣称："真正的瑜伽就像母乳一样安全。"[6] 好吧，这说得过去，但如何保证你被"喂食"的瑜伽是"真正的"呢？

　　在所有这一切中，身体瑜伽是其自身成功的受害者。人们对瑜伽的兴趣的爆炸式增长如此之快，以至于现在不可避免地出现了许多瑜伽工作室，而这些工作室里的老师缺乏必要的培训，他们无法识别学生甚至自己受伤的早期预警信号。虽然负责任的老师总是会关注学生的年龄和身体条件，并确保给他们的任何一节课留出足够的热身时间，但这种程度的关怀并非总能得到保证。令人担忧的是，几乎所有让他们自己或学生陷入困境的瑜伽老师实际上都受过教育，达到或超过了雇佣他们的人认可的最低标准。那么，为什么这些老师不知道如何教授一种真实而安全的瑜伽练习方式？部分问题在于，某种程度的伤害现在已被广泛接受并被认为几乎是不可避免的——这是同志情谊的标志，甚至是荣誉的徽章。几年前《国际瑜伽》（*Yoga International*）的一篇文章引用了脸书上的一篇帖子，其中一位自称是"瑜伽老师/导师"的人兴高采烈地告诉她的学生："我们一起经历了这么多，经历了这么多变化。我看到你们中的一些人做了母亲，另一些人退休了，我们撕裂了腿筋，损伤了肩膀……"[7]

真的吗？瑜伽的基本美德——"非暴力"哪里去了呢？

不规则的规则

许多观察者得出结论，最终的责任在设置和管理瑜伽教师培训的机构。在美国，自 1999 年以来，这个机构就一直是瑜伽联盟（Yoga Alliance，YA），它是世界上最大的瑜伽学校和瑜伽教师注册机构。其主任帕姆·韦伯（Pam Weber）称，该机构目前拥有约 4 万名瑜伽教师和 3000 所瑜伽学校，所有注册教师和学校都符合其标准。这个可观的数字正在以惊人的速度增长：该机构每天收到大约 1000 份教师注册申请，每月收到 75 份学校注册申请。这样的数据让瑜伽联盟遥遥领先于其他任何类似的机构，所以对于未经训练的人来说，它肯定是黄金标准。大多数聘请瑜伽老师的健身中心经理都不练习瑜伽，所以可以理解的是，当他们看到一位未来的老师有瑜伽联盟的认可时，他们便认为这位老师受过严格的训练。然而，他们可能会感到震惊的是，瑜伽联盟的培训没有规定的或特定的课程，也不要求对注册教师的技能进行任何评估。一旦申请通过，你就被登记在册，没有后续跟进、监测或重新评估的环节。并且，目前还没有改变这一现状的计划。

这些疏忽让美国瑜伽界充斥着随意的瑜伽课程，这些课程被教授给不知情的未来瑜伽教师。根据瑜伽联盟网站的信息，一个瑜伽教师所需的全部培训时间为 200 小时①，涵盖 5 个学习领域，其中包括 100 小时的实践、25 小时的教学方法、20 小时的解剖学、30 小时的哲学和伦理学，以及 10 小时的实践教学。每个学习领域的实际学习内容，则由各学校自行决定。瑜伽联盟决定引入一种客户反馈登记制，而不是为被认证的学校制定内容标准。正如他们的网站所解释的那样："过去的学员提供关于他们培训经历的社会评分和评论，这些可能会显示在我们的公共目录上。"其主任帕姆·韦伯补充道："我们是在让学员和学校自主遵守规定，而不必我们来强制他们执行。社会认证是让我们更加严谨的解决方案。"

最后这句话很不寻常。事实上，这是对任何试图教授瑜伽等变革性实践的人的责任的放弃。依赖客户反馈，实际上是说，最近毕业的学生应该为老师决定未来的规划！这种对教育权威的回避可能很符合教育民主的流行趋势，也符合在高等教育中越来越凸显的现代观念，即学生是付费的消费者，他们对自己购买的东

---

① 原文如此，但后文各分项相加为 185 小时。

西有决定性的话语权，但这种态度与瑜伽传统的传承背道而驰，你能否通过全球最大的旅游网站猫途鹰（Tripadvisor）的机制来进行真正的姿势教学，这是一个很大的问题。除此之外，如果被正确地教授和练习，瑜伽就是一个变革的过程，有时甚至是十分深刻的变革。因此，瑜伽本质上是一个开创性的过程，而抛弃权威指导原则，支持类似 Yelp 网站的特色功能，这并不能取代负责任的教学。不管我们喜不喜欢，瑜伽传统在瑜伽的传播中都占有一席之地，而这种传统包括在学生（根据定义）相对不熟悉的领域提供明确和公正的指导。为了商业或社会私利而牺牲前人经验和智慧，既不能很好地服务于瑜伽，也不能使那些希望教授或学习瑜伽的人受益。

对传统和教师地位的尊重并不等同于大多数现代学生所憎恶的那种无条件的接受。相反，印度的各种瑜伽和灵性传统中包含悠久而充满活力的对话和辩论历史。提出的每件事都可以被质疑，老师必须能够通过合理的论证，最重要的是，通过实例来证明他的观点。师生之间的一些广泛而生动的交流已经获得了传奇般的地位。例如，在梵文经典《大森林奥义书》中，一位受人尊敬的圣人雅吉尼亚瓦尔克亚恳求加尔吉，一位特别执着于提问的睿智女人，不要问那么多问题，以免她的头掉下来！[8] 在实践中，真正的老师总是欢迎提问，因为没有比提问更有效的深化他试图传授的东西的方法了。教师在教学中学习，这有助于保证他们的良性动机。

公平地说，对监管机构来说，制定严格的指导方针是一项艰巨的任务，尤其是考虑到所谓的"瑜伽"种类繁多，且还在不断增加。尽管如此，正如几乎所有职业培训的做法一样，我们需要的是一套认证课程必须达到的明确的具体目标。美国的其他瑜伽组织，如国际瑜伽治疗师协会（International Association of Yoga Therapists）已经成功地做到了这一点，尽管其涉足的范围很窄，只提供身体瑜伽的具体目标，严格避免任何瑜伽哲学，但这一定会有所帮助。2012 年，其发布了长达 19 页的《瑜伽治疗师培训教育标准》（*Educational Standards for the Training of Yoga Therapists*），涵盖了对寻求其批准的瑜伽治疗项目的详细培训要求，以及对其执业医师的技能评估。但即使在这里也有困惑之处，因为他们的注册瑜伽治疗师（Registered Yoga Therapist）的资格使用了一个缩写"RYT"，这也指注册瑜伽教师（Registered Yoga Teacher）。那能告诉学生瑜伽教师和瑜伽治疗师是一回事吗？

英国瑜伽扶轮会

在英国，这种情况通常受到更严格的监管，但同样令人困惑。政府批准的官方机构英国瑜伽扶轮会（下文简称扶轮会），拥有 8000 多名成员和 4000 多名教师，并有权对附属机构的教师培训课程进行认证，该机构正努力推行统一的标准。但并非所有英国瑜伽过程都是在扶轮会的主持下教授的，至多有 50% 的瑜伽过程在扶轮会的保护伞下。要在健身房和休闲中心开设课程，瑜伽老师还必须像健美操教练一样，注册为英国运动专业人员（REPs），但任何人都可以私下开设瑜伽课程。许多这样做的人并不总是一丝不苟地审查应聘教师的资格。即使他们希望如此，

247 但他们自己通常对这一事物知之甚少或一无所知，他们可能不能完全理解扶轮会文凭包含的长达三年的定期评估和在伊维萨岛悠闲的夏季海滩上为期一个月的培训课程之间的巨大区别。因此，现在仍然有太多不合格的瑜伽老师。越来越多的理疗师会同意这一点，因为他们必须处理人们想要完成他们在照片墙上看到的那些迷人的照片中不可能的姿势所带来的影响。

即使在扶轮会内部，关于什么是有效的认证以及由谁来认证的争论也越来越多。英国所有体育和休闲组织之间的关系本身就混乱得无可救药，这一事实并没有改善这种情况。扶轮会的官方网站[9]目前表示其已经从英格兰体育局（以前被称为体育理事会）那里获得了国家管理机构的地位，但没有提到体育娱乐联盟（SRA）——该联盟以前的名称是中央体育娱乐委员会（CCPR）——也曾承认扶轮会是一个管理机构。然而，扶轮会仍然是 SRA 的成员，但现在属于其运动和舞蹈部门。考虑到现代身体瑜伽与女性锻炼运动的联系，这是一个重要的定位。让人更加困惑的是，扶轮会还隶属于"技能活跃"（SkillsActive），这是一个决心建立和维持国家培训标准的政府半官方机构。它们希望共同发展瑜伽国家职业标准（National Occupational Standard for Yoga, NOSY）。

在最好的情况下，这一多层的官方监督可以安抚紧张的人，防止庸医、骗子和过于热心的业余人士。但对于一些传统主义者来说，NOSY 这个缩写太合适了，他们喜欢更自由的瑜伽，希望更少被严格管制。在英国，所有与政府认证教育有关的人都承受着日益沉重的官僚作风负担，其中包括大量的健康和安全规范、儿童保护措施、平等机会性接触、LGBTI 敏感性、少数民族包容性、背景犯罪调查等。每隔几个月，似乎高层就会颁布新的规定，另一套表格又会摆在倒霉的行政人员的办公桌上，等待被填写。

在逐渐堆积如山的文书工作之下，埋藏着让瑜伽教学资格与大学学位或同等学力证书相媲美的渴望。自 20 年前新工党政府执政以来，用学术粉饰实际技能的渴望一直困扰着英国的高等教育，贬低了学徒制和技术培训本身的价值。[10] 许多从事瑜伽工作的人会质疑这种中产阶级化的有效性，他们认为，在实际指导中的移情技能与典型的学术资格是完全不同的，并不能在课堂教学的目的和目标清单中凭空出现。[11]NOSY 强调说它只关心它成员的安全，而不是规范个人对瑜伽是什么或不是什么的解释。考虑到一些教师的缺点，这样的谨慎似乎是公平的，尽管它显然产生了意想不到的后果。[12]

在任何监管中，内容都是核心问题。与政府规定和对科学名望的渴望一致，扶轮会的课程逐渐被解剖学和生理学、姿势和呼吸练习所主导。官方承认瑜伽的代价是忽略了帕坦伽利的瑜伽核心，这是一种更难以量化、更内化的练习维度。自 20 世纪 60 年代内伦敦教育局采用艾扬格瑜伽以来，采取这一政策的部分原因是为了避免冒犯世俗和宗教情感。冥想模块在它确实存在的课程中似乎是一个不成熟的事情，最多只能偶尔得到练习。对于一些扶轮会团体来说，内在感实际上是不存在的，而对另一些团体来说，课程提供的是一种广义的放松技巧，比如瑜伽休息术（Yoga Nidra）。对于少数真正关注这个主题的人来说，某种形式的正念目前是首选，因为这种体系在政府的健康和福利计划中获得了尊重。

在英国瑜伽界内部，许多人对扶轮会的运行方式感到不满。早在 2004 年，一些思想独立的教师培训师就聚在一起，成立了独立瑜伽网组织（Independent Yoga Network），试图对抗他们认为的健身行业在定义和监管什么是可以接受的方面进行的一知半解的尝试。在他们看来，政府支持的举措正朝着错误的方向发展。斯瓦米·安比卡南达（Swami Ambikananda）是住在伯克郡的一位英国印度教徒，她是传统瑜伽联盟（Traditional Yoga Alliance）的创始人，对于那些厌倦了扶轮会乏味的"解剖学和生理学"饮食并渴望更多精神食粮的人来说，她是一位特别的代言人。作为一名经验丰富的精神瑜伽爱好者和这方面的受人尊敬的作家，安比卡南达对大多数瑜伽课上发生的事情持批评态度，她称"把瑜伽卖回给它的老师是纯粹的新殖民主义"，并严重质疑政府的立法权："当强大的组织寻求控制权时，他们总是说这是为了'保护公众'和'确保他们的安全'。难道这些主张不是由任何试图强加其权威并削弱与之共存的其他团体提出的吗？"[13]

她的感受得到了许多人的认同，他们对扶轮会越来越偏向世俗和可量化感到震惊，它在努力变得更加主流和受人尊敬的过程中缩小了关注范围，并向别无选择而只能适应它的教师以会费的形式征收额外不必要的费用。人们的情绪越来越高涨。2018 年 5 月，扶轮会主席保罗·福克斯（Paul Fox）和他的副手谢拉·麦肯齐（Shelagh MacKenzie）辞职，声称他们的全国执行委员会成员希望放松对教师的现有标准。福克斯是该组织最高级别（也就是众所周知的四级）教师资格的热情倡导者，但其他委员会成员无法达到这一级别，他们批评这是"监管过度"。福克斯承认，他感到"非常沮丧和情绪化"，现在计划"发起一项草根运动"，"从保守派成员手中夺回对我们组织的控制权，我认为他们只代表过去"。[14]

除了监管问题，还必须面对在主要自愿参与的基础上管理一家需要多种类型和不同水平专业知识的大型组织所面临的挑战。对于扶轮会，奉献和薪水之间的混淆与最近的财务管理不善、组织高层频繁的人事变动以及许多其他相互竞争的英国瑜伽团体的崛起同期而至。总而言之，最近几年，扶轮会看起来显然相当不稳定。

定义问题

归根结底，围绕瑜伽管理的大部分麻烦都可以归结为一个简单的事实，即如果要建立一个有效的监管体系，你需要确切地知道你的监管对象。因此，我们又回到了在本书的许多不同语境中出现的问题——瑜伽到底是什么？哪种类型应该被认为是真正的瑜伽？是身体锻炼还是心灵修养；是体操还是冥想；是猛烈且快速的，还是柔软而缓慢的？有些人可能会说，可能是所有这些，但如果是这样，它们的比例是多少？如果瑜伽至少在一定程度上被视为一种精神训练，事情就会变得更加复杂。实践背后的指导思想应该是什么？它是像帕坦伽利、早期佛教和耆那教所提倡的那样的数论派式的二元论，还是像《哈他瑜伽之光》中提出的巴洛克式神奇的世界观，抑或是像许多中世纪哈他瑜伽文献所拥护的、由瑜伽传教士如斯瓦米·维韦卡南达、尤加南达和普拉巴瓦南达所倡导的吠檀多不二论？瑜伽练习者应该像所有传统瑜伽权威那样，认真对待超常的神功吗？

250　　考虑到这样的复杂性，可以理解的是，最简单的实用策略是完全避开哲学，把瑜伽当作一种不需要深思的身体活动，其只带来更好的健康和幸福。但是这种机械的方法冒着把灵性的婴儿和迷信的洗澡水一起扔出去的风险，而且它否认了许多瑜伽学生对更高知识的真正渴望。就目前的情况而言，国际陪审团已经在一些困惑中撤退，以考虑这些复杂的问题。它看起来似乎不会很快带着定论回来。

23

科学、精神和减压

不久，瑜伽大使们就意识到，如果他们的精神食粮要被西方朴素的味觉所接受，最好的方法是将其捣碎，并用科学的筛子过滤。来自山顶的深奥智慧是行不通的；瑜伽要想广泛传播，就必须脚踏实地。在这一转变中的一个关键人物是古吉拉特邦的一位婆罗门，名叫玛尼拜·哈力拜·德赛（Manibhai Haribhai Desai），更为人所知的名字是约根德拉先生（Shri Yogendra）。他不那么张扬，也不像见多识广的斯瓦米·维韦卡南达那样善于表达，他以自己的方式在瑜伽现代化以及瑜伽走出道场进入诊所的过程中发挥了关键作用。正如他曾经说过的："我感到满意的是，我没有在丛林中默默无闻、孤独地度过我的一生，而是在某种灵感的指引下，向公众揭示了我所感受到的这门科学的真理。"[1]"科学"是这里的关键词，因为，无论他说的是什么意思——这个词在瑜伽垫上和实验室里的用法往往不同——他将体式和调息法应用于治疗医学领域的做法都为他在瑜伽名人堂中赢得了在很大程度上未被颂扬的声誉。约根德拉是现在所知的瑜伽疗法的第一个实践者，也是严格关注解剖学和生理学的发起人，这一疗法的特点是将姿势练习作为一种健康疗法应用于我们长期不健康的时代。

一开始希望是渺茫的。作为孟买的一名持怀疑态度和理性主义的学生，德赛对圣人和所有大师的行头高度怀疑，但在经历了一段时间的抑郁后，同学们说服他去拜访一位名为帕拉马曼萨·斯里·马达瓦达斯吉·玛哈吉（Paramahansa Sri Madhavadasji Maharaj）的瑜伽修行者的道场。我们对这位老师知之甚少，只知道他是孟加拉人，是公认的伟大瑜伽大师毗湿奴的虔诚信徒。80岁那年，经过一生的流浪和学习，这位老师终于在神圣的讷尔默达河畔安顿下来，开始向几个优秀的弟子传授瑜伽的秘密。据他的追随者说，他远远超过了吠陀理想的长寿年纪——100岁——他以123岁的高龄去世。正如约根德拉在自传中回忆的那样，就像维韦卡南达与其导师的命运之会重演一般，在"我们的目光相遇"[2]之后，他所有的疑虑都消失了。而这位老师也被这个年轻人的品质所打动，决定让他做其继任者，并立即拜师学艺。德赛从大学退学，跟随他的新导师学习了两年，在那里，他的大部分训练集中在"自然疗法"上，然后在道场的病房里为病人实施治疗。在1918年的圣诞节，这位20岁的年轻人创立了世界上最古老的瑜伽机构，开启了自己的使命，这是对维韦卡南达的另一个呼应。

瑜伽学院（Yoga Institute）坐落在金沙酒店（The Sands）里，这是孟买郊区一处美丽的海滨别墅，主人是孟买最受尊敬的居民之一达达拜·纳罗吉（Dadabhai Naoroji）。从几个方面来说，这都是一个令人满意的赞助人选择。纳罗吉是一位帕西族知识分子、作家和富有的棉花大亨，他当时被称为"印度元老"（Grand Old Man of India）。他是波斯的琐罗亚斯德教难民中非凡的一员，他们为孟买成为一个伟大的贸易大都市奠定了市民基础。他也是一位致力于独立运动的社会活动家，是印度国大党的创始人之一。后来，他搬到英国，在该国建立了第一家印度公司，在伦敦大学教授古吉拉特语，同时追求自己的商业利益，最终成为英国第一位亚裔议员，代表自由党的芬斯伯里中央区。为了尊重纳罗吉的平等主义理想，约根德拉先生的瑜伽学院是第一个向任何种姓或信仰的男人、女人和儿童免费提供课程的瑜伽中心。

瑜伽学院成立并运营后，约根德拉启航前往美国，于1919年在纽约州北部的熊山建立了美国瑜伽学院（Yoga Institute of America）。之后，他环游世界，教授瑜伽，治疗病人，并尽可能收集有关哈他瑜伽的手稿。他于1924年回到印度，打算再去美国，但因针对印度人的新移民限制而受挫。[3] 结婚后，他留在了印度，但随着时间的推移，他的学院在世界各地建立分支机构，遍及澳大利亚、巴西、加拿大、芬兰、法国、意大利、日本、南美、瑞士、南斯拉夫和英国。该学院的杂志《瑜伽》于1933年首次出版，至今仍很畅销，蓬勃发展，这个地方本身也是如此，每天都有1000人次访问量。事实上，如果有一天我们的星球最终被外星生物殖民，约根德拉先生版本的瑜伽很可能是他们遇到的对古老教义的一种诠释。1940年，他的一些出版物被缩微胶片保存在文明地窖（Crypt of Civilization）里，这是一个被埋藏在亚特兰大奥格尔索普大学（Oglethorpe University）的时间胶囊，再过6000年才能打开。

253

1948 年，瑜伽学院在孟买郊区的桑塔克鲁斯（Santacruz）建立了一个永久的基地，从那时起，在许多方面，它就一直是治疗性瑜伽（therapeutic yoga）在其祖国的公众形象。1951 年，它是政府第一部关于这一主题的纪录片的背景；6 年后，该机构接到指示，要在全国范围内进行一项调查。在成立第二年，当它最终获得官方认可时，国家为其提供了资金，用于教师培训和为次大陆各地学院里的瑜伽教练提供奖学金。约根德拉于 1969 年去世；第二年，研究瑜伽应用于心身和精神疾病的医学研究小组（Medical Research Unit）成立了。

约根德拉先生不是神秘的帕拉马曼萨·马达瓦达斯吉唯一有影响力的弟子。另一位古吉拉特婆罗门贾格纳特·甘尼萨·古恩（Jagannath Ganesha Gune），后来被称为斯瓦米·库瓦拉亚南达，也对现代瑜伽的发展方向产生了深远的影响。古恩在 1920 年开始了他自己的研究，并在 1924 年出版了第一份专门研究这个主题的科学杂志《瑜伽弥曼萨》，从那以后，该杂志继续发表关于各种瑜伽技巧影响的科学实验细节。同年，他在距孟买约 60 英里的西高止山脉的洛纳瓦拉建立了凯瓦雅得哈马健康和瑜伽研究中心（Kaivalyadhama Health and Yoga Research Centre），这是一个一流的医学和科学研究中心，提供培训、治疗和古代文献资源库。他和约根德拉一样，把《哈他瑜伽之光》视为经典权威，不过，当然，他去掉了那些华而不实的段落。他的瑜伽是一种实用的锻炼体系，旨在促进健康和强健体魄，仅此而已。在 1966 年去世之前，库瓦拉亚南达又建立了几家这样的机构。

此时，其他几个团体在西方活跃起来。其中包括斯瓦米·

维斯努瓦南达（Swami Vishnudevananda）于1959年创立的国际希瓦南达瑜伽吠檀多中心（International Sivananda Yoga Vedanta Centres），该中心在"服务、爱、给予、净化、冥想、实现"的旗帜下教授吠檀多瑜伽，还有斯瓦米·萨特亚南达（Swami Satyananda）于1963年创立的全面性的比哈瑜伽学校（Bihar School of Yoga）。但是，这些试图平衡身体力量与内在能力的体系没有艾扬格－乔伊斯的方法成功。后者延续了约根德拉的方法，将瑜伽作为一种预防、治疗和健身的方法。[4]

超验治疗

254

同样，心灵瑜伽也很快被呈现为一种准医学疗法，瑜伽大师马哈利希·马赫什·约吉的简单超验冥想技术就是最好的例证。20世纪50年代末，当他离开印度开始在世界各地传教时，马哈利希主要用精神上的术语表达他的信息，这些传统的词汇包括印度教神灵、昆达里尼和脉轮、轮回、上帝、业力和开悟等。然而，他的一些学生无视这些精神财富，因为他们迫切地需要医疗救助。1959年，像他之前的几代吠檀多信徒一样，马哈利希来到加州，在洛杉矶站稳脚跟。在他的第一次公开演讲后不久，他被当地报纸上的一篇文章震惊了，这篇文章称赞超验冥想是治疗失眠的自然疗法。他困惑地评论道："我来是为了唤醒人们，他们却只想睡觉！这似乎是一个奇怪的国家，这里的价值观不同……"[5]

在英国，一些记者对他无法抑制的快乐感到惊讶，并称他为"咯咯笑的大师"。其他人则认为他是一个迷人的怪人，一个僧侣式的理想主义者，他心怀善意，但却与现代生活脱节，正如他在伦敦的第一次演讲的开场白所表明的那样："我对世界的愿景是精神重生，让世界上所有地方的每个人重新生成精神价值。精神的价值是纯粹的意识，是绝对的极乐。"[6]

媒体对这样一个雄心勃勃的使命反应冷淡，但又像在美国一样，确实给冥想贴上了"非药用镇静剂"[7]的标签。毫无疑问，这位瑜伽修行者对媒体肤浅的做法感到失望，但他肯定注意到了他们所关注的东西。同年晚些时候，当马哈利希在剑桥对欧洲启蒙运动的继承者发表演讲时，他的发言开始变得温和：

> 我们属于科学现实时代。让我们确保我们所争取和取得的一切都是现实的。我们这个科学发展时代并不相信任何披着神秘主义外衣的东西。让我们通过科学和系统的成就方法来认识绝对存在，它的每一项成就都将得到个人经验的补充。[8]

因此，在现代世界，一个冥想者的神经系统是他自己的私人实验室，在那里他进行意识扩展实验。第二年春天，当5000名公众前来听马哈利希在阿尔伯特大厅发表的演讲时，他显然是在利用一种广泛的需求。这场演讲发表于所谓的"第一届世界精神重生运动大会"（The First World Assembly of the Spiritual Regeneration Movement）上。在这里，这位身着白袍的僧侣又一次被介绍为"一个来自喜马拉雅山圣人谷的人"，一个熟练地行走于神圣和世俗之间的人。他努力积累内在性可量化益处的证据，邀请了 4000 名医生来到伦敦，在一次医学演示中听取他的意见。4 名出席。在接下来的 10 年里，他毫不气馁，继续推动收集科学证据，并尽可能地完成调查研究。当然，这些不能证明任何关于冥想的东西，甚至也不能解释冥想是如何起作用的，但它们无疑有助于列出精神实践的身体关联因素。通过这种方式，可被感知的物理数据或许可以表明，在它们背后隐藏着一些有趣的东西。印度有一种说法，大象需要两副牙齿：一副用来展示，另一副用来咀嚼。1967 年，马哈利希在他的瑞诗凯诗道场举办的教师培训课程中解释了他对这一策略的使用：

> 超验冥想是一个非常自然和系统的科学程序，能让圣灵降临到人类身上。当我们说圣灵降临在人身上时，一般来说，这似乎是一件绝对感性的事情，与任何科学价值无关。但是，当我们说超验冥想打开了对生命超凡、无限领域的认识时，这听起来很科学……这只是一个表达的问题，现象是一样的……我们用现在的语言来表达，而内容是一样的，没有什么新的东西。有一句谚语"太阳底下无新事"。现实是一样的，圣灵也是一样的……[9]

科学研究

在 20 世纪 70 年代初，当关于超验冥想的第一个研究成果发表时，这项策略便取得了成效，《柳叶刀》(*The Lancet*) 和《科学美国人》(*Scientific American*) 上的文章显示，坐着练习这个瑜伽技巧 20 分钟会导致呼吸频率显著下降，新陈代谢速度也有所下降。这种深度休息对练习者来说既是愉快的，也是有益的，并带来强烈的幸福感和随之而来的压力缓解。随后，许多经过同行评议的科学研究显示，练习者的大脑功能发生了微妙但深刻的变化，其在生活的各个领域也受到了广泛的良性影响。在此后的 45 年里，各种实验以惊人的速度展开。已经有600 多篇关于这种冥想对身体、心理和社会的影响的论文发表，并且每月就有不少于一篇。2012 年，其中一项研究表明，定期练习可以将心脏病患者心脏病发作、中风和死亡的风险降低48%；加州 2014 年秋季发表的一项研究显示，进行冥想的艾滋病患者生病的频率也更低，他们不易疲惫，精力更加充沛，压力更小，焦虑和抑郁的状态也更少。[10] 在所有冥想技巧中，超验冥想和佛教内观法仍然是被测试最多的，其结果通常看起来可靠并令人印象深刻。[11]

鉴于现在积累的大量可用数据，有人可能会问，为什么那些负责我们的医疗和心理健康福利的人没有更广泛地采用超验冥想。英国国家医疗服务体系（NHS）2017 年 9 月发布的一份报告称，医生开具的病假条中有 1/3 提到压力和焦虑。然而，对于医学科研机构的一些人来说，尽管数量庞大，但许多关于各种类型冥想的研究仍然存在问题，甚至是伪科学。好的科学是很难做到的；除了其他事情外，它还要求提出一个明确的自然问题，然后以一种能得到明确答案的方式进行实验。已经知道答案的研究人员会无意识地将他们的信念投射到实验中，他们可能会忽略或边缘化与其推断不相符的数据。在最坏的情况下，这样的研究会变成美国物理学家理查德·费曼（Richard Feynman）所说的"货物崇拜 ① 科学"[12]，即具有真正科学的外表，但缺乏必要的实质性、严谨和批判精神的研究。从科学的角度来看——这是政府机构必须要做的，传闻的证据，无论多么丰富，都是不够的。因此，关于冥想的研究不断增多，讨论也在继续。[13]

美梦破灭

正当科学机构开始接受冥想可能是一种可量化的、非宗教的健康策略时，马哈利希加大了投入力度，引入了他所谓的"超验冥想成就计划"（TM Sidhi Programme），这是一种利用帕坦伽利的经文来发展超常能力的高级课程。精神能力加强了压力的缓解，尽管发展这些能力本身并不是目的，而是按照帕坦伽利的教导，作为一种加速开悟进程的手段。[14]

这是一个奇怪的结合。让我们回想一下 1977 年，当时纽约州北部一家鲜为人知的报纸《共和报》（*Press Republican*）刊登了一则讲座广告，题为《超验冥想与超常力量》（TM and Supernormal Powers），该讲座将于 6 月 15 日在普拉茨堡（人口约 16000 人）举行。从人们记事起，该小镇就一直安静地在加拿大边境以南几英里处做着自己的事。讲座会场是典型的令人放心的全美风格：一家豪生酒店（Howard Johnson's Hotel）。广告旁边是一张喜气洋洋的马哈利希的照片，上面用令人钦佩的瑜伽式

---

① 货物崇拜指南太平洋一些岛屿上土著的迷信，其认为祖先或神会带着大量现代西方货物重返当地。

平静的口吻写着：

257

> 定期练习超验冥想会培养出超常能力，如：
> 随意悬浮身体；隐形；超常的视力和听力。

　　在保守的美国小镇中心推行这样的主张，确实证明了超验冥想运动协调东西方文化的能力，以及它在这方面的自信。该讲座或许向普拉茨堡的忠实市民提供了隐形术，但最大程度的曝光显然才是它自己想要的。一个月后，7月6日的当地报纸邀请大约有6万人口的虔诚浸信会小镇——南卡罗来纳州格林维尔的居民到喜来登酒店做客，发出让人惊讶的邀请语：欢迎您来开发超人力量。事情就这样继续下去了。

　　随着时间的推移，"超验冥想成就计划"成为该运动全球推广的核心，其论据是，它是达成开悟的有力帮助。当在足够大的群体中定期练习时，它将有助于促进世界和平，因为参与者会感受到有序、积极和幸福的连锁效应。1986年，为了展示集体的悬浮练习，新德里的英迪拉·甘地体育竞技场举行了第一届"国际瑜伽飞行比赛"（International Yogic Flying Competition），观众达一万多人。宗教名流，包括乔西莫斯（Jyothirmath）寺庙的商羯罗查尔雅（Shankaracharya）、斯瓦米·维斯努瓦南达·萨拉斯瓦蒂（Swami Vishnudevananda Saraswati），以及印度最大的阿育吠陀医师协会——全印度阿育吠陀协会（All-Indian Ayurveda Congress）主席B. D. 特里古纳（B. D. Triguna）博士都出席了。整个比赛是由一个天使般的青年迪帕克·乔普拉（Deepak

Chopra）主持的。新德里比赛之后，第二年夏天在华盛顿特区举行了一场"世界瑜伽飞行冠军"的表演，110名记者和32名电视台工作人员参与其中。[15] 一个月后，在同一个周末，由当地瑜伽从业者组织的另一场"瑜伽飞行"表演在全球大约1000个城市进行。这样的展示无论多么协调，都不能符合所有人的口味；对许多人来说，它们是不受欢迎的。英国小报称他们为"马哈利希的飞行马戏团"，并且不出人意料地对他们嗤之以鼻。这些表演的确结合了瑜伽历史轨迹的各个方面，包括冥想、精神能力、减压和公开表演，但瑜伽飞行超出了大多数人的理解。

超验冥想运动并未受挫，它继续穿梭于古今之间。其中，研究意识生理学的首席研究员是毕业于麻省理工学院的神经科学家托尼·纳德（Tony Nader）。1998年的一篇新闻报道称，由于其关于吠陀存在于人体内的科学发现，荷兰马哈利希吠陀大学（Maharishi Vedic University of Holland）奖励给纳德和他一样重的黄金。[16] 两年后，纳德被加冕为"环球世界和平之国"（Global Country of World Peace）的王公阿迪拉吉·拉贾拉姆（Maharaja Adhiraj Rajaram），并被马哈利希任命为他的继任者。在2005年，22个附属王公（rajas）被任命为该组织的国家和地区领导人，每个人都有权穿着白色丝绸长袍，佩戴金色奖章和金色皇冠。[17] 他们的训练课程历时约两个月，每位参加者被建议向马哈利希世界和平基金（Maharishi World Peace Fund）捐款100万美元。[18]

不足为奇的是，这些都没有帮助超验冥想运动获得更广泛的可信度，更不用说科学的可信度了。大批印度冥想教师来到西方

258

的 60 年后，如今许多人被他们认为更世俗、更少受文化束缚的修行所吸引。正念是最好的例子，我们将在第 25 章中看到。这种应用心理学的技术可能不会达到与内在能力同样的玄奥程度，但它们无疑比悬浮术或戴着闪亮头饰的新吠陀之王对当前范式的挑战性要更小。

大卫·林奇基金会

今天，超验冥想最有活力的传播方式是大卫·林奇基金会（David Lynch Foundation）的活动，这是一个由这位艺术电影导演建立的慈善组织。林奇可以说是他自己的热门作品《双峰》（*Twin Peaks*）中的一个角色——这部作品融合了美国乡村生活和遥远的超现实主义——有点像来自火星的吉米·斯图尔特（Jimmy Stewart）。因此，林奇似乎恰是一位稍许古怪的科学超常冥想大使，他自己也是一名长期实践者，热情地将自己惊人的创造力归功于这项技巧。他的同名基金会为社会上压力很大的人提供缓解压力的服务，尤其是针对患有创伤后应激障碍（PTSD）的退伍军人、市中心严重贫困的儿童、吸毒者、流离失所的难民，以及各种负担过重的急救人员（救护车工作人员、消防员、防暴警察等）。最近，该基金会向臭名昭著、戒备森严的雷克岛监狱里的囚犯传授冥想课程，该监狱著名的狱友包括阿尔·夏普顿（Al Sharpton）牧师、衣冠楚楚的黑手党约翰·戈蒂（John Gotti）[他也被称为特氟隆·唐（Teflon Don）]，以及前好莱坞坏蛋詹姆斯·卡格尼（James Cagney）。超验冥想可能终于让一些麻烦缠身的鬼魂安息了。

痛苦和压力

林奇的基金会位于曼哈顿中心的一间漂亮的办公室里，这里没有任何关于鼓舞人心的印度圣人的痕迹。毫无疑问，这是一场高尚的运动，做着非常有价值的工作，如果冥想能帮助应对当前流行的压力病，那么，就像阿朱那一样，它必须全身心地投入战斗，最好有政府的支持。但有哲学倾向的人可能会对这种医学化持怀疑态度。毕竟，把冥想仅仅作为一种减压技术来推广，而不考虑任何更广阔的背景，是在推进一种历史矛盾修辞法，将古老的教导与一种直到 20 世纪末才出现的综合症相适应。早期的圣人——摩诃毗罗（Mahavira）、佛陀、商羯罗——并不关心我们现代人使用的"压力"这个词；对他们来说，这个概念并不存在。当然，痛苦无处不在，如佛陀所说的"无常的三大标志"，即"疾病、衰老和死亡"，但对于地球上太多的人来说，这与我们现在所说的压力仍然是不同的。与痛苦不同，压力并不是不可磨灭地写入人类的剧本的，而是我们自己选择生活方式的结果；我们被自己选择的关注点弄得疲惫不堪——疯狂地更新社交媒体资料，担心下一笔抵押贷款，或在赚钱养家的同时兼顾照顾孩子的需求。当然，强烈的或长期的压力可能会变成痛苦，但在清醒的圣人眼中，冥想不是一种治疗生活方式失衡的良药。它完全在另一个层面运作，是自我认识的关键，是一个身体和精神的净化过程，逐渐将你天生的苦难转化为智慧，如果有好的业力之风在你身后，可能会有一天给你带来开悟。

"压力"一词首先在科学界由瑞典内分泌学家汉斯·塞尔耶

在 1956 年的著作《生活的压力》（*The Stress of Life*）中确定的，过了将近 20 年的时间，这个概念才进入集体意识。塞尔耶的第二本书《无痛苦的压力》（*Stress without Distress*）出版于 1974 年，恰逢有关冥想的第一次科学研究被展开，他是当时马哈利希的"创造性智力科学"研讨会的主要撰稿人之一。应该指出的是，塞尔耶对这一术语的使用比一般人的理解更复杂。他认为，无论冲动是正面的还是负面的，体验都可能是"有压力的"，因为所有的体验都会在身心复合体上留下印记。塞尔耶将负面压力称为"痛苦"，而将正面压力称为"良性压力"，前者更有问题。作为一种适应性疾病，压力尤其表现在对日常生活中的输入的不适当反应所引起的精神性、心血管、胃肠和过敏性疾病上。

塞尔耶首次描述了身体应对压力的系统，即下丘脑–垂体–肾上腺轴（HPA 轴）系统，他指出身体对强输入的适应有三个阶段："警报状态"、"抵抗状态"和"疲惫状态"。最后一个阶段的影响以变化的形式持续存在。这种理解符合瑜伽心理学的因果业报（Samskaras）概念，因果业报是指深植于头脑中的残留印象，是未来欲望和行动的潜意识激活器。自弗洛伊德以来，西方的无意识理论也确定了大致相同的机制。无论一个人偏爱哪种模式，毫无疑问的是我们的身心都具有长期记忆力，我们认为理所当然的事情可能会引起压力。因此，现在看来，6 个月大的男婴进行包皮环切手术的痛苦可能会在他们中年时以创伤后应激障碍的形式重新出现。[19] 再往前看，表观遗传学这一新科学的最新研究表明，极度紧张不仅会影响我们当下的基因行为，甚至还会波及未来子孙后代。[20]

在历史上，冥想与乡村宁静的简单生活联系在一起，然而，一般来说，把冥想作为一种医学疗法的人是相对享有特权的城市化的第一世界国家的人。压力滋生压力，每一代人都会给症状列表增加一项，每增加一项，就会出现一种新的健康疗法来解决这个问题。我们现在有一种应激障碍，叫作"食欲神经过敏"（orthorexia nervosa），它是由对健康饮食的不健康痴迷引起的；此外还有"无手机恐惧症"，也就是最近出现在 Z 世代中的一种与智能手机分离的焦虑症。缓解压力的成人涂色书经常位居销售排行榜榜首，市场价值每年为数百万美元，这一现象是由《正念涂色书：针对忙碌人群的抗压力艺术疗法》（*The Mindfulness Colouring Book: Anti-Stress Art Therapy for Busy People*）一书的成功引发的。英国一家地方铁路公司最近推出了一项试点计划，将涂色书和车载瑜伽结合起来，以缓解通勤中"电话僵尸"的压力。

缓解压力的特洛伊木马

压力管理有时可能看起来普普通通，但它也可能隐藏着更深层次的目的。用容易接受的术语掩盖具有挑战性的精神真理是一个古老的原则，因老师和学生之间不可避免的理解鸿沟而变得必要。前者的工作是尽可能巧妙地架起桥梁。这种技巧在佛教传统中被称为方便之计（upaya），可能涉及一定程度的善意权宜之计。南印度圣人阿迪·商羯罗建立了使精神领袖得以出现的不二论传统，他在一篇有影响力的评论中坦率地谈到了这种情况："首先由我让他们走上正确的道路，然后我会逐渐让他们看到最终的真相。"[21]

　　许多心灵瑜伽的大使也得出了同样的结论。他们怎样才能最好地用他们未受教育的听众能够理解和接受的方式来展示他们的教学呢？如果学生们陷在形而上学的无知中，以至于他们需要被哄骗去开悟，那么要做到这一点的方法就是解决无知本身。实用主义必须凌驾于理论之上，如果缓解压力是当务之急，那就这样吧。那些被激励着更深入地进行冥想的人（也许稍微还会在字里行间审慎地阅读），也许会及时发现在他们的治疗中一直隐藏着的精神可能性领域。在那之前，必须如此。

探索

———————

自我

24

四种类型的心灵瑜伽

　　尽管"冥想"一词无处不在，但它却是出了名的不精确。对于不同的人来说，这个词的意思是不同的，除了正式的打坐练习外，这个词几乎可以涵盖所有的事情：遛狗，在花园里闲逛，或者享受一天安静的钓鱼。这类活动可能是有益的、有助于恢复健康的，但这正是问题的关键所在，它们仍然是活动，而"真正的"冥想，即深层心灵瑜伽，则是逐渐减少所有活动，并相应地进入沉寂。

　　即使在正统的坐姿练习中，我们也发现了许多流派、方法和哲学。除了犹太教、基督教和伊斯兰教苏菲派令人尊敬的冥想传统外，仅印度就产生了许多不同类型的冥想实践。其中一些在早期文献中有详细记载，例如《白识净者奥义书》(*Shvetashvatara Upanishad*)，最著名的是帕坦伽利推荐使用的咒语"唵"。然后是耆那教和早期佛教，或者说小乘佛教，它们倡导"沉稳"（samatha；冥想使心神稳定，并带来一种"平静持久"的状态）和"内观"（vipassana；一种冥想练习，使人能够辨别现象的条

件性质）的平静和集中练习，以及通过"慈修"（metta bhavana，
一种对众生产生慈悲心的情感焦点）的技巧来培养同情心或仁
爱。大约从第一个千年末开始，大乘佛教流派，尤其是藏传金刚
乘佛教和印度教密宗提倡使用咒语和观想。中世纪出现了一种
更感性的方式，这是通过向神膜拜（puja）、虔诚的诵经和歌唱
（bhajan, kirtan）或对神（如克里希纳、罗摩或神圣母亲的多种形
态之一）的奉献（seva），服从于神圣之爱的文化。在所有这些
体系中，还有更多区别因素，如声音的不同用途、眼睛是睁开还
是闭上（及这改变冥想体验的方式），以及使用呼吸意识或其他
生理功能的方法与脱离身体基础的纯粹精神专注之间的区别。

266

　　然而，无论练习什么，冥想者自己总是知道它有明确的主观
效果，这大概就是他们费心继续练习的原因。而科学家，作为我
们这个世俗时代的高级牧师，对事物的理解较慢，通常只有当一
种现象成为社会中值得注意的经济和文化因素时，才会开始对它
感兴趣。瑜伽和冥想已经达到了这个临界点，它们几十年来的成
功表明，它们不是昙花一现，而是反映了更深层的需求、思维方
式和整个社会的变化。研究人员意识到，通过研究瑜伽，他们可
以了解人们在现代社会的沉重负担下是如何生活的。在过去的 40
多年里，他们一直在探索这一领域，并满怀热情地继续前进。[1]

　　迄今为止积累的数据中，最突出的是伴随冥想而来的身体变
化，或者我们可以称之为心灵瑜伽的身体印记。冥想中的身体的
一般状态可以通过它的呼吸频率和音量及由此显示出的它的休息
程度、代谢率和皮肤电反应，以及系统中各种化学和荷尔蒙的变
化来测量。更令人兴奋的是，大脑活动的伴随变化可以通过检查

脑电波的脑电图读数来监测，脑电图可以显示数百万神经元以不同的频率起伏的电活动，这取决于我们的意识状态和我们正在做的事情。两位美国研究人员弗莱德·J. 特拉维斯（Fred J. Travis）和乔纳森·希尔（Jonathan Shear）最近提出了一个有用的模型，其可以识别出冥想的三种基本类型，每种类型都有其特有的生理和心理参数。[2]

1）集中注意力

第一种类型的冥想包括将注意力集中在某个物体或知觉上，通过聚焦在一个单一的点上，防止头脑走神。聚焦的对象几乎可以是任何东西：蜡烛火焰、几何曼陀罗图示或规则的身体节奏都是这种类型中的典型方法。这样做的目的是训练注意力，将其稳定在一个地方，从而阻止它从一件事跳到另一件事的自然习惯。许多教义中都使用了"猿心"这个简写术语，将我们长期的精神不安比作猿猴在树枝间跳来跳去和喋喋不休。该观点认为，这种不稳定只能通过强制集中注意力，使其对当前焦点保持集中来克服。脑电图成像技术已经识别了大脑中与精神游离相关的不同区域，以及那些与记录注意力分散、重新定位意识和保持持续注意力相关的区域。这些依据表明，在这种集中注意力的冥想中，脑电波活动频率很快，每秒起伏 20~30 次，产生所谓的"β 波"。它甚至可以更快，达到每秒 30~50 次，也就是我们所说的"γ 波"。《科学美国人》杂志引用的研究表明，正如人们可能预料的那样，练习这种类型的冥想可以提高大脑的专注能力。[3] 然而，高频脑电波不是一种闲适、平静或扩展的状态，而是一种相对活跃，甚至紧张的状态，与专注、排他的集中方式一致。

2）开放监测

第二种类型的冥想是开放监测。为了改变大脑对压力信息的反应，它采用意志力控制思想。这类技巧的实践者观察他们的思想、经验和情绪反应的出现或消失，并试图对它们保持一种非评判的态度。通过持续地培养一种中立的反应来应对心中任何感觉的产生和消失，并保持对它们的无动于衷，这将发展出将体验者，即"我"，从他的精神印象中分离出来的战略习惯。这种分离可以纠正、重新引导甚至抑制他的自发反应。只要有足够的练习，这个习惯在冥想之外也会持续存在。所以，例如，如果抑郁症患者学会监测自己的记忆和观察自己的感受，他们会发现问题，然后会在日常生活中更好地管理悲伤、焦虑等情绪。当这些感觉真的出现时，它们的力量和主导性就会减弱。

神经影像学研究证实，开放监测减少了大脑中与焦虑有关的区域的活动，这项技巧已被证明有助于人们处理抑郁和焦虑的症状。一个戏剧性的例子是患有创伤后应激障碍的退伍军人。开放监测还可以减少睡眠模式紊乱。这种冥想的特点是脑电波频率较慢，被称为 θ 波，每秒只振荡 5~8 次。在一个人全神贯注的时候，例如，在读书的时候，就会自然地产生 θ 波，而不再意识到外界的刺激，比如周围的噪音或来自环境的其他感官输入。缺乏对周围环境信息的关注是由于丘脑功能的改变，丘脑是大脑中负责处理传入感觉数据的部分。虽然开放监测可以被视为与帕坦伽利所说的制感相对应，即当注意力稳定下来时，感官焦点向内撤回，但这种冥想仍然需要持续的专注，因此需要一定程度的心智努力。这种努力比集中注意力方法所需的要少，而且可能不会被认为是艰巨的，但它仍然使意识集中在一个限制性和排他性的焦点上。正因为如此，头脑仍然局限于相对肤浅的思维和感知层面。

3）自我超越

第三种类型的冥想对应帕坦伽利在他的经典文本中所倡导的过程，也就是说，一种渐进的内在化过程，最终达到被称为三昧（"聚集"或"连贯"）的稳定心灵状态。这一过程的关键之处在于，它是非意志性的、自动进行的，这一点也是它与前两种类型的区别所在。换句话说，意识很容易、毫不费力地自行向内安顿。主观体验是思想变得越来越安静和不那么清晰，就像收音机的音量逐渐被调低，直到变得寂静。这种逐渐放弃体验的感觉是一种日益增长的平静感和安静享受感。[4] 体验的放弃在一种没有感官知觉、思想或情绪的状态中达到顶峰，无论它们的内容或性质如何。心灵瑜伽的教义称之为"纯粹的意识"——"纯粹"这个词指的是没有任何混杂——将其描述为一种不受干扰的存在状态，其不受任何精神输入的影响。随着自我活动的停止，作为意志主体的有限自我意识逐渐被超越。

在"自我超越"的过程中，通常会出现一种中频脑电波，频率为每秒 7~9 个周期。这被称为 α-1，是精神活动减少和放松增加的表征。连贯的 α 波就像管弦乐队的指挥，努力将所有不同的乐器声融合为一个和谐的整体。这种额叶 α 波的有序活动，最早是在 40 多年前修行者的自我超越冥想中发现的。最近，一项发表在 2006 年美国心理学协会的《心理学公报》（*Psychological Bulletin*）上的元分析引用了 7 项研究，表明在自我超越冥想中，在左额叶和右额叶之间，α波的一致性增加并继续扩展，直到整个大脑变得同步和一致。

　　这种同步似乎激活了一种连贯的意识状态，其对身心都有好处。当心灵安定下来后，生化和生理压力水平就会显著降低。这逆转了我们古老的生物遗传本能，即"战斗或逃跑"反应，这种反应的标志是心跳和呼吸频率的增加，并产生强大的应激激素，如肾上腺素和皮质醇，以及与应激相关的化合物，如乳酸。这种应激反应在人类身上仍然是与生俱来的，因为我们的早期祖先处于食物链的中间位置，吃较小的动物，但他们自己也经常面临被吃掉的危险。从进化的角度来看，我们的高度警觉设置一直持续到现在，而这种古老而内在的生物机制不可能通过有意识的希望而消失。然而，当心灵活动在没有任何强迫的情况下以它自己的自由意志自然平静下来时，身体似乎发生了与"战斗或逃跑"直接相反的反应。"自我超越"的技巧带来了一种"逗留游玩"的生理反应，其特征是应激化学物质减少和血液化学方面总体上保持良性。

　　这种平静状态的重复似乎不仅可以使累积的身体疲劳和紧张自发消解，而且随着时间的推移，可以中和那些根深蒂固的心理和情感印象，正如我们在上一章中所看到的，汉斯·塞尔耶认为这些印象是"痛苦"的持续效应。关于这种自我康复——或者用瑜伽短语"净化"——是如何发生的，一条线索可能在于它与无梦睡眠的类比。自我超越冥想模仿睡眠状态，但练习者不会失去意识，他们还表现出与睡眠带来的不同类型的生理变化。2012~2015年发表的研究表明，在睡眠中，大脑开启一个内部排毒系统，该系统使用在大脑和脊髓之间移动的脑脊液来清洗掉中枢神经系统中的细胞废物。[5] 这个所谓的类淋巴系统使用细胞的电池，即线粒体，每年排出多达 3 磅的废弃蛋白质，这与其他器官的淋巴系统将废物排入肾脏和肝脏的方式大致相同。如果这种净化和活力恢复的过程实际上是由无梦睡眠的宁静本质所激活的，那么它很可能被定期冥想的深度休息所复制和增强。[6]

270　　　　在主观上，摆脱任何类型的思想负担都是巨大的解脱，无论是不是在指导下进行的。从瑜伽的角度来看，这个过程是将意识从感官的习惯性向外拉出中温和撤回的过程，然后随着其内容被净化和释放，心念（chitta-vrittis）逐渐平息下来。最终，我们回到帕坦伽利所说的我们的自我本性（sva-rupa）。通过这种方式，自我超越冥想让练习者最终有意识地熟悉自己的核心，这是一个超越所有心理活动的领域，瑜伽教义将其定义为原人，也即，我们不可再化简的本质。[7]

瑜伽休息术

任何关于瑜伽背景下的冥想的讨论都必须考虑"瑜伽睡眠"，也称瑜伽休息术。多年来，这已成为描述渐进式放松或"引导式冥想"体系的总称术语。瑜伽休息术通常通过有意识地将注意力引导到身体的不同部位并放松它们来进行。通常情况下，这是从右手开始，然后一步一步地，直至整个身体。由于这个过程是在老师的指导下进行的，从帕坦伽利八支推进式瑜伽的角度来看，瑜伽休息术的练习者仍然处于一种轻微的感官撤回状态（制感），四种感官或多或少地被内化了，但是听觉仍然在外部发挥作用，作为与口头指令的联系。

20 世纪中叶，这个体系由瑞诗凯诗的斯瓦米·萨特亚南达·萨拉斯瓦蒂（Swami Satyananda Saraswati）推广，他是一名遁世者，也是瑜伽导师和大师，在他的祖国印度和西方都很活跃。他来自神圣生命协会（Divine Life Society）创始人斯瓦米·希瓦南达·萨拉斯瓦蒂（Swami Shivananda Saraswati）的世系，于 1963 年创立了印度比哈瑜伽学校，其瑜伽体系被认为是一条传统的、整体性的精神道路。萨特亚南达也是一个极其多产的作家，写了 80 多本书，声称瑜伽休息术非常古老，尽管遵循了我们在其他几种相对现代的教义中已经看到的模式，但当我们检视时，似乎最确凿的参考文献也是含糊不清的。[8]

有意识的睡眠

虽然萨特亚南达的冥想体系是一个包括八个阶段的想象力之旅，包括对身体和呼吸的意识、放松和创造性意图的输入，以及观想，但其他老师将瑜伽休息术更抽象地定义为有意识的睡眠状态。在这种矛盾的状态下，身体睡着（或在做梦），但始终有一种自发的、毫不费力保持的内在意识。[9] 在所有古典瑜伽的哲学框架——数论派的术语中，这种内在的清醒源于"见证者"（sakshi）的活跃，这是一种归因于心灵深处的意识模式，被称为"菩提"（buddhi）。这个词的字面意思是"清醒"，但通常被翻译为"智性"，这不仅意味着概念化的过程，而且最重要的是指辨别能力。经过充分的精炼和净化，菩提能够洞察绝对的现实，并反映出在头脑及其感知之前存在的无限意识。在这一点上，瑜伽

271

的菩提可以与使徒教父（Apostolic Fathers）和圣奥古斯丁的著作中所描述的"智慧"（intellect）相媲美，而这些著作与《瑜伽经》差不多是同时代的。正如这些基督教思想家认为智力是有限的人类心智和无限的上帝存在之间的联系，个体的菩提反映了普遍的"人"或精神，即作为无限意识的原人。[10] 对于高级瑜伽修行者来说，这种意识是一种不间断的体验，无论他的身心是醒着、睡着还是在做梦。[11]

1971 年，美国堪萨斯州的门宁格基金会（Menninger Foundation）对瑜伽休息术进行了实验，这是第一批测试瑜伽状态下大脑活动的实验之一。实验对象是斯瓦米·拉玛（Swami Rama），他是一本颇有影响力的自传《与喜马拉雅大师生活在一起》（*Living with Himalayan Masters*）的作者，也是喜马拉雅瑜伽科学与哲学研究所（Himalayan Institute of Yoga Science and Philosophy）的创始人。拉玛的脑电图记录了他逐渐放松的过程，从仅仅是通过想象晴空和飘浮的云而产生的持久的 α 波，到进入一种以持久缓慢的 θ 波活动为特征的梦眠状态。最后，拉玛进入深度睡眠状态，这一状态以慢节奏三角波为特征。然而，他始终保持着内心的完全清醒，后来能够准确地回忆起当他的身体打呼噜时发生在实验室里的各种事情。在另一个实验中，他让右手上相距几英寸的两个区域朝相反的方向改变温度。差距是 5 摄氏度。他的手掌一部分因高温而变红，另一部分因低温而变蓝。他还在意志力的作用下提高了心率，从每分钟 70 次提高到 300 次，并且可以停止心跳17 秒。

科学研究、实验、问卷调查和数据统计似乎都是将精神真相

带入像我们这样深刻的物质主义文化的必要策略。在这个量化项 272
目的背后是关于人类完美性的乌托邦愿景，这一愿景从弗朗西
斯·培根时代起就一直支撑着现代科学。被剥夺了精神来源的冥
想技巧为那些仍然没有动力去研究他们所做事情的更深层次变革
可能性的实践者提供了实实在在的好处，时间将证明，仅仅是为
了缓解压力，其是否会继续流行。从瑜伽的角度来看，人们希望
定期冥想能从内心深处引发一种转变，并最终提供更多的自我认
识和更高的现实秩序。从这个角度来看，压力缓解的出发点，以
及科学验证艰苦和零星的认可，将被视为服务于一个有价值的目
的，但最终意义不大。毕竟，当你坠入爱河时，什么化学物质
在你的身体系统内嗖嗖而过，或者你的脑电波在做什么，你会在
乎吗？

25

正念潮流

接下来我们来谈谈正念（Mindfulness），它是上一章描述的开放监测冥想中最成功的一种，也是目前最流行的一种。在近年来的宣传热潮和大量科学证据的推动下，自20世纪70年代超验冥想席卷全球以来，人们从未对一种冥想方法产生过如此广泛的兴趣。正念的超高人气比它的前辈们更加主流化：政府部门，传统企业，医疗、教育、精神病专家，时髦的年轻企业家，紧张的政客——你能想到的每个人，如今似乎都在这么做，或者至少在谈论这件事。这个方法的众多吸引力之一是它被感知到的摆脱文化包袱的自由和它的"照片墙分享价值"（instagrammability）。对于高度专注的千禧一代（他们通常每天查看手机100次）来说，老师都是无须存在的，因为他们可以下载应用程序，然后就可以上道了。低头族正在学习向内看，他们喜欢这样。

首先，来了解一些背景情况。我们今天所说的正念的前身开始于缅甸，是20世纪初古代入门级佛教冥想——内观的复兴，这是一种简单的技巧，通过将意识引导到身体和呼吸上来集中摇摆不定的注意力，以便冷静地观察心灵活动。这条经典的道路自佛陀时代起就被践行，缅甸人民认为这是在英国殖民主义和随之而来的基督教传播的情况下，重新与他们的佛教根源建立联系并恢复他们的文化和民族完整性的一种有效方式。这个过程显然与我们在第 7 章和第 8 章中提到的 19 世纪印度重新发现瑜伽的过程类似。之后，在 20 世纪 60 年代，一些年轻的美国人，主要是那些越南战争中使用了丁酰苯类抗精神病药物的士兵，在缅甸及其邻国泰国，发现了内观，因为两国有相同的早期佛教的小乘佛教形式。在曼谷狂欢后，宿醉的美国大兵们会前往泰国东北部伊森的森林寺院放松、排毒和冥想。那里的几名泰国佛教教师，其中最著名的是阿姜查（Ajahn Chah）禅师，招收了一些西方学生，他们非常喜欢内观修行并把它带回了美国。在那里，有过禅宗冥想经验的、来自马萨诸塞大学医学院（University of Massachusetts Medical School）的教授乔·卡巴金（Jon Kabat-Zinn）首创了洞察力冥想技巧，并在 1979 年将其确立为一种康复疗法，同时他推出了一个为期 8 周的课程，称之为"基于正念的压力减轻"。在建立这个主要面向癌症患者的项目时，乔·卡巴金博士做出了一个关键决定，即将这项技巧从佛教背景中抽离出来，使其符合我们现在熟悉的轨迹：随着智慧从东方转移到西方，神圣的教义被转变为世俗的治愈良药，且更倾向于将自己与科学而不是精神结合起来。卡巴金博士接着写了几本关于正念的畅销书。

佛教精简版？

40 年过去了，毫无疑问，这项技巧对许多人都非常有用。他们中的相当一部分人以前可能对心灵瑜伽或他们所察觉到的它背后的东西持怀疑态度，而大多数接受正念练习的人要么没有意识到这种练习的更深层次的佛教含义，要么对此不感兴趣。如果它奏效了，它就成功了，这就足够了。出于同样的原因，大多数传授这一技巧的老师认为没有必要提到其与内观的联系，将该技巧描述为一种简单的应用心理学形式，其没有任何宗教或神秘的包袱，也免于充满问题的大师体系或外来文化背景的污染。这种世俗表现可谓对症下药，当时公众比他们 20 世纪 60 年代天真的时候更怀疑有魅力的教师，但同时压力越来越大，也越来越渴望非化学治疗。

此外，许多佛教纯粹主义者会声称，正念的普及损害了它。最初的洞察技巧有很多更深层次的应用，超越了对身体或呼吸的初始关注，用以摆脱令人讨厌或令人烦恼的想法。正确地理解和逐步地应用佛教正念，指的是逐步地解构我们作为一个独立"自我"的身份，并彻底修正源于这种习惯性自我的行为。这种变革性的议程将传统实践与我们所称的心理治疗正念明显区分开来，后者是一种工具，用来修复传统的无论是何原因造成的暂时故障的自我意识。佛教徒可能会质疑这种方法，问你是否可以通过适应一个长期"患病"的社会规范来真正变得健康。因此，心理治疗正念的治疗目标是将自我恢复到被认为是规范的"心理健康"，但佛教徒努力的目标是无私的开悟（涅槃），这是完全不同的事情。这两种方法基于对人类痛苦的性质、范围和原因的两种截然不同的理解。

在实践中，治疗的目的是减轻症状，这些症状是外部的、周围的，或暂时损害患者核心认同感的，心理治疗正念的作用是治愈这样一个受损的自我，以便其尽快恢复正常功能。然而，佛教认为人类的痛苦是传统意义上作为一个独立主体的自我所固有的、不可分割的，这个独立主体与世界的其他部分分离，并由其自主思考和行动的能力来定义。心理治疗正念寻求恢复自我作为主体的受损结构，并确保其强大的延续性，而佛教的正念练习则致力于持续、有条理地消除所有以自我为中心的功能，无论它被传统标准判定为值得赞赏或脱离常规。

这种差异反映在技巧本身的应用中。在许多正念治疗（已经有好几种不同的流派）中，对精神体验的开放监测，正如我们已经看到的那样，是对自发产生的精神和情绪状态的非评判性观察，只在治疗方案的初始阶段使用。在与令人不安的想法和冲动保持足够的距离后，患者会被鼓励从简单的观察无缝转至积极地判断它们是不受欢迎的，并最终有意识地选择一种更健康或更"正常"的思维方式。这样，困扰的自我逐渐回归到一个不那么困扰的状态，这种回归被认为是一个愈合的过程。在经典的佛教正念练习中，没有这样的判断、干预或有意的重建，因为所有的精神状态都被视为空或虚幻，这是因为它们是自我认同的表现，而自我认同本身是错误地被想象出来的。在传统的修行环境中，正念不是一种精神化的心理治疗形式，也不是一种恢复自我能力的工具，更不是一种实现坚不可摧的自给自足的策略，自 20 世纪 70 年代的加州以来，实现坚不可摧的自给自足已经成为很多自我治疗方法的目标。佛教关注的不是塑造一个更成功，无疑也是更高收入的人，而是培养人的道德，并将人最终从个人的自我意识中解放出来，这种自我意识是习惯性的自我束缚。

在这种毫不妥协的观点背后隐藏着一个很容易被忽视的事实，即从一开始，佛陀的教导主要是针对僧侣的：那些选择了一种致力于削弱普通家庭模式中的欲望、活动和积蓄的生活方式的男女。那些发现世俗正念帮助其在事业上取得了进步，或增加了优势的人可能会对许多佛经中所宣扬的彻底的超然感到惊讶。一份对泰国和缅甸戒律十分重要的早期小乘佛教经文复制了佛陀本人在《大念处经》（*Satipatthana Sutta*）中给出的指示。它提倡"反思身体的可憎之处"（不净观，patikulamanasikara），解释道：

> 在这里，一个和尚，看到他自己的身体——从脚掌向上，从头发向下——被皮肤包裹，充满了各种污秽，如此思忖：
>
> "在这具躯体中有头发、体毛、指甲、牙齿、皮肤、血肉、肌腱、骨骼、骨髓、肾脏、心脏、肝脏、胸膜、脾、肺、肠、肠系膜、未消化的食物、排泄物、胆汁、痰、脓液、血液、汗液、脂肪、眼泪、油脂、唾液、黏液、滑液和尿液。"[1]

仔细观察这 32 种身体秽物是一种标准程序。作为与身体意识相关的基本深度练习，它展示了传统实践和现代理解之间的另一种不和谐。

在佛教教义中，与家庭生活和寺院生活的分离相对应的是，它将世俗谛（sammutisacca）与胜义谛（paramattha-sacca）区分开来，即前者管理着日常实际事务，重视表象，而后者则揭示了这些相同表象的虚幻本质。对广受欢迎的正念的佛教批评者而言，这些层面已经被无可救药地混为一谈了。它原本是一种解构自我主义、欲望和痛苦的革命性工具，现在却被轻巧地当作一种掩盖 21 世纪功能性裂痕的策略来推销。对塑造新世界的有力批评已经被冲淡为一种社会缓和剂。许多人都同意最近对现代正念的尖锐批评："佛教被切成了碎片，被商品化并耗尽了所有与超然有关的内容。"²

机械的正念（Mechanically Mindful）

当然，以上这些都不会破坏世俗正念所能带来的益处。不管是否被诽谤，这种做法都将继续存在。它甚至已经数字化了。20世纪 60 年代末，美国心脏病学家赫伯特·本森（Herbert Benson）率先开展了一系列研究，他曾是第一批测试超验冥想的人之一，随后发明了自己的放松反应方法。在这一研究的基础上，不断创新的苹果公司在 2016 年秋季推出了应用程序"呼吸"（Breathe）。制作者声称，它可以在 60 秒内改善你的健康状况，所以即使是21 世纪最忙碌的成功人士也应该能够挤出一点时间。这款应用程序鼓励人们慢慢地吸气和呼气一分钟——如果你愿意，你可以调整时间——为防止你忘记这个基本的活动，一个温和的脉冲会轻拍你的手腕，显示你的心率——当然，前提是你有一块苹果手表。

一种相当不符合佛教精神的竞争因素也被纳入正念当中，以鼓励正念练习。正念冥想应用程序如 Headspace 和 Calm（苹果

2017 年的"年度应用程序"，已被下载超过 2700 万次）等，使用户能够跟踪记录他们冥想的频率和时间，并将每次冥想练习记录到一个运行总数中。在 Headspace 中，在你的第一次练习后，一朵彩色玫瑰花会闪现。如果你连续练习 3 天会得到另一朵玫瑰，然后在连续 10 天、15 天和 30 天练习后会再获得一朵。从这里开始，目标变得越来越遥远，那些连续 90 天和 180 天专心练习正念的人将获得奖励，然后是练习一整年的人，此时屏幕上会出现一个被五彩纸屑包围的金杯。制作者可能是希望这样的奖励带给你的幸福感能模拟涅槃，但如果你有一天没练，你的连胜纪录就会被打破，计数又回到零。大众流传的说法是许多正念冥想者因为想到可能错过减压课程而感到压力很大，因此失去了分数。

事实上，在自我完善的世界里，我们对电子设备的迷恋似乎永无止境，这些电子设备可以帮助我们做本可以自然而然很好地完成的事情。新时代大师迪帕克·乔普拉（Deepak Chopra）一直走在最新热潮的前沿。他曾是马哈利希的学生，是大量百万级畅销书籍的作者，这些书，如《成功的七大精神法则》（*The Seven Spiritual Laws of Success*），将戴尔·卡耐基的积极思想带入了 21 世纪。现在，被人戏称为"大口袋"的乔普拉发明了一种心灵瑜伽的新方法，他的虚拟现实冥想（Virtual Reality Meditation）应用程序在苹果公司的"呼吸"应用程序发布前几个月就在洛杉矶发布了。乔普拉讲述了这一模拟过程，并希望在机场、医院和其他人员密集场所的展位上以 10 美元的价格出售这种体验，同时也希望通过带有虚拟现实平台的手机和笔记本电脑销售这种体验。最近，当他向《卫报》（The Guardian）描述他的创意带来的好处时，他直言不讳地表示："20分钟内，你将踏上启蒙之旅。这样做的目的是让你感到踏实，更好地了解自己。""启蒙之旅"？好吧，观众确实得到了由20世纪60年代的粉色和紫色大肆渲染的迷幻图形，同时，话语陈述被铺上异域音效，给人一种——依你的视角而定——要么是有洞察力的，要么是精辟的，要么是荒谬的感觉。怀疑者可能会对此挑起眉毛，但这位好莱坞热情洋溢的大师不太可能被吓退。他解释说，通过虚拟现实寻找真实的自我并不矛盾，因为我们所经历的一切本身就是一种模拟。这款名为"寻找真我"的应用程序旨在减少对时间、精力和纪律的乏味的投资，而这一直被认为是自我认识的必要条件，但却让许多时间匮乏的21世纪追求者感到沮丧。乔普拉与时代步调一致，提供了一个融合了洞察力、沉思和娱乐的模拟体验。有什么理由不爱呢？ ³

无论瑜伽以何种方式发展，科技似乎都将成为它的一部分。中世纪的苦行僧的主要目标之一是长寿甚至直至永生，这现在在硅谷被吹捧为一种生物医学上的可能性。在一个不那么有野心的层面，有一种缪斯发带（Muse Headband），你可以用它监测你自己的脑电波，以达到冥想的状态。如果你对自己在瑜伽垫上的练习动作感到不确定，只需250美元，亚马逊就会在其30亿件商品中进行搜索并迅速配发一款无人机送来Nadi X智能瑜伽裤，这是一种与iPhone应用程序连接的时尚网眼瑜伽裤，可以振动并引导你的身体做出特定姿势。生控体瑜伽，我们来了……

量化好处

除了巧妙的营销，正念治疗的其他倡导者正在努力通过收集科学证据来证明其相关性。在 2013 年 11 月举行的英国首届此类会议上，来自世界各地的研究人员与心理健康专家和瑜伽老师会面，讨论身体瑜伽的影响，尤其是对大脑的影响。一系列疾病被证明对瑜伽姿势练习的反应良好：创伤后应激障碍、焦虑、抑郁、酒精中毒、注意缺陷多动障碍、癫痫和饮食失调。一个原因是交感神经系统（"战斗或逃跑"）和副交感神经系统（"逗留游玩"）之间建立了一致性。然而，不出所料的是，提交的证据没有提到第二种神经系统，也就是无形神经系统，即精微体，正如我们在第 5 章中看到的，它是古典瑜伽世界观不可或缺的一部分。证据也没有讨论任何超常能力。到目前为止，如果不考虑像克里安能量摄影术（Kirlian Energy-Photography）这样的边缘研究工具，科学根本没有能力测量如此精细的准生理功能水平。克里安能量摄影术在 20 世纪 70 年代达到顶峰，后来逐渐淡出人们的视野。因为我们的注意力被限制在相对粗重的躯体和它的感性活动上，所以我们只了解了瑜伽的部分实际作用。由于科学不能凭空猜测，它很少或根本不知道瑜伽练习可能会引向何方。

会议还研究了以正念形式进行的心灵瑜伽的证据。哈佛医学院的研究表明，仅仅 8 周的练习就可以促进大脑发育。更厚的灰质出现在左侧海马体——位于大脑中央的一个小马蹄形结构，与记忆、学习和情绪调节有关——以及扣带回皮质（与记忆和情绪有关）上。类似的增长也出现在颞顶交界处（TPJ），该区域负责收集和处理大量的外部信息，并在自我 / 他人区分中发挥关键作用。

这项研究只涉及 16 名参与者，但通过表明正念的效果不仅仅是构建一种平静和放松的普遍情绪，它暗示了未来的可能性。在持续一整天的练习中，特定的认知和心理变化会发生，这些变化不仅基于情绪的波动，还基于大脑结构和功能的深层变化。其中一些变化可能是长期的。美国威斯康星州、西班牙和法国的研究人员最近进行的一项研究表明，这种做法甚至会对基因产生影响，限制那些与体内慢性炎症有关的基因的表达。其他更广泛的研究也证实了这一点。[4]

类似的数据早在之前的其他冥想技巧研究中就已经知道了，但正念的新奇性确保了研究结果引起一点轰动。2015 年，在正念倡议（The Mindfulness Initiative）的支持下，英国成立了一个跨党派议会小组，负责调查这项技巧在国民生活许多方面的运用证据和适用性。这促成了 2015 年 10 月《英国正念国家报告》（Mindful Nation UK Report）的发布。该倡议目前正与政府部长、舆论领袖和雇主合作，以提高人们对调查结果和建议的认识。一个特别被关注的领域是教育，这是一个被认为有巨大潜力的领域，许多学校已经开展了一些项目。"我在青春期的适应力"项目（My Resilience in Adolescence Project，Myriad Project）是牛津大学开展的一项研究，目的是看看正念治疗如何适用于所有参与教育的人：学生、教师和家长。这是迄今为止同类实验中规模最大的一次，该项目涉及 80 所学校的 2.5 万名学生，历时 5 年，目标是在 2022 年报告其研究结果。据英国《卫报》2017 年 10 月的

280

一篇文章，到目前为止，已有 145 名议员参加了名为"基于正念的认知疗法"的混合课程，以提高他们制定更好政策的能力。长期受苦的英国选民对他们选出的代表在整个英国脱欧过程中的表现深感失望，他们必定真诚地希望这能奏效。

然而，并不是每个人都对正念的好处持乐观态度。人们的怀疑集中在这样一个事实上，即在没有进行足够严格的测试和适当交错实施的情况下，疗法、手机应用和其他干预措施被匆忙推向市场。更笼统地说，科学界本质上对任何与意识变化有关的事情都持怀疑态度，他们认为，如果一种心理技术强大到足以带来有益的影响，它很可能也会造成有害的变化。这种谨慎在其他疗法的案例中也是合理的，例如认知行为疗法（Cognitive Behavioural Therapy），一些专家警告说，在这项技术积累了不错的业绩记录之前，熟练的营销、迫切地想让学生做到最好和仅仅依赖于道听途说的证据可能会让粗心大意的教育者立马就采用它。

这些怀疑者指出，加州大学 2015 年秋季发布的一项研究结果令人担忧。这一研究表明，正念会破坏大脑区分不同情景的能力。简而言之，它可以阻止人们区分什么是真实的，什么是想象的，从而诱发在许多新时代学说中已经可以观察到的唯我主义，以及我们名人文化中的自恋主义。参与 15 分钟练习的测试者较难区分他们看着写下的单词和他们只想到过的单词，这导致了一种可能性，即这项技巧可能会阻碍有助于准确识别记忆来源的认知过程，从而不仅没有导致头脑更清晰，反而有助于混淆现实。这项研究发表在心理科学协会的期刊《心理科学》（Psychological Science）上，其结论是："因此，正念在带来无数益处的同时，也会产生意想不到的负面后果，即增加错误记忆的易感性。"[5]

来自爱丁堡大学和哥德堡大学的经济学家最近进行了另一项研究，得出了明显悲观的结论，即观看重播的电视纪录片《古代世界》(*Ancient Worlds*) 给健康带来的好处与正念差不多。研究人员选了 140 名学生为样本对象，让其中一半人参加了为期 6 周的练习课程。他们发现，这些人健康饮食、锻炼或戒烟酒的可能性并不比另一半人高，而另一半人化身电视迷花 6 个小时专心地观看关于美索不达米亚的节目。两组学生在时间压力下接受问答测试时的生化应激反应也相似，尽管参加过正念课程的学生确实表示他们感觉压力较小。冥想像安慰剂一样吗？这项研究增加了一个让人困惑的点，但一些研究人员无疑是持批评态度的。米格尔·法里亚斯 (Miguel Farias) 就是其中之一。作为考文垂大学一名认知和生物心理学准教授，他发现这种做法会导致躁狂、抑郁或精神错乱，这与多年来人们对其他冥想技巧的指责相呼应。[6]

无论冥想体系是什么样的，它总是有两个方面：技巧本身和使用它的人。当然，正因为如此，任何真正的技巧都必须直接在合格的老师那里一对一地学习，老师可以监督学生的进步，并在教学过程中做出任何必要的调整。真正的教学始终是人与人之间的互动，甚至是心灵的潜移默化，尽管教育技术已经开始免除至关重要的人与人之间的接触，但这与虚拟大师根本不是一回事。那款名为 Headspace 的应用程序拥有 10 分钟的冥想指导功能，在全球拥有超过 300 万名用户，目前价值超过 2500 万英镑。正如法里亚斯所发现的那样，无论多受欢迎，没有针对个人的监测反

281

馈环，远程传授改变思维的技术可能是一项有风险的事情。越来越多的证据表明，即使是在无监督的情况下进行为期 3 天的 Headspace 课程，对脆弱群体来说也可能是一件非常危险的事情。[7] 尽管如此，数字教学的推广仍在迅速进行；就连权威佛教杂志《三轮》（*Tricycle*）最近也开设了一门在线正念课程。

鉴于身体瑜伽中明显的性别失衡，有人提出了一个更具推测性的有趣质疑。2017 年初发表的一项研究表明，尽管通过正念练习将注意力集中到当下的感受和知觉上对帮助女性克服低落情绪有重大影响，但对男性却有相反的效果。布朗大学的一个团队对一组混合人群进行了 40 小时的跟踪研究，发现女性从中获益，但男性感觉更糟。一种解释是，女性通常喜欢通过反复讨论问题来处理问题，她们经常与女性朋友进行交谈，直到找到解决方案。然而，男性则避免这样的反复思考，更喜欢分散自己的注意力以获得一些距离感。对于他们来说，突然直面一个几乎没有回旋余地的问题可能会产生不利的影响。在这项特殊的研究中，男性平均比女性多做 7 个小时的练习，但即使有了额外的时间，他们的情况也没有改善的迹象，在某些情况下，甚至还恶化了。[8]

当代
————————
的警告

26

希莫加瑜伽*

如今，"瑜伽"已成为一个极具"弹性"的术语。事实上，"伸展和放松"这一许多姿势课程的口号，现在似乎适用于这个词本身，它已经变得像任何未锻炼的腹部一样松弛。"瑜伽"现在的意思指你想要它成为的任何东西；它被简化成一个商业后缀，可以添加到任何一种新的锻炼程序中，这让它看起来既现代又酷。对于那些渴望加入瑜伽潮流的人来说，这似乎是无止境的，尽管新的、混合的瑜伽形式不断被创造出来，但即使在已经成熟的瑜伽中，也有许多种类。

当前的瑜伽"套餐菜单"可以简单概述为：

阿努萨拉瑜伽（Anusara Yoga，灵性导向）

阿斯汤加瑜伽（Ashtanga Yoga，弹力衣健身）

比哈学校瑜伽（Bihar School Yoga，传统、精神和综合）

---

* 希莫加（Shmoga）在 Lawrence Grobel 所著 *Yoga? No! Shmoga!* 一书中，指懒人通过饮食、呼吸、表情管理等简单手段达到内心平静的状态。

比克拉姆"热"瑜伽（Bikram "Hot" Yoga，好莱坞热潮）

德鲁瑜伽（Dru Yoga，一种太极式的呼吸和动作）

哈他瑜伽（Hatha Yoga，传统意义上的严格净化，现代意义上的普遍身体锻炼方法）

艾扬格瑜伽（Iyengar Yoga，高度精准，经常使用支撑物）

克里帕鲁瑜伽（Kripalu Yoga，个人训练制和长时间保持姿势）

昆达里尼瑜伽（Kundalini Yoga，精微体激活器）

力量瑜伽（Power Yoga，健身房式健美操）

史卡拉维利瑜伽（Scaravelli Yoga，治疗脊柱对齐）

希瓦南达瑜伽（Shivananda Yoga，格言："简单生活，高尚思想。"）

维尼瑜伽（Vini Yoga），又名瑜伽研究协会（专为个人定制）

流瑜伽（Vinyasa Yoga，姿势串联与呼吸同步）

上述列表由身份明确、在大多数情况下血统正宗的成熟体系组成，但在这冰山一角之下是堆积如山的新式瑜伽，其数量每周都在增长，它们的特点是空洞的创新、品牌化锻炼和近乎滑稽的模仿。古典瑜伽从来不是一个同质的教学体系（一位领先的瑜伽学者发现了至少 40 个传统瑜伽练习的不同方面），[1] 但新式瑜伽新在创新的速度和类型。瑜伽迷可能已经习惯了祛风式（pavanmuktasana），这是一种膝盖对头的"放风姿势"，但现在显然是时候熟悉一种全新的姿势了："将舌头牢牢地贴在脸颊上。"对于那些对梵语术语感兴趣的人来说，这类似于阻立体式（auparodhikasthiti asana）。

286

在社交媒体的帮助下，新式瑜伽可以以惊人的速度传播。举个例子，2017年2月的一天，苏格兰教师芬利·威尔逊（Finlay Wilson）在上课前将他的"苏格兰短裙瑜伽"（Kilted Yoga）视频上传到YouTube上。在视频中，威尔逊扮演一个赤裸上身的勇者，在苏格兰崎岖的景观中做着如杂技一般的瑜伽动作。不出所料，表演的高潮是他的头倒立，这为新一代人回答了一个老问题：苏格兰男人的短裙下穿着什么。几个小时后，当威尔逊从教室出来时，这段视频已经获得了100万次的点击量，到当晚他上床睡觉时，点击量已经累积了1700万次。不久之后，这位穿苏格兰短裙的明星出现在美国全国广播公司（NBC）的《今日秀》（Today）节目中，参加了纽约一年一度的"格子呢日游行"（Tartan Day Parade），并与联合国卫生主管人员谈论了男性健康问题。这段视频在脸书上已经被观看了6700万次，无数粉丝正屏息等待着他的新书《苏格兰短裙瑜伽：赤裸的瑜伽》（Kilted Yoga: Yoga Laid Bare）。

如果你不喜欢翻起的苏格兰短裙，你可以练习流瑜伽（Flow Yoga）、阴瑜伽（Yin Yoga）、火箭瑜伽（Rocket Yoga）、命解脱瑜伽（Jivamukti Yoga）或达摩瑜伽（Dharma Yoga）。有些要用音乐，有些则不用。还有一种杂技瑜伽（Acroyoga），它融合了瑜伽杂技和双人治疗练习。此外，还有一种新式瑜伽叫作瑜伽提斯（Yogalates）[不要将之与注册商标普拉提瑜伽（Yogilates）混淆]，它听起来像是星巴克的一个新产品，但实际上是一种瑜伽和普拉提的柔和的，或有些人认为的轻质的结合。它被标榜为"为那些不知道该走哪条路的人准备的"瑜伽，在全美许多健身俱乐部和工作室中越来越流行。在世界的另一边，卡拉里帕亚图瑜伽（Kalaripayattu Yoga）在澳大利亚广受欢迎。这一体系将瑜伽体式与喀拉拉邦古老的武术相结合，据传，佛教僧侣将这种武术带到中国和日本，在那里播下格斗训练的种子。最近的一个分支是影子瑜伽（Shadow Yoga），强调为全身体式练习做准备的三种动态练习，它们可以增强腿部和核心的力量，增加臀部和脊椎的灵活性。

而在英国，人们目前似乎更喜欢另一种不那么男性化的瑜伽，即一种名为"九命"（Nine Lives）的新混合瑜伽，它教授的是所谓的联合瑜伽（Unity Yoga）。这并不是一种字面上对接近神圣的渴望，而是一种更通俗的方式，是为那些不想在瑜伽垫上感到孤独的人提供的体系。正如他们的网站所解释的那样："你可以在同伴的支持下一起尝试新事物。我们用彼此的身体来加深你的呼吸，增加你的力量和灵活性，增强身体意识，提高警觉性，并在合作中增进彼此的联系。"九命瑜伽还结合了上述传统瑜伽列表中的哈他瑜伽和流瑜伽："探索你独自无法掌握的姿势，以及在他人的帮助下找到更深层次的释放。"人越多，似乎越愉快；广告简介上还写道："为快闪族提供瑜伽女性单身派对，为瑜伽音乐人提供定制团建活动。"

如果你不喜欢和你的伙伴一起，那么为什么不和你最喜欢的动物更亲近一些呢？印度有人刚刚打破了在马背上练瑜伽最长时间的世界纪录（正好是 10 个小时），而一种与狗狗一起做的瑜伽"狗狗瑜伽"（Doga Yoga）兴起于加州（这是当然），在英国也越来越受欢迎。不过，不要把狗狗瑜伽和兄弟瑜伽（Broga Yoga）

287

搞混了，兄弟瑜伽是为那些不想要任何女性化神秘柔软动作的真正男人准备的健身瑜伽。虽然狗狗自己并没有真正得到锻炼，但它们肯定在一些姿势中扮演了可爱的角色。然而，一家名为"狗狗信托"（Dogs Trust）的机构开始对此表示担忧。一位发言人说："重要的是要记住，狗不能告诉我们它们什么时候玩够了。狗狗瑜伽，以及它的任何其他花样，都应该在训练有素的专业人员的监督下进行。"

当然，不管怎么说，狗并不是那么被动的，有人可能会问：是"什么样"的专业知识呢？我们都知道"下犬式"（downward dog），但指导"狗狗瑜伽"需要什么专业知识？汪汪叫吗？

各种品牌的混搭似乎没完没了。一些目前在美国掀起瑜伽浪潮的人物都可以在美国市场上领先的《瑜伽杂志》上被找到：舞蹈演员乔斯林·戈登（Jocelyn Gordon）和她的"轻松随意"奉爱布吉乐瑜伽（Bhakti Boogie Yoga），退役海豹突击队指挥官马克·迪文（Mark Divine）和他充满男子汉气概的军事化勇士瑜伽（Warrior Yoga），以及基督教布道者布鲁克·布恩（Brooke Boon）和她的圣瑜伽（Holy Yoga）。[2] 这些自称瑜伽的锻炼方式甚至不需要指导老师在场。有 100 多万个 YouTube 教程可供选择，课程也可以随时随地进行。

如果太多的选择开始让你沮丧，你可以做一些欢笑瑜伽（Laughing Yoga）来让自己振作起来。1995 年，印度医生马丹·卡塔利亚（Madan Kataria）发明了这种瑜伽，它将温和的呼吸练习、伸展运动和模拟微笑结合在一起。这个想法是，在团队环境中刻意模拟的欢乐氛围很快就会变成真正的，并转变成一种趣味有氧锻炼。这对免疫系统、心脏和横膈膜都是有益的，对腹部、肋间和面部肌肉也是如此，而内啡肽的激增会给你一种幸福感，有助于情感连接。美国有 400 多家相关俱乐部，全球有 6000 个相关团体，很多人都很认真地对待欢笑瑜伽。如果欢笑瑜伽不能将世界从过大的重力中拯救出来，那么空中瑜伽（Aerial Yoga）肯定能。这个体系的练习者倒挂在棉袋里，像吊床一样摇摆着离开地面，该体系被贴上了"一种有趣的瑜伽练习方式"的标签。据说米克·贾格尔（Mick Jagger）在 60 岁后为完成大量消耗体力的现场表演，用空中瑜伽来保持健康，但最强力的是名人格温妮丝·帕特洛提供的背书，顺便说一句，她推荐了几种不同类型的瑜伽，也对每种类型抱有同样的热情。《每日邮报》在评论她暴露地躺在一辆闪着宝格丽珠宝般光芒的跑车上的一张照片时，夸张地称赞道："这位运动型女演员在她的博客上对这一练习赞不绝口，如果她苗条的身材可以作为参考的话，那它极为奏效。"[3]

如果这样的名人效应让你怒不可遏，你最好报名参加愤怒瑜伽（Rage Yoga）课程。林赛·伊斯塔斯（Lindsay Istace）在加拿大卡尔加里开创了这一课程并获得了巨大的成功，现在它们也可以在网上找到。正如她的网站上所写的那样："想提高自己的力量和柔韧性，边骂脏话边修禅吗？想享受偶尔的飙脏话或竖中指吗？你来对地方了。"这位好斗的 24 岁女孩创造了一个品牌，其中最重要的印契法是向瑜伽宁静的刻板印象竖起中指，她还用了一个重金属磁带作为背景乐。一位愤怒瑜伽的爱好者解释了为什么她觉得愤怒瑜伽如此有益："我喜欢在做一个艰难的姿势时，如果绊倒了，可以傻笑或咒骂。所以这能带来两方面的好处——从做瑜伽中获得的舒展感和平静感，以及下课后和朋友喝完啤酒后的减压。"有趣的是，"减压"似乎是由于啤酒而不是瑜伽。可是吧，那些喜欢喝酒的人不需要等到瑜伽课结束后才去喝几杯。啤酒瑜伽（Beer Yoga）起源于德国，现在在澳大利亚和亚洲部分地区也很受欢迎。啤酒瑜伽网站告诉我们："我们将瑜伽哲学与喝啤酒的乐趣相结合，以达到意识的最高水平。"

为什么只喝啤酒？目前，最受欢迎的瑜伽选择是"大麻瑜伽"①（Cannabliss Yoga），由伦敦时尚的"健身盒子"健身房提供。在摆出瑜伽姿势之前，顾客会拿到一块注入了大麻二酚（CBD）的贴片，大麻二酚从大麻植物中提取，但不会让你兴奋，因为它只含有微量的大麻的精神活性元素。教练菲拉斯·伊斯坎达拉尼（Firas Iskandarani）在接受《每日邮报》采访时说："呼吸和CBD贴片能催化一切，让放松练习更有效。"据推测，大麻瑜伽对关节特别有好处。虽然这一切似乎与古典瑜伽的精神相去甚远，但我们不要忘记大师帕坦伽利确实提到过使用草药（奥莎迪精油，oshadhi）是获得神功的一种方法。4

289　　用琥珀色的液体来"润滑"你的瑜伽姿势，或者用CBD贴片来"舒缓"它们，可能仍然无法使你获得所期望的那种柔软的身体、像牛油果一般充满"营养"的皮肤或露出达到终极瑜伽性高潮的那种清心寡欲的微笑。如果是这样的话，或许是时候学习一门更具苦行主义色彩的学科了。为什么不试试拳击瑜伽（Boxing Yoga）呢？伦敦北部全拳击俱乐部（Total Boxing Club）

---

① 我国将大麻列为毒品，吸食大麻属违法行为。——编者注

的老板马特·加西亚（Matt Garcia）意识到，瑜伽拉伸可以帮助拳击手放松在拳台上因数小时的蹲伏、扭转、躲避和迂回而绷紧的肌肉。他并不是第一个将瑜伽与拳击联系在一起的人；达伦·巴克（Darren Barker）和弗洛伊德·梅威瑟（Floyd Mayweather）等职业拳击手已经在他们的日常训练中加入了瑜伽练习。拳击瑜伽快速、专注、相当强硬；仰卧起坐、伸展、后弯、开胸和开肩以及脊柱扭转，这些动作都是以快速的顺序进行的。有几个拳击姿势被融入进来：刺拳、交叉拳和将拳头放在下巴下的防守姿势。对于那些像许多现代人一样对寂静感到不舒服的人来说，最棒的是，这一切都是在嘈杂的背景音乐下完成的。

也许完美瑜伽的秘诀不在于它的顺序，而在于它的环境。想把你的下犬式和几只大猫结合起来吗？如果答案是肯定的，那么非洲瑜伽之旅（African Yoga Safari）就是最适合你的风格。波莉·梅森（Polly Mason）是一名在巴厘岛接受过培训的教师，她在南非马卡拉利野生动物保护区（Makalali Game Reserve）主持静修活动。她在广告中说："每天都有不同的瑜伽课程，有不同的咒语、脉轮和主题，从'赋权'到'放权'。"这听起来可能有点传统，但游泳、观赏大型动物、芳香疗法和按摩也是套餐的一部分，可选的附加项目还包括"面向大草原的室外浴缸"和"四柱床户外睡眠体验"。总而言之："美丽的景色、悦耳的动物叫声和异域的风味都为瑜伽创造了完美的环境。"景色、声音和气味——马卡拉利木屋确实比通风的村庄礼堂更出色，它体现了一种日益流行的趋势，即在遥远的旅行和异国生活体验套餐中加入瑜伽元素。

自助行业不断需要不拘一格的创新，这也延伸到了心灵瑜伽领域。最新的品牌是冥想放松法（Sophrology）。就在每个人都终于对正念有所了解的时候，这种新的快速缓解压力的方法声称是瑜伽、藏传佛教、日本禅宗、催眠、心理学和神经学的混合体。事实上，这种冥想的"混血儿"早在 20 世纪 60 年代初就已经存在了，当时它是由在西班牙工作的哥伦比亚医生阿方索·卡塞多（Alfonso Caycedo）发明出来的，但最近它被法国橄榄球队和由媒体大亨转行成为幸福大师的阿里安娜·赫芬顿（Arianna Huffington）采用，这让它成为人们关注的焦点。冥想放松法将坐式和站式的紧张 – 放松练习混合在一起，比如肩膀的抬起、头部的旋转，或者手臂的弯曲，以及散步冥想、积极的肯定和观想等。通过 12 个循序渐进的层次，它针对的是那些因太紧张而无法安静地坐着冥想，甚至无法顺利地进入一套常规瑜伽体式的人。所以这是瑜伽神经性厌食症？

必备的设备

要想真正酷起来，不管它包含什么，无论发生在哪里，每一种新的瑜伽风格都应该有必备的配件：特殊的衣服、包、瑜伽砖、毯子、垫子、坐垫、香、钟、铃铛、颂钵、海报、笔记本、贺卡、备忘录、书籍、CD、DVD、应用程序等。即使是瑜伽的苦行故事背景也可以从中挖掘出新的独特卖点（Unique Selling Proposition）。这可能会产生一些混杂的信息。想想这个为一种超棒的瑜伽垫所做的广告吧："用一种古老的技巧深化你的尸式。受古代大师的启发，瑞典设计的钉床结构 ®（Bed of Nails®）指压垫带你进入一个更高的尸式境界，同时促进内在健康和缓解疼痛。""用钉床来减轻疼痛？"这真是一个有趣的想法……

唵瑜伽秀（OM Yoga Show）能很好地反映当前的形势，这是一项年度活动，自称是欧洲同类活动中规模最大的一项，下一次将于2020年4月在曼彻斯特举行。它提供所有级别的课程，根据其网站的说法：

> 此外，超过250家参展商将在现场为你提供独一无二的购物体验。实现你终极瑜伽生活方式所需的一切都可以唵瑜伽秀上找到。瑜伽垫、瑜伽服、超级食品、器械——你甚至可以预订充满异国情调的静修课程或报名参加教师培训。你可以在唵瑜伽秀上找到所有的东西。[5]

OMG[①]瑜伽看起来是下一站。

当然，大多数认真的瑜伽练习者都会对这种商业文化深感遗憾，但即使是声誉良好的组织也会屈服于商业的诱惑。我们在第16章中认识的"瑜伽路"账号最近向关注者推出了一条神奇的念珠项链（mala necklace），声称这一项链可以帮助他们实现愿望："DYI念珠套装：你的意图——你的衣橱！在11月25日之前订购念珠套装，可免费获得配套的弹力手环。所有订单都免国际运费。看看安德里亚·凯利（Andrea Kelly）的华丽系列吧！"如果你在谷歌上搜索"瑜伽世系"（lineage in yoga），你很可能会搜到

---

① OMG是Oh, My God!（啊，我的天！）的首字母缩写。

一家公司销售的产品："适用于瑜伽、跑步、时尚、健身房和街头健身的手工制作的轻质女式氨纶印花打底裤。"

利益争夺大战

当涉及大量金钱时，紧随其后的可能就是恶毒的背后诽谤，这是常有的事。此类争执的一个早期例子发生在 2011 年。当时，曾教授过天后级巨星麦当娜的加州昆达里尼瑜伽老师希瓦·雷亚（Shiva Rea）在社交媒体上遭到抨击，因为她穿着低腰裤上课，还使用了时髦的舞蹈音乐作为授课的背景音乐。

此外，阿斯汤加瑜伽的拥趸还在为索尼娅·琼斯（Sonia Jones）向曼哈顿富人高价推销阿斯汤加品牌而争吵。索尼娅是纽约对冲基金亿万富翁保罗·都铎·琼斯（Paul Tudor Jones）的妻子。2012 年，她与帕塔比·乔伊斯的女儿和孙子一起推出了一个瑜伽服装系列，这让很多人对猖獗的商业主义感到不满，以至于《名利场》杂志在当年 3 月发表了一篇 5000 字的文章来讨论此事，标题是《到底是谁的瑜伽？》（Whose Yoga Is It Anyway?）。不管受到什么批评，创新的包装已经带来了丰厚的回报，现在，瑜伽市场在美国每年的价值高达惊人的 160 亿美元，而根据商业分析公司宜必思（Ibis）的数据，英国瑜伽市场每年的价值接近 8 亿英镑。在 2016 年 9 月举行的"热爱英国食物节"（Love British Food Fortnight）期间进行的一项调查表明，希莫加瑜伽规模的不断扩大让人们对快餐族的存在习以为常。在伦敦街头接受调查的人中，1/10 的人认为食用烟熏鲱鱼（kipper）是一种新型的瑜伽。

总部位于英国的绿色瑜伽组织（Green Yoga）为经营者提供

环保认证书，声称，现代营销技术有时也会有积极的优势。一家名为"阿斯奎斯伦敦"（Asquith London）的公司正在销售用竹子制作的瑜伽服。不知何故，这种比钢铁更具有抗拉强度的植物奇迹般地产出了一种材料，其发现人爱丽丝·阿斯奎斯（Alice Asquith）告诉《生态学家》（*Ecologist*），这种材料"柔软、丝滑、有悬垂感、手感好"。更重要的是，现在有一群"完美的女销售员"在推销这款产品。爱丽丝说：

> 我认为对我来说最关键的是它的瑜伽能力——瑜伽老师在一群学生面前穿着它——因为她们非常好地塑造了它，也喜欢它并非常坦率地表达了她们对它的喜爱。她们是会走路、会说话的"活招牌"，我认为口碑对我来说很重要。6

同样，这种瑜伽伸展和销售的结合听起来可能是无害的，这是一种高明的营销活动，对所有相关各方都有好处，但它可能会变得更加"有害"。露露乐蒙（Lululemon）现象就是明证。这家奢华的服装公司由其精明的创始人奇普·威尔逊（Chip Wilson）经营，他曾是一名滑雪运动员，现在已经赚了一大笔钱，方法就是通过说服富裕的郊区白人女性相信，如果她们穿着他的昂贵运动服，她们很快就会进入"涅槃"状态。威尔逊似乎找到了进入瑜伽市场的最佳途径，他销售的运动服装都被包装在新时代令人愉悦的信息中："庆祝友谊的美丽""走你自己的真理之路""用心生活"，诸如此类的说法。威尔逊意识到，成功的关键是有一支尽职尽责的销售队伍，他只想让瑜伽人卖他的东西。早些时候，

292

他雇用了一些做心灵瑜伽的人，但发现他们没有足够的动力来快速销售他的商品，所以他转而招聘那些致力于精力充沛的身体瑜伽的、具有竞争力的 A 型人格的员工。员工们还有额外的工作动机，因为他们拥有公司 20% 利润丰厚的股票。此外，附属的瑜伽初创公司可以利用商店的客户群为其工作室获得现成的客户，而商店客户也可以享受到参加这些课程的折扣，这就完成了一个非常有利可图的循环。露露乐蒙 2011 年的利润约为 2.5 亿美元，前景一片光明。但就在那一年，华盛顿特区的一名工作人员突然发疯，杀害了一名同事，在 20 分钟的恐怖时间里捅了受害者 300 多刀。该公司的批评者长期以来一直警告称，其高压、狂热的氛围是一枚等待爆炸的定时炸弹。如果有的话，露露乐蒙的好斗精神在这场悲剧中扮演了什么角色，当然是有争议的，但无论事实如何，时尚瑜伽的公众形象都遭受了非常不"酷"的打击。

为了避开"露露乐蒙化"的陷阱，你可能会被裸体瑜伽（Nagna Yoga）所吸引，这是由 YogaNu 和"一起瑜伽"（Altogether Yoga）等英国团体提供的。名牌短裤在这里于事无补，即使它们是用竹子做的或带有最时尚的品牌标志；把指甲颜色和瑜伽垫的颜色搭配起来，是这群人最接近时尚的地方。裸体瑜伽自认为是对消费主义的批判，它在宣传广告中提醒我们，当我们脱下衣服时，"我们都是一样的"。嗯，呃……不完全是，但我们可以明白他们在说什么。多利亚·简尼（Doria Gani）提供为期 4 周的伦敦裸体瑜伽课程，她解释道："裸体瑜伽让你欣然接纳自我并收获随之而来的惊人自信。它是让你从内心深处了解、接受和爱自己。"裸体瑜伽越来越受欢迎，尤其是在那些有体重焦虑、体型焦虑和其他身体焦虑的女性之间。

如果这一切开始让你心烦意乱，以至于你想要彻底离开这个星球，你仍然无法逃脱无处不在的"瑜伽章鱼"的贪婪触手。科学家们发现，他们所谓的无重量瑜伽（Weightless Yoga）可能是治疗太空中重力不足导致的肌肉无力的良药。背部疼痛和缺乏活动能力是国际空间站工作人员的常见问题，他们要在轨道上待很长时间。医学杂志《脊柱》（*Spine*）2016 年秋季刊上的一篇文章称，瑜伽可能正适合疲惫不堪的宇航员，因为他们的核磁共振扫描图像显示其椎旁肌萎缩，这会导致椎间盘移位疼痛。那么，谁会成为第一个在火星上表演拜日式，并在推特上把终极瑜伽自拍发回地球的人呢？请继续关注……

一个提醒

从古印度的森林隐居地到 21 世纪的星际空间站，从深处的内部空间到遥远的外太空，瑜伽无疑在其日益奇异的轨道上走过了一段漫长的旅程。虽然我不想扫兴，但我们也许现在是时候深呼吸，回到现实中来提醒自己一些重要的事情。要做到这一点，一个好方法可能是记住一位瑜伽女修行者的话，她深深地扎根于自己的传统，但也永远被一个普适的观点照亮。下面是孟加拉圣人阿南达玛伊·马（Anandamayi Ma）关于"哈他瑜伽"（印度传统中姿势练习的总称）的谈话内容：

问：*您能解释一下哈他瑜伽的好处和缺点吗？*

答：*"哈他"是什么意思？就是强迫着做某事。"存在"*

是一回事，而"做"则是另一回事。当有"存在"时，由于生命气息在［身体的］特定中心起作用，将会有应显现的东西显现。但是，如果将哈他瑜伽仅仅作为体操中的一项练习来进行，那么人们的心灵不会有丝毫改变。通过体育锻炼，身体健康得到了增强。人们经常听到这样的例子，停止练习瑜伽体式导致了身体失调。正如身体因缺乏足够的营养而变弱一样，心灵也需要适当的食物。当心灵得到适当的滋养时，人就会向神接近；然而，通过迎合身体，他只会增加他的世俗性。单纯的体操运动就是身体的营养。当哈他瑜伽带来的身体上的好处被用来帮助促进精神时，它并没有被浪费。否则，它就不是瑜伽。除非哈他瑜伽的目标是永恒，否则它只不过是体操。[7]

27

天堂里的麻烦

古尔梅特·约吉·拉姆·拉希姆·辛格（Gurmeet Yogi Ram Rahim Singh）在他的推特页面上谦虚地将自己描述为"精神圣人和慈善家""多才多艺的歌手、电影明星和电影制作人"，此外，也自称为"全能运动员"。这样身兼多职的情况可与一位多臂印度教神灵相媲美，但这并没有给主持审判辛格的法官留下什么好印象，法官用"一头把自己塑造成神人并滥用自己地位与权威的野兽"这一更加负面的形容来补充这位瑜伽士令人印象深刻的履历。关于其几项强奸和骚扰指控的有罪判决经历了一个马拉松式的过程，这个过程持续了15年，其间进行了200多次法庭听证会，最终判处该瑜伽士20年苦役和5万英镑罚款。这一判决引发了其追随者的暴力浪潮，据说总共有6000万人参与，整个印度北部至少有40人死亡，300人受伤。同时，政府大楼遭到袭击，官方车辆、火车和少量公共汽车站被破坏和焚烧。辛格还有很多罪行可以罗列，例如2019年1月，他因谋杀一名记者被判处无期徒刑。更残酷的是，还有多个悬而未决的指控，声称他命

令 400 多名弟子实施自我阉割以确保他们的梵行。他庞大帝国的
净资产还有待准确评估。

这起始于 2017 年夏天的案件异常耸人听闻，但正如我们已
经看到的那样，瑜伽被冠以恶名不是什么新鲜事。当瑜伽在近一
个世纪前首次传入西方时，它就存有争议，尤其是在美国，它经
常与美国文化中的仇外和保守调子格格不入。在将姿势练习推动
发展成为一种保持身体健康和增强体质的世俗体系方面，人们已
做出了坚定的努力，这些努力逐渐克服了瑜伽遭遇的偏见，并让
瑜伽摆脱了巴洛克式的包袱，顺利进入了受人尊敬的主流当中。
9 年前，《华尔街日报》的一篇文章指出，我们已经达到了"瑜
伽巅峰"水平。这位作者自己也写了一本关于瑜伽的书，她指责
"各种股东、美国物质主义者、怯懦的大师、见利忘义的营销者"，
认为现在瑜伽被榨干了："就像《星球大战》或马蒂斯①一样，瑜伽
的营销、广告和投机牟利涵盖了所有领域，从动作玩偶到豪华度
假，再到将瑜伽应用于几乎所有人类活动的指导手册。"¹ 她错了。
自她发表文章以来，瑜伽仍在持续发展。《美国瑜伽研究》显示，
到 2016 年，瑜伽练习者的数量已从 2012 年的 2040 万人增至 3600
万人以上，而相关消费行业价值已经从过去四年的 100 亿美元上
升到 160 亿美元。根据这项调查，34% 的美国人，也即 8000 万人，
表示他们可能会在接下来的 12 个月里初尝瑜伽。²

然而，在这股人气高涨浪潮的顶峰，肮脏的丑闻碎片浮出水

---

① 亨利·马蒂斯（Henri Matisse，1869-1954），法国著名画家、雕塑家、版画家、
野兽派创始人和主要代表人物。

面。丑闻的主角常常是有权力的男性大师，多年来波及了瑜伽界的一些知名人物。早在 1991 年，抗议者挥舞着写有"停止虐待"和"结束掩盖"的标语牌，在弗吉尼亚州的一家酒店外示威，当时斯瓦米·萨奇达南达正在那儿的一场研讨会上发言，他曾为具有历史意义的伍德斯托克音乐节开幕祈福。许多女性追随者表示，他利用自己作为精神导师的角色对她们进行性剥削，但他否认一切，而且从未被起诉。性虐待的指控非常普遍，甚至只要看一眼涉案人员的名单就能令人警醒。悉达瑜伽（Siddha Yoga）的创始人斯瓦米·穆克塔南达也被指控与他的追随者发生性关系，但是没有诉讼案件。³1994 年，总部位于马萨诸塞州的克里帕鲁瑜伽与健康中心（Kripalu Center for Yoga and Health）的已婚创始人阿姆里特·德赛承认与他的 3 名学生有染，并被迫辞去自己道场的精神导师一职。3 年后，斯瓦米·拉玛，这位总部设在宾夕法尼亚州的喜马拉雅瑜伽科学与哲学研究所的创始人，以及被西方科学家最早研究的瑜伽士之一，也是最早被判与信徒非法性交的人之一。⁴还有 T. K. V. 德西卡哈尔的儿子、T. 克里希纳玛查里亚的孙子卡萨博·德西卡哈尔（Kausthub Desikachar），在学生们指控他"在情感、性和精神上骚扰她们"后，他辞去了教职。⁵还有我们之前提到的比克拉姆·乔杜里案件。20 世纪80 年代，自由之爱 ① 瑜伽士巴关·什里·拉杰尼什（Bhagavan Shree Rajneesh）的组织被美国当局指控犯有一系列行为，包括：

---

① "自由之爱"（Free-love）是 19 世纪在西方兴起的一项社会运动，其主张恋爱关系不应受到国家监管及教会干涉，认为婚姻、计生、通奸等社会概念皆与爱无关，崇尚爱的自由。

纵火、袭击、签证和移民欺诈、有组织卖淫、谋杀、强奸、毒品走私、非法持有武器、强迫妇女绝育、洗钱、毒害当地居民、企图暗杀执法人员和政府官员、严重人身伤害、大规模逃税和与未成年人发生性关系。被定罪、罚款和驱逐出美国后，拉杰尼什被 21 个国家拒绝入境，在 1990 年去世前不久他回到印度，改名为奥修（Osho）。这种粉饰他名声的企图似乎奏效了：该组织继续以新名称运作，其创始人的书仍然畅销。[6] 在澳大利亚，2014 年一个皇家委员会指控该国最古老的瑜伽组织萨特亚南达瑜伽道场（Satyananda Yoga Ashram）的创始人（现已去世）在 30 年前或更久以前犯下了许多"骇人的"身体虐待和性虐待案件。

被送上被告席的不仅仅是印度人。美国瑜伽丑闻中最令人震惊的一桩与阿努萨拉瑜伽（Anusara Yoga）的创始人约翰·弗瑞德（John Friend）有关。2012 年 3 月，《华盛顿邮报》的一篇文章揭露了长期流传的有关毒品和性剥削的弗瑞德故事。在弗瑞德玷污瑜伽名声约 30 年以前，第一位被曝光的美国老师是理查德·贝克（Richard Baker），他是该国首屈一指的禅宗和尚，也是旧金山禅中心（San Francisco Zen Centre）的住持。贝克因与女学生有多项不当行为，于 1984 年被迫辞职。

20 年后，在 20 世纪五六十年代将禅宗引入美国的伊多·泰·西玛诺·罗西（Eido Tai Shimano Roshi）因被指控性行为不端而不得不下台，而该指控在其社团里已悄然流传了 30 多年。之后，2017 年 8 月，长期担任藏传佛教首席教师、畅销书《西藏生死书》（*The Tibetan Book of Living and Dying*）作者索格亚尔仁波切（Sogyal Rinpoche）在里格帕社区（Rigpa Community）的领袖地位被一场内部斗争推翻了，原因是他对学生进行的严重的身心虐待、性胁迫及其不合理的奢侈生活方式，据说这种情况持续了几十年但没有得到遏制。在此之后，在全球拥有 200 多个分支团体的香巴拉国际佛教团体（Shambhala International Buddhist Community）于 2018 年 2 月宣布，该组织将对过去"令人憎恶的性行为"进行调查。[7]

一个致力于健康、健身和自我发现的全面体制是如何变成这场灾难的？

早在 2012 年，获奖记者、一本瑜伽名作的作者威廉·布罗德就已发表自己的解释：

> 瑜伽老师和指导手册很少提到这项训练始于性崇拜——这一遗漏让许多练习者对其激起的性欲感到惊讶……自婴儿潮一代发现瑜伽以来，瑜伽课特有的性兴奋、出汗、沉重呼吸和赤裸状态已经导向了可预见的结果。1995 年，学生和老师之间的性行为变得十分普遍，以致加州瑜伽教师协会（California Yoga Teachers Association）谴责这是不道德的，并呼吁设立高标准……[8]

撒开加州的身体瑜伽，甚至瑜伽历史上那些更久远的华丽篇章不谈，声称这种训练"始于性崇拜"是对瑜伽的密宗影响过于粗略的评估，不值得认真对待，更不用说把它用来解释瑜伽声誉被玷污的问题。

瑜伽与治疗

在处理老师对学生的侵害问题时，将其与心理治疗的场景进行类比或能带来启发，尤其是因为对许多学生来说，瑜伽老师就像一种治疗师。在心理治疗中，治疗师和病人的界限通常是明确的，这是因为在咨询室，机能障碍是个既定的事实——这也是病人一开始会出现在那儿的原因。专业分析师应该精通移情和反移情的动态关系；这种无意识的投射会在他们的训练中得到仔细应对。此外，他们会定期向自己的导师汇报，讨论自己对分析阶段可能出现的情况的反应。自20 世纪 80 年代以来，出现了一个有影响力的心理治疗流派，被称为关系心理分析（Relational Psychoanalysis），它强调治疗师和病人之间的相互情感参与。这解决了它所认为的分析过程中有意识和无意识的心理融合——甚至可以称为交互魔力（interactive alchemy）的问题。

在瑜伽背景下，学生可能在大街上偶然遇到一位通常只受过简单身体训练的导师后，便不假思索地投入一段饱含激情、革新自我的关系中去。一个未完全投入这段关系的学生可能会发现自己被多种心理投射所控制，把瑜伽老师视为父母、治疗者、牧师、明智的顾问或潜在的爱人。一个有魅力的老师可能体现出这些原型人物中的部分，甚至全部人物的特征，并且相应地，如果这个老师受制于未经检验的或自恋的动机而不能或不愿意承认这些心像，伤害就很可能会发生。

服从问题

这里还有另一个复杂的因素在起作用：传统观念认为通往智慧的道路意味着要臣服于一位大师。这种情况通常在心灵瑜伽中更被强调，并且在这种情况下存在不同程度的臣服。在某一层面，它可能只涉及执行多个看不到直接意图的指令，或者涉及同意采取一些当时看来毫无章法或理由的行动。这种看似微不足道的灵活性测试可能是扩展学生眼界的有效策略，并为其带来某种程度的自我超越，让他们摆脱有局限的思维习惯。总的来说，愿意全心全意地跟随老师是印度教育学的一个重要组成部分，它存在于各种学科中，无论是音乐、艺术还是摔跤。人们认为，服从能培养接纳能力，让师生之间产生创造性的渗透作用。

单纯的顺从被认为在精神学徒期特别重要。翻开任何一部瑜伽传记，都会发现超越有限自我的有效捷径是坚定不移地追随于一位开悟的大师。但是请注意"开悟"这个词。如果老师自己有未解决的、自恋的自我问题，那么追随者的忠诚可能会被利用，以满足他自己幼稚的需求，也即毫无疑问地放纵每一个奇想，满足对获得认可的每一个渴望。如果学生不加批判地依赖老师，我们就有了滥用权力的领导者和奴性的追随者之间崇拜式相互依赖的理想条件。

反常的老师通常会坚持认为，在开悟之前，弟子顽固的自我必须被摧毁。如此一来，恶性循环出现了：老师强加一些不可能的或有损尊严的要求给学生，表面上是为了征服他们的自我障碍，实则学生任何自然的或心理健康的抵抗力都被视为必须要摧毁的自我中心（egotism）的证据。这种要求通常以性和金钱为特征，因为正如心理膨胀的老师会说的那样，学生必须在那些进化劣势或"较低的脉轮"（lower chakra）领域接受测试，他们在这些领域表现出最顽强的自我执着。老师们可能会引用历史上的案例来为他们的臣服要求辩护，这种先例有很多，尤其是那些属于所谓的"疯狂智慧"（Crazy Wisdom）传统的。这些熟手的操作远远超出了传统社交礼仪的范围；他们的怪癖得到容忍，甚至被颂扬，因为这些怪癖被认为是一种他们在现实更高层面存在的表现。这些"疯狂"的大师中有一些是特立独行的人，不属于任何已知的传承体系，另一些则属于通常在封建或君主社会中发展起来的已确立流派，在这些社会中，个人言论自由相对较少，无论是世俗的还是宗教的权威人物，都由总体上不负责任的贵族组成。[9] 在这一切的背后隐藏着智慧传统中不言而喻的一个观念，即存在一个生存模式的等级体系，由此存在着一个理解层次的等级系统。因此，论点如下，我们不能用一个低等意识的标准来判断一个高等意识。简而言之，对于具有现代思维方式的人而言，无论它多么不可接受，在形而上学层面的无知者都没有资格评判开悟者。

关于在面对不合理的要求时却依旧虔诚的一个经典例子是密勒日巴（Milarepa）的故事，他是 11 世纪伟大的西藏悉达，在他的导师玛尔帕（Marpa）的命令下，要为导师建造一座高耸的楼房。凭借极大的努力和细心，他做到了。当工作最终完成时，玛尔帕来检查结果。他很欣赏这座建筑，并称赞了他弟子的辛勤工作，但随后漫不经心地问他是否可以把这座建筑搬到山上。虔诚的密勒日巴一言不发地照办了，通过几个星期极为辛苦的劳动拆除并重新建造了这座建筑。老师又来视察，再次称赞了房子，但现在他问房子是否可以搬到山谷的另一边。最终，在建造、拆除和重建了几次之后，密勒日巴无私的服从让他完全获得了自我解脱的开悟。但是，如果一个 21 世纪心理学家穿越时空落地西藏，并在玛尔帕非麻醉式的开放自我（open-ego）手术的中途打断了他，那么法律的全部力量肯定会被召唤出来，以结束这种严重侵犯人权的行为。

这样的教学故事，在那些以大师崇拜为中心的派别中尤其多，它们可以用不同的方式来理解。但是对于大多数人来说，无论出于业力还是性情，他们都不适合走上服从大师的道路，其中的关键当然不是模仿密勒日巴的外在行为，而是仿效他内心对这条道路诚挚的投入。忠于自己最深层的价值观是这里的重要考虑，因为，正如帕坦伽利明确指出的那样："练习瑜伽就是努力在自由的状态下变得坚定。"[10]

对权威的不信任

对我们现代人来说，服从在精神发展中如果起作用的话，究竟起着什么样的作用？同样，这是一个复杂的问题。在我们这个日益原子化的社会中，大多数人的主要精力都放在了他们自己的自主权上，他们希望拥有不可剥夺的权利来追求个人成就。这一过程往往意味着拒绝沿袭下来的体系和权威，特别是宗教体系和权威。然而奇怪的是，这种个人主义具有矛盾性。虽然我们很乐意学习专业知识来解决实际问题，比如汽车、电脑甚至我们身体的正常运作——但当涉及智力，尤其是精神方面的问题时，我们却抵制这种权威。对高级专业知识的尊重似乎仅限于物质领域；在其他方面，我们的默认态度是怀疑。

在精神问题方面，主导范式是一种固执的个人主义，即依赖个人经验，不受外界干预。意识的早期研究者之一、美国心理学家威廉·詹姆斯，在爱丁堡大学的一次演讲中指出了这种托马斯怀疑主义 ① 综合症，他将现代宗教或精神体验描述为"个体在孤独中的感觉、行为和经历，以致他们认为自己与任何可能视作神圣的事物有关"。[11]

詹姆斯所在的美国在对公认基督教权威的新教式反叛中成立，同样的反叛态度是新时代运动的一种突出特征，新时代运动追随 19 世纪超验主义和新思想哲学先驱的步伐，倡导自我验证精神。在这些信仰体系中，重要的是一种对拒绝外在权威的"内在声音"的乐观且有时不加批判的信念，尤其是当外在权威以既定宗教的形式出现时。

因此，我们的现代精神与一些文化截然不同，在那些文化中存在发展与实现自我超越从而开悟的理想。当代对权威的怀疑越来越多，仅仅是因为这些怀疑经常被证明是完全合理的。一个传统延续了几个世纪，这样的事实并不能保证它的价值，如女性割礼的传统。但这种怀疑的问题在于，它很容易让人渐渐相信，没有一种公认的观点值得倾听，即使这种观点来自怀疑者自己不具

---

① 托马斯怀疑主义（Doubting Thomas），源自《圣经》中的圣托马斯，他不相信耶稣复活，直到看见和触摸到基督耶稣的伤口才相信耶稣已复活。

备的历史或语言知识。认为每个人都有平等表达自己观点权利的消极面在于一种假设，这种假设认为所有观念、所有对现实的看法，根本上都是平等的。这种相对主义进一步加剧了人们对专业知识的不信任，进而导致对任何绝对原则的虚无主义的否认，以及对构成宗教传统和精神理解基石的持久价值观的排斥。

在应对来自另一种文化的古代智慧体系时，不信任阐释性的专业知识会引起误解。这样会导致误释，误释的最好情况是感情用事和不切实际，最坏情况是彻头彻尾的欺骗。[12] 仅仅依靠内在个人经验的导师可能会孕育出反智主义，这种反智主义在商业化瑜伽的世界中很突出，也是一种与瑜伽发源地文化非常不一致的取向。至少根据现存的文本判断，印度的瑜伽从业者深入思考了他们在做什么和这么做的原因，他们瑜伽旅途中的一个重要部分是品味各种经历所揭示的诸多现实层次。对他们来说，精神实践结合了两个互补互助的成分：直接的个人经验和所学到的知识。古语有云："一只鸟需要两只翅膀才能飞。"

302

保密的作用

现代人的怀疑往往是由入门体系显而易见的保密性引起的，人们对共济会制度的普遍敌视就是一例。我们忘记了在早期基督教中，秘密仪式或秘密教义的希腊语单词"mysterion"意味着"圣礼"，它标志着超出我们正常理解范围的现实秩序的神秘真相。在这种情况下，私密并不总意味着要实施一个可疑的控制机制，来支持其内部成员的剥削性权力。它可以说是一种必要的社会组织形式，一种智慧的人类仪式，用来保护和促进超越传统理解的更高真理领域的合法性参与。从这个角度来看，灵性知识具有一种专业化的形式，参与任何专门知识领域都需要相关的资格。这些资格通常具有有效排他性，哪怕只是因为获取它们需要花费专门的时间和精力。形而上学的知识根植于先验领域，这并不意味着它在世俗就不会受到贬损。

服务的魔力

服从在服务中得以表现，无论服务的对象是一个主人、一个机构还是一个理想。同样，这有悖于许多现代思想的精髓，即倾向于将服务和奴役混为一谈，尽管它们根本不是一回事。若不能分清二者，我们将无法看到所有智慧教导认可的，以及我们天生就有责任去遵循的永恒原则。不管你喜不喜欢，我们都被要求提供服务，无论服务对象在阶层上位于我们之上还是之下。人类生活的自然模式一直认可这一规律：父母为他们的孩子服务，如果运气好的话，他们会在未来回报父母；主人为客人服务；健康者为病人服务；生者为死者服务。最后一条是一个互惠的过程，因为它使服务者了解最终不可避免的服从过程（死亡）。这种自我超越的活动是人类同理心的自然表现，它在团结的道路上有巨大的价值，因为它培养了更细微的情感和无私的行为。

那些选择参与变革性实践（比如练习真正的瑜伽）的人，会发现这个普遍原则自然而然在他们身上加快凸显出来。服务需要一种平静和开放的心态——要放弃判断，给予事物本来的样子以空间，而不是总是试图按我们期望的方式去塑造它。若没有这种慷慨胸怀，那么无论是先知还是看得见的人，几乎都没有真正改变的余地。从瑜伽的角度来看，忽视服务演进过程的必要性且仅仅服务自我的生活，是一种浪费机会的生活。真正的瑜伽士会回顾自己的生活，并认为最大的满足感来源于将自己的大部分奉献给别人。

教师的责任

心理综合法（Psychosynthesis）是罗伯特·阿索格利奥利（Robert Assoglioli）在 20 世纪 60 年代中期开发的心理学体系，它谈到了"伊卡洛斯情结"（Icarus Complex）：当有人追求神秘的超越，同时避开未解决的和无意识的人格问题时，他就会发生自我膨胀。在涉及信息传递的传统教学情境中，教师缺乏自知之明可能并无大碍。但是在瑜伽中，真正的"知识"不仅是你教授的，也是你本身。魅力、长相、流利的表达能力和令人信服的写作能力都可以结合在一起，让一个有缺陷的老师看似令人可信，至少在短期内，在他们被自己的傲慢绊倒、自己的形象被教授内容和个人行为之间的不一致颠覆之前。在这种情况发生之前，缺乏辨别力的追随者的生活会遭到巨大的伤害。

真正的灵性世系的一个优点是，如果运作正确，它能纠正教师潜在的自我膨胀。这种世系也可以让学生在接受启蒙教育或进入学校之前调查教学的源头和质量。然而，一旦这种管理过程出错，或者一个魅力非凡的人背后没有真正的传承体系，由此导致的后果可能会使道场的大门向人类愚蠢、错误和腐败的有毒混合物敞开。一个真正的老师并不鼓励幼稚的依赖或不加批判的英雄崇拜。其希望让学生们自由地用智慧、技巧和热情来驾驭他们的

304 生命之舟，这样他们迟早会意识到灵性之路不是指自我专注，甚或自我实现，而是指渐进的自我超越。[13]

学生的责任

如果一个有剥削行为的老师的罪责是明确的，那么弟子的责任是什么？希望在老师的指导下发展和成长是自发并值得称赞的愿望，但是它经常被各种各样未经详审的动机污染，这些动机包括需要被他人关爱和被认可为特别的人，渴望属于一个给予支持的"家庭"，希望避免成年人在面对随之而来的挑战时需承担的责任，想要取悦权威人物，或者想填补长期的内心空虚。当代家庭的分裂、整个社会的原子化以及对真实身份的混乱追求可能会加剧这些需要。

认识到自己已经找到了正确的道路、老师或团体（至少目前如此），与确信你已经找到了"那个正确的人"（The One），那个你有责任让遇到的每个人都皈依于他的人，这二者之间有一个重要的区别。这是大多数人迟早会经历的一个阶段；这是一个学习的过程，任何愿与自己相当的人为伍，而不是与依赖他的人为伍的明智的老师，都会倡导和促进这个过程。

在接受了 50 年的外来教育后，新一代学生，无论男女，不仅要问责犯错的老师，还要尽一切努力确保自己的行为无可指责，没有未经审视的共犯行为。就定义而言，教师是教育学生的人，正是这些学生在师生关系中的持续参与赋予了教师权威。同样，他们也可以剥夺这种权威。伴随着这种权威而来的是责任。尽管那些遭受虐待的人可能面临发声的挑战，但在瑜伽界，就像在其他任何地方一样，若对虐待保持沉默只会让它永久持续下去。

如果瑜伽界想把内部整顿好，现在就需要去反思，并重新建立健全的道德准则来对师生关系进行负责任的指导。这种双向改善应该包括语言使用、期待形成、偏袒行为、接触行为、着装规范和资金交易等内容。自上而下的监管工作已经在进行中，但最终，未来如何要取决于参与其中的每个人的自我意识和成熟度。[14]

组织的责任

305

有人曾说，一旦上帝揭示了真相，魔鬼就会出现，并主动为他效力。这种模式在诸多精神运动的历史和运作过程中随处可见，它们并不比任何其他表面上更世俗的组织更能幸免于人类的愚蠢。有人会说，这些群体实际上更脆弱，因为他们被自己认为最有价值的事业蒙蔽了双眼，失去了自我审查力。"异教"（Cult）是一个应该谨慎使用的词，一个组织中异教式心智（cultic mentality）模式在部分成员中盛行，不一定意味这个组织是异教本身。许多总体上心理状况良好的群体会包含一些希望这个群体拥有更多权威和极端简单化的黑白世界观的成员。不管他们是否意识到这点，他们都将秘密地朝着那个目标努力。

道场的"群体思维"可以包含许多相互依存的因素，群体成员之间就正确的思考、谈话、行为或着装方式达成微妙且常常无意识的一致。在这一点上，它与世俗世界中的类似群体没有什么不同——例如政治党团或公司团队——但是，在道场中，这些一致观点也会每天通过关于大师的故事得到加强：他或她的生活、圣洁、精神力量、雄心勃勃的外联项目等。不符合集体心态的局外人，或者开始问微妙问题的局内人，可能会被审查、拒绝或在一定程度上妖魔化。一些内部人士喜欢自以为属于一个比顽固不化的外部世界更高级的群体，这种想法对那些年纪轻轻就加入的成员来说最危险，因为他们的个性还没有经过日常现实生活的磨炼而变得成熟。成功的领导者是擅长经营形象的企业家，他们本能地或有意地迎合追随者的理想自我形象和愿望。而且，随着愿望的实现，完美的体魄或受过启发的心灵很难被挫败。

　　一个群体的团结往往因为反对假想的敌人而得到加强。不管发展出了什么样的理由来支持这样的反对态度，这都是一种原始的进化立场，并不是智人独有的。所有群居动物都把自己分成"我们"和"他们"，前者直接构成周围的安全群体，后者则是其他所有人。这种部落主义在根本上是一种返祖式的领土防卫，在狂热地寻求救赎的过程中，这种偏执在信仰团体之间及其内部都是致命的。1572 年，由于在关于基督对人类爱的本质的看法上存在分歧，法国天主教徒在 24 小时以内杀死了超过 1 万名新教徒，后来该事件被称为"圣巴塞洛缪日大屠杀"（St. Bartholomew's Day Massacre）。教皇对此感到高兴。据说罗马各地都用特别的祈祷仪式为这场胜利而感谢上帝，大师乔尔乔·瓦萨里（Giorgio Vasari）在梵蒂冈绘制的一幅华丽壁画纪念了这一胜利。在意识到分化思维模式的危险后，即使得到了专制领导人的认可，那些走上瑜伽道路的人也最好记住帕坦伽利通过培养肯定生活的态度来克服消极态度的方法，[15] 同时要记住《奥义书》的格言"世界是一个家庭"。[16]

自恋的老师和他的追随者之间的相互依赖的纽带一旦建立起来就非常难被打破。这一点有多难，至少对公正的观察者来说，本应该因为权力滥用本质而内爆和崩溃的异教，却在当代发达社会中长期存在的事实，就足以证明。然而，一个团体中隐藏的分歧通常会随着强大领导人的死亡而浮出水面，这使得彼时被压抑的派系争斗得以浮现。随之而来的是团体中的强制排挤和分裂成小团体，然后是不可避免的与合法继承、版权专有和战利品分配有关的诉讼。

抛开这些戏剧性事件不谈，要记住教义和传达教义的组织绝不是同义词。说到这个问题，吠檀多不二论传统中的伟大圣人斯瓦米·尚塔南德·萨拉斯瓦蒂（Swami Shantanand Saraswati）评论说：

所描述的根本教导适用于任何地方。只要有精神对话和训导的机会，就必然会发展出一个组织；每一个组织都有诸多物质要素和一个等级制度，以满足真正的寻找真理的工作需要。一旦重要性转移到机构的组织工作上，针对真理的真正工作就会受到损害。组织是必要的，帮助做组织工作的人也同样必要。但绝不应该让他们主导真正的工作。事实上，这种情况很常见。因此，必须始终非常小心，精神工作仍然是最重要的，所有物质和组织工作仍然是次要的。[17]

上路

许多人对自己在变革性群体结构中的经历感到失望，他们断然拒绝了接受权威指导。他们可能会拥护"内在导师"，这种导师有着从来不去克服自身局限的诱人吸引力，他们可能会写下"乐与说"的回忆录，或者向那些拒绝一切启蒙智慧并把人类的完美性仅仅定位于对科学和理性的实践中的一类人寻求安慰。[18] 然而，情绪退缩到这种幻想破灭的境地通常没有什么益处，尤其是因为，正如帕坦伽利告诉我们的那样，"厌恶黏附于痛苦"。当天真和不切实际的期望最终结束时，我们所需要的不是拒绝发展和进步的瑜伽目的，而是一种新的成熟。在对道路和目标重新定义的过程中，我们可以不理想化超人类完美性的不可挑战状态，采用一个更谦卑、更适用的范式，这一范式不把解脱神化，而是把它视为完全开化的人性状态。这种更现实的愿景将使放纵更难伪装成自由，使幻想更难迷惑住理性。真正的圣人是在具体社会存在的所有必要的范围和界限内合法运作的人，但是在这样做的同时，他进入了一个持续且有意识的自我超越状态。

最后，不管他们多么有魅力，所有的老师都是"坐在河边卖水"。任何体系，不管它的源头多么开明，它首先是一个模型，是一张绘制当前未知领域的地图。当然，我们需要地图，但是我们不应该过于拘泥于它，因为不管它有何由来，上面的路标并不是目的地。就在印度历史的初期，人类最古老的经文将大师比作一个熟悉某个地形的人，他负责指引外来旅行者："陌生人向识路人询问；在这位熟练的向导的指引下，他继续上路。事实上，这是教诲所赐的福：他找到了直接通向前方的道路。"[19]

行走在道路上，我们欣赏风景，嗅闻花香，穿越路上的坑洼和障碍，这将是独一无二的个人体验。如果我们走的是一条真正的道路，它就不会脱离简单的日常生活；没有必要在对神性的渴望中失去人性。在古老的英语俚语中，有一个动词是"去目的地"（to coddiwomple），意思是有意前往一个未知的目的地。那么，对于瑜伽"去目的地"者来说，成为"精神探索者"的情节剧就变得没有必要了；真心诚意的人类价值观就足够了。事实上，这条路看起来越迷人，它可能越可疑。当我们开始按照自己的路线图生活时，可能会有很多惊喜即将到来。谁知道呢？也许一起旅行的人最终会独自到达目的地，而独自旅行的人最终可能与其他人一起到达目的地……

展望

————————

未来

28

瑜伽可以拯救生命吗

　　世俗瑜伽的发展体现了一个普遍原则：随着信仰力量减弱，医学权威会增强。从前被认为是道德退化的表现——暴饮暴食、毒瘾、纵欲——现在已被归为疾病，并且随着我们的生活越来越医疗化，健康已经取代善良成为我们一些疾病治疗的答案。瑜伽一直用于治疗，但是传统瑜伽试图治愈的疾病是形而上的无知，根据圣人的说法，这是人类痛苦的根源。随着哈他瑜伽在中世纪印度的发展，我们的出生死亡率和超常能力的缺乏被视为需要纠正的弊病。但是在迦梨时代，这些雄心勃勃的目标已经有些缩水。随着压力和不良健康状况的增多，瑜伽已经从一种少数人生活方式的选择转变为一种医疗选择。现在对许多人来说，瑜伽与其说意指帕坦伽利和原人，不如说意指怀孕和恐慌症。

　　人们对身体健康或不够健康的意识正在快速增强。截至2015年，每三个美国人中就有一个佩戴某种健康监测设备，而现在世界上约有18.6万个健康俱乐部。健身已经成为一种炫耀性消费方式，被富裕的都市人接受，却被穷人避开。结果是形成了一个奇怪的机制，其把体力劳动与办公室工作相结合，即跑步、举重和肌肉活动都受到监控，被细致地记录在剪贴板和电子机器上，并转化为统计数据和行动计划。欢迎来到"物质巅峰"（peak stuff）[1] 时代中产阶级的苦行生涯。

我们在第 23 章中研究了瑜伽与当前压力流行病的相关性，但是展望未来，姿势练习也可以升级为一种帮助解决迅速发展的全球性肥胖问题的手段。过多的体脂现在每年给地球造成的医疗服务费用，相当于所有武装冲突产生的费用。[1] 目前有超过 20 亿人口，即世界人口的 1/3，被认为是超重。2015 年，超重以及随之引发的各种相关疾病导致了 400 万人死亡。最近，当世界卫生组织（WHO）宣布肥胖成为整个欧洲的"新常态"时，英国糟糕的统计数据让其稳坐在 22 个欧洲国家"重磅"排行榜的首位。如今，70% 的英国男性和 59% 的女性被正式认定为超重或肥胖 [即体重指数（BMI）超过 25]，预计到 2030 年，这一数字将分别增长到 75% 和 66%。其中一个后果是二型糖尿病的流行，据称此病已经导致每周 120 人切除胃肠，按照目前的增长速度，到 2035 年，每 10 个成年人中就有一个会患此病。根据最悲观的估计，这将花费约 398 亿英镑，占英国国家医疗服务体系（NHS）预算总额的 1/6。[2] 部分问题在于惰性。2017 年 8 月，英国公共卫生部（PHE）宣布，41% 的 40~60 岁的成年人每月快走不到 10 分钟，这种懒散对他们的健康产生了严重的负面影响。可悲的是，了解这些统计数据本身可能也是压力的一个来

---

① 即生产物资达到饱和状态。

源，因为现在超过 60% 的英国人患有高血压，而这与他们果敢冷静的名声相矛盾。

英国人从年轻时起就开始有体重问题。例如，在布拉德福德（Bradford），廉价快餐几乎随处可见，45% 的儿童在小学毕业时要么超重，要么肥胖。在全球范围内，儿童肥胖率在过去 40 年里飙升了 10 倍。皇家儿科医师与儿童健康学院（Royal College of Paediatricians and Child Health）最近发表的一项研究显示，在英国，每三个孩子中就有一个在 9 岁时受肥胖困扰，这导致二型糖尿病、哮喘和高血压以及危险的非酒精性脂肪性肝病的病例增多；而每四个女孩中就有一个在 7 岁时通过节食减肥。[3]

精神疾病

身体和精神状况不佳经常伴随出现。世卫组织估计，全世界有 4.5 亿人精神状况不佳，这还不包括数百万在技术上被判定为精神健康，但习惯性地异常行事，伤害自己和他人的人。过度饮酒造成的影响让英国政府付出了每年 210 亿英镑的代价。同时，抗抑郁药处方量空前高涨，从 2017 年的 6470 万张飙升至 2018 年的 7000 多万张——几乎每天 19.5 万张。这使英国国家医疗服务体系每年花费超过 2.5 亿英镑，费用在 10 年内增长超过 100%。[4] 我们的工作受到影响，因为目前 1/3 的病假缘于精神健康问题，我们每四个人中就有一个人可能会在一生中患一段时间的精神疾病。甚至政治家也开始意识到这种情况。在 2015 年 6 个主要政党的大选宣言中，精神健康问题占据了相当大的篇幅，这在历史上尚属首次。其中 3 个政党谈到了快速、广泛采取各种

313

谈话疗法的必要性，提出将咨询、"情绪弹性管理"和正念作为治疗方法，由政府资助并广泛实施。

除了健康危机，人类似乎普遍面临认知能力下降问题。2015 年，微软加拿大公司消费者洞察团队（Consumer Insights Team of Microsoft Canada）在加拿大进行了一项研究，调查了2000 名加拿大人，发现普通成年人的注意力持续时间从 2003年的 12 秒缩短到了今天的 8 秒。[5] 注意力缺失症和相关的多动症已经成为继哮喘之后最常见的儿科疾病。无论治疗方法是什么，它肯定会包括逆转当前盛行的非自然生活方式，甚至可能包括反省我们与技术的关系。伦敦国王学院 2015 年初发布的一份报告显示，在 25 岁至 29 岁的欧洲人中，有一半人因过度使用电脑而患上近视。欧洲眼流行病学联合会（European Eye Epidemiology Consortium）对 15 项研究结果的元分析证实，与通常的疾病 / 教育模式相反，受过大学教育的学生近视发生率是未受过大学教育的学生的两倍。玩智能手机显然与看电视一样对孩子的健康有害。哈佛大学最近对 2.5 万名儿童进行的一项研究表明，长时间盯着屏幕与肥胖直接相关，这既是因为缺乏运动，也是因为其伴随不健康零食摄入。[6] "低头"的一代人平均每天花 4 个小时上网，75% 的青少年有网上个人简介，一半以上的人每天都会访问社交网站，其中很多人访问好几次。尽管脸书前总裁肖恩·帕克（Sean Parker）最近承认，为让用户习惯性地使用脸书，网站有意进行了设计，但网瘾不仅仅是反乌托邦式的幻想。2018 年 1 月，网瘾的全球性得到正式承认，世卫组织将网络游戏成瘾归类为精神疾病。就连业界也很担心。2018 年 6 月，苹果推出了一款新应用程序，该应用程序让用户可以通过限制其花在屏幕上的时间，自主进行数字排毒。尽管我们可能会为这样的举动喝彩，但其中的讽刺意味不容忽视。当我们需要电子提醒器来告诉我们什么时候该把自己从电子世界的控制中抽拔出来时，这种方案延续了我们对人类意志力的放弃——这才是首要问题。 314

盯着屏幕通常会持续到夜晚。在"蓝光"下的暴露会导致我们的生物钟紊乱，从而打乱身体自然的和恢复性的昼夜节律。睡眠不足会导致疾病增加，癌症、糖尿病和心脏问题已经被提及。对健康和幸福感具有决定性作用的褪黑素，在这里似乎也至关重要。通过分解身体中有活性的和高能的激素，它能减缓大脑活动并有助于睡眠，人们也认为它的抗氧化特性有助于降低阿尔茨海默病和帕金森病的严重程度。这种激素是由松果体产生的，但它只能在黑暗中产生。有趣的是，练习心灵瑜伽能促进它的生成，也许部分是因为深度冥想是闭着眼睛进行的。[8]

压力也会阻碍睡眠，英国人的压力如此之大，以至于英国时常逼近世界睡眠不足排行榜的榜首。睡眠不足导致每年损失超过 20 万个工作日，原因是人们因此请假，或者在工作期间表现更差。这每年给经济造成约 400 亿英镑的损失，超过国内生产总值的 2%。[9] 在美国，损失增加到 120 万个工作日，价值 3300 亿美元，占国内生产总值的 2.28%。很难评估这种长期压力和失眠在多大程度上是由过度的网络活动造成的，但考虑到英国在世界范围内算得上是个数字荒漠，移动互联网覆盖率比罗马尼亚、阿尔巴尼亚和秘鲁还低，当该国最终获得更好的网络连接时，健康前景看起来也不会很好。

专注的力量

虽然心灵瑜伽的目标一直是清除心灵的"屏幕"，但在未来它的主要好处之一将很可能是清除执着于屏幕的心灵。数字技术使我们拥有了如此丰富的信息，以至于在利益竞争中，产生了注意力匮乏现象。在一个千禧一代通常每天看手机超过 150 次的世界里，社会观察家正在谈论"注意力经济"（attention economy）。在某种程度上，我们的意识经常被各种各样的广告占据，我们集中注意力的能力被削弱，我们的意志力被消磨。电子需求尤其难以抗拒，因为它们往往迎合我们的情感冲动，而不是理性意图，并且大规模分散注意力的数字武器总是触手可及。难怪注意力匮乏现象如此泛滥，无所不在。

315　　心灵瑜伽一直非常强调发展辨别能力（viveka）的重要性。许多冥想技巧的使用是将注意力从长期的游离思维中抽出，并将其转移到更稳定的焦点上，如咒语、呼吸或身体的特定部位上。这种选择行为是内在官能的特征之一，在梵语中被专门称为菩提，我们已经在第 24 章中讨论过了。菩提是一种辨别能力，可以说是做出选择行为的力量，就像任何肌肉一样，越用越强。在一个算法的入侵不断地牵引我们意识的勇敢新世界里，分辨变得越来越重要。最后，注意力是人类最珍贵的礼物，瑜伽建议我们明智地对它加以重视，尤其是因为当我们把注意力集中在某一事物上时，我们会赋予它更多的生机和重要性。

然而，随着技术的进步，完全控制辨别过程变得更加困难。自我正变得越来越像一组机器可读的数据，被广告商如饥似渴地吞噬。2017 年 10 月，这一新动向已被明确指出。在伦敦西区中心皮卡迪利广场（Piccadilly Circus）上，一个大约三个网球场大小的巨大电子广告牌被竖起。这块立马被戏称为"老大哥"的屏幕使用识别技术定位观光客，通过隐藏的摄像头跟踪过往车辆的品牌、型号和颜色，以及行人的年龄、性别甚至情绪。商家可以预先设置触发器，以便在特定的汽车或人群经过时播放特定的广告。如果瑜伽练习可以帮助我们在这样一个日益被操纵的环境中重新获得自主意识，仅此一点就给了我们认真对待它的理由。

身体形象问题

根据美国面部整形及重建外科医生学会（American Academy of Facial Plastic and Reconstructive Surgeons）的研究，2017 年接受调查的外科医生中，56% 的人报告称 30 岁以下的客户有所增加。[10] 现在，年仅 3 岁的孩子就开始关注身体形象问题；最新的估计显示，现在有 1/3 的少女患有焦虑或抑郁症，[11] 其中很大一部分原因是对在社交媒体上保持更好的并"讨人喜欢"的形象的需求。由于有了 Snapseed、VSCO、Afterlight 2、Enlight 等修图软件，这并不难做到。千禧一代一生中会自拍约 25000 张照片，在上面引用的美国调查中，超过一半的整形外科医生发现病人希望通过手术让自己在自拍时变得更好看。当学校被敦促开始在"身体自信"方面教育学生时，儿童协会（Children's Society）发布的由约克大学研究人员在 2015 年年中进行的一项调查的结果显示，

316

英国现在被评为世界上儿童幸福感倒数第二的国家，仅优于韩国。[12] 不幸福的主要来源是遭受霸凌和缺乏自信，这两者通常都与他们被外界感知到的外表和被拒绝后可能产生的耻辱有关。在一个充斥着被美化的网络名人和电视真人秀里黝黑健美的偶像的世界里，那些渴望给操场上的同伴留下深刻印象的人承受着残酷的压力。

瑜伽助手

如果姿势瑜伽有助于身体健康，也有助于增强自信，那么它与上述内容具有明确相关性。事实上，这已有详细记载。总体而言，瑜伽被认为可以提升总体健康水平、改善身体素质和促进心理平衡，具体的医学支持实例也越来越多。最新的一个例子来自美国约翰·霍普金斯医院（John Hopkins Hospital）的研究人员，他们报告称，8 周的瑜伽课程改善了患有两种常见关节炎的人的身心健康情况：膝骨关节炎和更常见的类风湿性关节炎。这被认为是迄今为止最大的一项旨在研究瑜伽对身体和心理健康影响的随机试验。[13] 约翰·霍普金斯大学医学兼职副教授、麦吉尔大学副教授苏珊·巴特利特（Susan J. Bartlett）博士在接受媒体采访时补充说："人们对瑜伽作为一种补充疗法的兴趣确实激增，美国现在有 1/10 的人通过练习瑜伽来改善健康情况和增强体能。"

宾夕法尼亚大学佩雷尔曼医学院（Perelman School of Medicine at the University of Pennsylvania）最近进行的一项研究发表在 2016 年 11 月的《临床精神病学杂志》（*Journal of Clinical*

Psychiatry）上，该研究发现，调息有助于具有健康问题的患者，特别是那些对抗抑郁药物治疗反应不佳的重度抑郁症患者。被其研究的技术是净化呼吸法（sudarshan kriya），这是一种瑜伽呼吸形式，由斯里·斯里·拉维·尚卡尔生活艺术基金会（Art of Living Foundation of Sri Sri Ravi Shankar）推广，包括一系列调息方式——缓慢而平静的呼吸与快速而激烈的呼吸交替进行——以使人们进入宁静和冥想的状态。这项研究涉及 25 名服药超过 8 周的抑郁症患者。他们被随机分配到调息组或对照组，试验为期 8 周。在第一周中，参与者完成了包括净化呼吸法、瑜伽姿势练习、静坐冥想和压力教育等共 6 个环节的项目。两个月后，在最广泛使用的临床医生管理的抑郁评估表——汉密尔顿抑郁评定量表（Hamilton Depression Rating Scale，HAM-D）中，调息组的平均分减了几分，而对照组没有显示出改善。尽管尚不清楚项目的哪些部分带来了这种益处，但宾夕法尼亚大学的试验结果得到了相当大的关注，尤其是因为在每天服用抗抑郁药物的 4100 万名美国人中，对超过一半的人而言——其中每 4 名 40 多岁的女性中就有 1 名——这些药物对他们并非完全有效。现有的附加疗法通常只有有限的额外益处，或者甚至有副作用，最终导致抑郁周期延长。

大脑健康

2017 年夏天，有消息称，巴西科学家对老年女性瑜伽练习者的大脑进行了扫描成像，发现她们的左前额叶皮层的皮质厚度更大，这部分是与注意力和记忆等认知功能相关的区域。这样的结果表明，姿势瑜伽可能是一种预防老年认知衰退的方法。[14] 此前，加州大学洛杉矶分校在 2015 年春季发表的研究表明，冥想也可以在这一方面发挥作用。早在我们 20~30 岁的中后期，大脑的体积和重量以及一些功能就开始下降。因此，尽管总的来说，人们的寿命更长，但人们延长的寿命中通常会增加患精神疾病和各种神经退行性疾病的风险，其中阿尔茨海默病最有名。加州大学的研究结论表示，冥想似乎有助于保护大脑的灰质。利用高清核磁共振成像，研究小组发现，在那些冥想的人中，脑组织的体积比那些不冥想的人下降得少。研究参与者的数量很少：每组只有 28 名男性和 22 名女性，年龄从 24 岁到 77 岁；那些冥想的人已经冥想了 4~46 年，平均年限为 20 年。通常在这样的实验中，其他因素，如生活方式的选择、性格特征、基因差异等，可能会有影响。但尽管如此，该实验结论仍是越来越多表明各种形式的瑜伽有益的证据的重要组成部分。另一个有趣的研究领域是端粒，即人类染色体末端的微小保护帽。虽然科学才刚刚开始理解生活经历与人体 50 万亿个细胞健康之间的关系，但端粒长度缩短被认为与承受慢性压力和抑郁有关。最近关于冥想的研究表明，冥想增加了端粒的长度；换句话说，心灵瑜伽减缓了细胞衰老。[15]

办公室瑜伽

展望未来，锻炼肯定会成为日常生活的一部分。我们现在知道，即使每天步行 20 分钟也会增加大脑记忆中枢海马体的体积，而海马体是被阿尔茨海默病最早破坏的区域之一。其他形式的简单活动激活了细胞之间的突触联系，也增加了皮层中的神经连接，这种变化与更高认知能力的增强有关，如词汇量的增加、记忆力的增强和生活满意度的提高。由于大脑的可塑性持续存在至成年后期，运动习惯的改变似乎能够带来有益和持久的生理变化，这种变化甚至可以一直持续到老年时期。世界正在意识到这一点：根据国际健康、球类与运动俱乐部协会（International Health, Racquet & Sportsclub Association，IHRSA）的数据，在过去的 10 年里，美国价值 300 亿美元的健康和健身产业每年至少以 3%~4% 的速度增长，并且没有任何增长放缓的迹象；而在英国，每七个人中就有一个人是健身房会员，健身房会员总数突破了 1000 万大关，这个产业分布在 7000 多个场所中，现在的价值首次超过 50 亿美元。[16] 当前一些健身房还提供现场音乐和灯光秀，这模糊了自我提升的严肃平台和社交会面的放松场所之间的界限。

锻炼休息肯定也会成为日常工作中的一部分，因为它可以增强员工的健康和团队凝聚力，提高出勤率和生产率。据估计，在任何时候，每五个工作的员工中就有一个无法专注于手头的任务，但当他们更快乐时，创造力会提高 30%，缺勤率会下降 9%。许多公司现在聘用了首席幸福官（Chief Happiness Officer，CHO），他们中的许多人认为瑜伽可以帮助创造更健康、更快乐的员工队伍。随着工作场所变得越来越人性化，这一趋势将持续下去。我们已经看到，硅谷公司中，对雄心勃勃的年轻专业人士来说，办公室已经成为家庭和社区的一种替代，一个提供远离办公桌的各种活动和娱乐的全包式环境，但又微妙地增加了使用者对它的依赖。当然，公司的目标总是更高的生产率，这种变化促使公司建立了一种让员工在放松后能重返工作岗位的策略，而不是对相关人员健康的任何利他主义关怀。[17] 在"物质巅峰"时代，休闲时间和假期也越来越成为一种活动项目，焦点在于动起来和参与其中，而不仅仅是被动的参与或享受久坐不动的娱乐。无论是在工作还是在家里，身体瑜伽都似乎越来越成为中产阶级生活方式的一部分。

319　　　然而，这种脱离历史背景的瑜伽改编可能会带来奇怪的异常现象。抗压疗法的最新招数是昆达里尼瑜伽，正如我们在第 5 章中所看到的那样，它最早在中世纪与纳特能人协会一同被收入瑜伽专门词汇表。在其最初的形式下，这种体系在印度长期以来被认为是通往开悟的快速但具有潜在危险的途径，并且人们通常对它抱有一种近乎恐惧的尊重。密宗文本和其他文本提到了这种体系的风险，强调实践者需要具有通过检验的稳定精神状态和良好的体魄，并且应该始终受到一位有造诣的大师指导。

　　　2016 年，两项研究称赞了"昆达里尼瑜伽"课程对高度弱势群体的影响。[18] 第一组是在机构中长大的问题儿童，没有稳定的父母或寄养人，第二组是阿尔茨海默病的成年患者。诺丁汉大学心理健康研究所（University of Nottingham's Institute of Mental Health）的一个研究小组对他们开展了为期 20 周的瑜伽课程，在课程结束后，这群问题儿童之间及其与他们的看护人之间拥有了更紧密的联系。儿童和他们的看护人的身心健康状况也有所改善。[19] 至于阿尔茨海默患者，25 名 55 岁以上的志愿者参与了研究，研究显示他们的抑郁和焦虑减少，言语记忆能力得到改善。[20] 因此，研究小组建议将昆达里尼瑜伽纳入未来的预防方案之中。考虑到这种疗法的一个典型阶段是以半小时的集体唱诵叠歌"我很富足，我很幸福，我很美丽"结束，这听起来可能更像是无害、热情的新时代宣词，而不是深奥的瑜伽，但是如果那个不可预测的昆达里尼女神真的开始上升了呢？对修行所释放的更深层次的心理 – 生理力量一无所知的修行者能够处理好这一结果吗？传统上对真正昆达里尼瑜伽的谨慎态度可不单纯是纯粹的迷信。[21]

董事会会议室里的瑜伽

心灵瑜伽已经渗透到一些不太可能的地方。受乔治·金德（George Kinder）《货币成熟的七个阶段》（*The Seven Stages of Money Maturity*）等书的启发，新一代金融企业家正在提供基于各种印度教精神、瑜伽或冥想的投资规划。杰夫·博加特（Jeff Bogart）就是一个耀眼的例子。除了提供标准的财富管理服务，他还经营着财务顾问公司"瑜伽投资"（Yogic Investing），该公司承诺"将你的瑜伽练习成效从瑜伽垫转移到你的储蓄账户中"。在拿破仑·希尔《思考致富》（*Think and Grow Rich*）的最新版本中，其他投资者发现减压等于赚钱。世界上最成功的对冲基金经理之一将其成功归因于每天的冥想训练。桥水基金（Bridgewater Associates）及其约 1600 亿美元的资产背后的金融大师雷·达里奥（Ray Dalio）对此毫不怀疑，他说："我做超验冥想已经 44 年了，每天两次，每次 20 分钟。这是一笔巨大的投资，超过了我成功的任何其他因素。它打开了大脑的两面，带来了创造力和开放性。"他继续补充道："它能让你头脑清醒，让一切归于平静。"[22]

达里奥的冥想训练启发了其他华尔街的杰出青年，包括对

320

冲基金经理丹尼尔·勒布（Daniel Loeb）、高盛集团（Goldman Sachs）全球招聘主管迈克尔·德马拉斯（Michael Desmarais）和《纽约时报》金融专栏作家安德鲁·罗斯·索尔金（Andrew Ross Sorkin）。另一家公司试图将"生命力"转化为利润，这就是算盘财务管理公司（Abacus Wealth Partners）。该公司设计了一种名为"金钱呼吸"的呼吸训练，以帮助客户在面对各种冲击和危机时保持冷静，这些冲击和危机是市场波动不可避免的一部分。你获得了内心的平静，每个人都获得了更大的利润，何乐而不为呢？

虽然在当前政权之下听起来奇怪，但美国政治领导人一起冥想的可能性似乎越来越大。美国俄亥俄州众议员蒂姆·瑞恩（Tim Ryan）在过去三年里每周都为国会组织冥想集会。在《纽约邮报》的一篇报道中，他说："投票前安静一段时间是有价值的——它可以帮助任何人做出更好的决定。"国会工作人员的周四冥想和国会议员的周一冥想被称为"安静时刻核心成员会"（Quiet Time Caucus）。在场的人可能还记得，在动荡的 60 年代，神秘主义诗人艾伦·金斯堡（Allen Ginsberg）在白宫外领导了一场大规模的唵唱诵活动。不过不同的是，他的目标是驱除他认为已经占领了此地的恶魔。

街头瑜伽

在远离董事会会议室和政治秘密小集团的更草根的层次，是一些更年轻、更卑微的人，他们认为冥想有助于增进整个社会的福祉，而不仅仅是增加他们自己的银行存款。许多人正在利用群众力量创造和平。其中之一是英国冥想快闪族（Meditationflashmob UK），自 2011 年 6 月在特拉法加广场首次亮相以来，其一直试图在阿伯丁、布莱顿和伦敦等城市的街道上进行一场静悄悄的革命。大量通过社交媒体和网络论坛，如"相遇网"（Meetup.com）和"醒醒伦敦"（Wake Up London），聚集在一起的人，正准备一起去一个公共场所为世界和平冥想一个小时。这一想法也传播到了更远的地方，像冥想派（MedMob）这样的国际组织在世界各地的城市动员人们同步进行冥想快闪活动。特别是在重要的日子，如国际和平日、世界水日、世界地球日、冬至和夏至，他们会默默聚集起来，什么也不做，只是待在一起。

这是一种非常古老的愿望的新式表达：引导集体意识的力量来净化整个罪恶深重的世界。沙漠社区的早期基督教修行者，以及他们在中世纪修道院中的继承者，会完全理解冥想派的目标，因为他们在自己的时代也在尝试同样的事情。在伦敦市中心附近，威斯敏斯特宫和它的大教堂仍然服务于与之相似的目的，希望把每日晨祷、圣餐和晚祷的精神能量注入议会所关切的世俗事务中。显然，互联网将成为这种联合体未来发展的关键。

监狱瑜伽

治疗系列的另一端是"铁窗后的瑜伽"（Yoga Behind Bars）。早在 1988 年，一个名为凤凰信托（Phoenix Trust）的创新性英国慈善机构成立，其目的是将瑜伽和冥想引入单人牢房。如今，它在大约 80 所监狱中开展活动，要么是给囚犯上课，要么是向囚犯赠送书籍和光盘。该信托基金的所有资金来源于捐款，其独立于政府运作，不在内政部（Home Office）热忱的教士的管理之下，几十年来，后者一直阻止非基督教改造计划，如在女王陛下监狱里练习瑜伽。相比之下，在社会进步的瑞典，瑜伽已经成为监狱系统不可或缺的一部分。他们有一名国家瑜伽协调员，他的工作包括培训狱警成为瑜伽教师。在美国，监狱瑜伽计划（Prison Yoga Project）自2010年实施以来已经培训了2300名教师，并在全国各地开展了许多项目。

总之，身体和心灵的瑜伽正在为世界各地的监狱解决问题，尤其在最艰苦的地方，如墨西哥、印度、肯尼亚、美国亚拉巴马州、南非、缅甸等。西非国家塞内加尔的监狱系统的管理特别粗放，直到它引入了瑜伽。自1987年以来，那里的31所监狱的1.1万多名囚犯和900名工作人员已经学习了超验冥想技巧。囚犯们报告说他们的日常生活得到改善，睡眠更好，不那么易怒，攻击性降低，自尊心也得到了提升。他们同时对自己和未来更有信心，盗窃和吸毒现象明显减少，健康状况也有所改善。工作人员也从中受益，表现出更强的自制力，对囚犯表现出更多的关心，健康状况得到改善，其更少旷工和迟到，以及明显有了更强的整体责任感。遗憾的是，像这样的项目往往起起落落，因为它们容易受到资助机构或相关管理机构人员变动的影响。尽管如此，鉴于监狱中充斥着时间充裕的犯人，它似乎能成为按照瑞典或塞内加尔模式开展大规模瑜伽康复计划的理想场所。

哥伦比亚，一个直到10年前还是个暴力肆虐的国家，已经开始大规模地进行身体瑜伽锻炼。10年前，左翼游击队与右翼准军事防卫部队之间作战，可卡因大亨、犯罪集团和持不同政见的军队派系都混战其中。结果，超过 570 万人流离失所，超过 25 万人被屠杀。但如今，战争仅仅在这片土地的偏远角落发生。针对前战斗人员以及平民的一项全国性大众瑜伽项目正在为这一变化做出重大贡献。在一个名为"邓纳：和平的创造性选择"（Dunna: Creative Alternatives for Peace）组织的支持下，从前的对手尝试在瑜伽垫上建立更和谐的共存关系。

2013 年，牛津大学实验心理学和精神病学系（Oxford University's Department of Experimental Psychology and Psychiatry）公布了其关于在 7 所监狱中学习瑜伽的研究结果，该研究测量了囚犯的情绪、压力、冲动行为和心理健康指标参数。囚犯被分成两组：一组参加为期 10 周的瑜伽和冥想课程，另一组只是进行常规锻炼。尽管这项研究和其他研究一样，没有非常清楚地区分身体和心灵瑜伽，但瑜伽组的囚犯明显表现出注意力持续时间的增加和冲动行为的大幅减少。

学术研究和大量统计数据固然有价值，但它们只有在真人故事中才能显得鲜活。以跨国可卡因贩运者尼克（Nick）的服刑改造为例。他在阿根廷最臭名昭著的监狱——维拉德沃托（Villa Devoto）待了 6 年，那里的露天牢房里没有床，400 多名囚犯像机械化饲养的鸡一样挤在地板上睡觉。这个地方充满了暴力和野蛮，每周都有人被谋杀。幸运的是，尼克不知怎么得到了一本关于瑜伽的书，开始做体式训练，并且身心变得越来越强大。他认为，他的训练不仅使他保持理智，而且确实挽救了他的性命。正如他最近在接受英国广播公司（BBC）记者采访时所言：

有一段时间，我真的开始感激被关在监狱里，因为我能感觉到巨大的进步，这是一种通过瑜伽在我体内发生的变化。所以我几乎变成了一个心怀感激的囚犯，很高兴能在这里，用时间赎罪，改过自新。[23]

尼克现在在伦敦西区一个酒吧楼上经营着一家朴素的瑜伽工作室。与绸制西装、游艇和狂野派对为伴的百万富翁生活方式已不复存在，开豪车的日子也一去不复返了。如今，这位前可卡因大亨可能只骑一辆普通的摩托车，脸上却露出君王般的微笑。

29

藏红花的五十种色调

2015 年 6 月 21 日，新德里市中心出现了不寻常的一幕。大约 3.5 万人聚集在首都的拉杰路（Rajpath）——皇家香榭丽舍大街，坐在他们的垫子上，参加世界上有史以来最大规模的瑜伽课程。在联合国的支持下，瑜伽展演持续了 35 分钟，组织费用约为 300 万英镑。活动由总理纳伦德拉·莫迪（Narendra Modi）领导，他是一位长期素食主义者和瑜伽爱好者。对于世界各地的练习者来说，这第一个国际瑜伽日必定是一个令人信服的证据，表明瑜伽在它诞生的土地上再次恢复了它应有的地位。这一事件发生在由英国殖民统治时期的首席建筑师埃德温·卢泰恩斯（Edwin Lutyens）设计的宏伟的仪式建筑群中，这无疑给许多印度人一种历史又重回起点的满足感。

但是也有不同的声音。莫迪的批评者认为，他大声宣扬瑜伽是可疑的民族主义者试图实现文化整合的一部分。对许多怀疑论者来说，6 月 21 日的展演只是宣传政府"印度民族主义"（Hindutva）政策的噱头，这相当的不合适。一大群几乎没有瑜伽知识或经验的人（其中一部分人受当地大学和政治活动人士的强迫），在季风细雨中相当草率地完成了一系列由西方人推广的姿势瑜伽动作。感到幻灭的人觉得整个庆典有点荒谬：一个焕然一新的维达·毗耶娑（Veda Vyasa）[①]遇到了一个蓬头垢面的巴斯比·伯克利（Busby Berkeley）[②]。然而，除却湿漉漉的毯子，这次展演还是表明，与我们在第 17 章中看到的 83 年前在孟买的另一次公开展演相比，事情已经有了很大的进展。瑜伽现在成了印度政府的政策。

本着自己瑜伽士的身份，莫迪非常清楚自己所倡导的价值观的意义。当他在纽约向联合国提议设立一年一度的国际瑜伽日时，他借一次以论气候变化和环境为主的演讲将其引入：

> 瑜伽是印度古老传统的宝贵礼物。它体现了身心合一、知行合一、克制和满足的合一、人与自然的和谐，是达成健康和幸福的整体性方法。这并不关涉锻炼，而是关涉发现你自己与世界、自然合一的感觉。[1]

回国后，总理很快宣布了一项策略，为 300 万名印度公务员及其家人提供每日瑜伽课程，尽管就像新德里的展演一样，有传言称其可能会施加一些压力要求他们参加。接下来是政府革新，他设立了一个新的部长职位，该部长负责推广"印度传统治疗艺

---

① 印度教著名仙人，被认为是《往世书》的作者，亦有说法称他是《摩诃婆罗多》等书的作者。

② 好莱坞歌舞片时代的著名编导，生活颓废，有酗酒习惯，曾多次尝试自杀。

术"，简称为"阿尤希"（AYUSH），包括阿育吠陀、瑜伽、乌纳尼自然疗法（传统穆斯林医学）、悉达（阿育吠陀的南印度版本）和顺势疗法①。尽管乌纳尼自然疗法通过阿拉伯人从希腊引入，顺势疗法起源于 18 世纪 90 年代的德国，但暂且抛开这些不合时宜的事实，历史似乎正在这里重演。阿育吠陀和瑜伽受到西化印度精英的蔑视，直到 19 世纪末，部分由于欧洲学术兴趣转向，它们才被民族主义运动采纳为真正印度身份的构成部分。如今，随着印度走向世界舞台的中心，莫迪政府内部各种各样的印度复兴运动再次推广了对印度辉煌过去的叙述。

这种对传统的信奉导致了一些奇怪的反常现象。2014 年，莫迪在孟买建立了一家新医院，里面配备了最先进的医疗设备。在建院演讲中，他将话题转移到颂扬传统的医学知识技能上，称印度过去的一些历史事件就是证明。他引述了在创造备受爱戴的加内萨神（Lord Ganesha）时，湿婆神使用的取下大象的头并将其移植到人体上的技术的例子。谈到神话史书《往世书》中讲述的这一事件时，他不带一丝讽刺地说："当时一定有某个整形外科医生把大象的头安在了一个人的身上。"[2]

在医学方面，马哈拉施特拉大学的阿育吠陀医学和外科学士学位（Bachelor of Ayurveda Medicine and Surgery Degree）项目在第三年教学计划中引用了 2 世纪的文本《揭罗迦本集》（*Charaka Samhita*）来转述关于如何怀上男孩的建议——在今天的印度，这

---

① AYUSH 是这几个组成部分对应词语 Ayurveda、Yoga、Unani、Siddha、Homeopathy 的首字母组合词。

是一个极其敏感的话题——即要采摘：

> 长在公共场所的朝东或朝北的榕树枝条上的两个未受损
> 的叶芽，把它们与两颗极好的黑绿豆或白芥菜籽磨碎并放在
> 凝乳中，在普什亚纳克沙特拉（pushya nakshatra，月亮的一
> 个相位）的时候给女人喝下。[3]

327

这是生男因缘业（pumsavana karma）的一个例子，它指的是对胎儿性别形成的影响过程。干预通常在怀孕的第 8 周和第 11 周之间进行，这在古典阿育吠陀中很知名。

为了强化瑜伽政策，2015 年年中，政府着手为 1500 多个体式注册独家专利，并开始对它们进行视频录制，将之作为正在进行建设的传统知识数字图书馆（Traditional Knowledge Digital Library，TKDL）的一部分，TKDL 是科技部科学和工业研究理事会（Council for Scientific and Industrial Research，CSIR）新成立的单位。该项目的最初动力是阻止外国涉足此领域，如跨国公司试图为在次大陆自由种植和使用了数千年的药用植物和草药申请专利。印度已经打赢了一场反对美国申请楝树（neem）专利的官司，此树有多种医疗用途。为 TKDL 录制视频的许多体式到底有多本土化已经在前面的章节中讨论过了，但是在残酷的商业瑜伽世界中，这一版权倡议也许可以理解。2019 年 1 月，《科学美国人》在推特上发布了一张一名男性正在做被称为交替鼻孔呼吸法（nadi shodhana）的调息练习的图片，并配有标题："心脏连贯呼吸练习可以稳定心跳，并具有抑制焦虑的强大能力。"许多印

度网友认为这是对瑜伽的又一次挪用，很快就会被包装、更名并出售给公众。沙希·塔鲁尔（Shashi Tharoor）是一位经验丰富的政治家，也是西方在印度扮演的历史角色的激烈批评者，他在推特上更宽厚地说："西方要花几千年才学会我们的祖先几千年前教给我们的东西，但是，嘿，拿走不谢……"

在尝试收回的同时，付出——一种服务的伦理——已经成为印度当代瑜伽活动中几乎无处不在的一部分。遵循维韦卡南达建立的罗摩克里希纳传教会的模式，许多当代瑜伽组织正忙着为有需要的人提供食物、健康和教育资源。毫无疑问，这值得称赞，但它也造成了一些混乱，把通常被认为属于政府机构的责任与传统上被认为是私人的、半宗教的活动混为一谈。世俗批评者再次对瑜伽和国家的结合感到不安，尽管不得不说，如果政府总能提供高效和廉洁的福利服务，他们的保留意见会更有分量。

教育中的瑜伽

328

2015 年 2 月初，事态如火上浇油（或许还是印度酥油）般开始恶化。拉贾斯坦邦政府效仿邻近的中央邦的做法，下令让该邦的 4.8 万所学校（一半以上由政府开办），必须每天举行 20 分钟的集会，其中包括练习拜日式以及冥想和念咒。这个计划是想通过宣扬古代印度的价值观来唤起一种健康的民族主义意识，但它在穆斯林和基督徒社区的进展并不顺利，他们都表示反对，认为这个计划不会促成统一，反而导致分裂。他们也不喜欢政府试图将梵语纳入学校课程的做法，他们认为这是另一种策略，旨在向学生灌输印度辉煌且宗教统一的历史的神话版本。之后，在

2016 年末，最高法院收到一份瑜伽支持团体的请愿书，其以保持和增进健康为由，要求将瑜伽纳入教学大纲的必修部分。法官们对这个想法感到不适，因为在印度这个世俗民主国家，公立学校必须是无宗教信仰的。少数民族群体和各种教育专家被征求意见，而结果很可能是印度决定反对瑜伽官方化。但按照法律程序的进展速度，这个案件可能是一个旷日持久的事情，如同一种让典型的体式序列看起来很疯狂的"伸展和放松"练习。

独立后的印度第一批领导人经常表示有兴趣为了国家利益推广瑜伽，以及其他促进健康和福祉的本土方式。国父圣雄甘地就是其中之一，他阅读最多的书不是关于政治哲学或非暴力革命的，而是《健康指南》（*A Guide to Health*），这本书深受阿育吠陀理论的影响。这个国家的第一任总理贾瓦哈拉尔·尼赫鲁，可能是一个在剑桥接受过教育的费边社会主义者（Fabian Socialist），但据报道他偷偷练习身体瑜伽。他的女儿英迪拉·甘地在表达自己的精神兴趣时就不那么小心谨慎了。她为获得圣人的祝福而拜访他们，在 20 世纪 70 年代，她与一个类似拉斯普京（Rasputin）的人物——印度第一位远程瑜伽士迪伦德拉·布拉马查吉（Dhirendra Brahmachari）——有着密切的联系。他在当时唯一的国有电视台全印电视台（Doordarshan）的每周节目中宣传姿势练习对健康的好处，并将其引入德里地区的许多公立学校。他也是 1970 年 12 月在新德里举行的世界科学瑜伽大会（World Conference on Scientific Yoga）上的著名演讲者之一，该大会吸引了众多知名度高的参会者，包括在心理治疗中使用迷幻药的先驱斯坦尼斯拉夫·格罗夫（Stanislav Grof）、身体瑜伽大师 B. K. S. 艾扬格和帕塔比·乔伊斯与典型智慧瑜伽士吉杜·克里希纳穆提，以及一些最早的瑜伽生理学研究的受试者如斯瓦米·拉玛。然而令人尴尬的是，迪伦德拉也符合瑜伽士声名狼藉的"享乐寻求者"（bhogi）形象，他因古怪奢华的道场和各种可疑的商业交易而臭名昭著。据德里的"八卦"鸡尾酒会上的传闻，他还和甘地夫人本人保持着相当不正当的关系。

政治瑜伽

莫迪有自己得力的体式练习助手，一位魅力非凡的哈他瑜伽士和印度教狂热分子巴巴·拉姆德夫（Baba Ramdev）。这位最引人注目的全国瑜伽复兴领袖，和他的前辈 B. K. S. 艾扬格、帕塔比·乔伊斯和比克拉姆·乔杜里一样，通过练习瑜伽来克服身体虚弱。就他来说，一系列童年时期的疾病和事故最终导致他左侧面瘫和斜视。作为其他孩子嘲弄和虐待的对象，他在一本书里读到了瑜伽，并开始练习。他十几岁时离家去了一所传统的古鲁库尔学校（gurukul）学习，在 1995 年成为一名僧侣。

拉姆德夫第一次在公共场合露面时非常谦逊：在神圣的朝圣城市哈里瓦（Haridwar）的街道上分发关于瑜伽和阿育吠陀对健康有益的小册子。他随后与一个电视频道的所有者建立了合作关系，几年后，该频道主办了该国 10 个最受欢迎的宗教节目。排名前三的节目都以拉姆德夫本人为特色，今天有 8000 多万人观看他的每日瑜伽秀。他还举办了吸引成千上万人参加的大众度假营，尽管他在那里的舞台表演看起来更像是马戏团大力士的套路，而不是古典瑜伽士能识别出的东西。他的组织声称每天在次大陆的各个地方开办 5 万个免费课程。

拉姆德夫可观的精力并未局限在他的体式练习中。他也是一位非常成功的零售企业家，其公司以"帕坦伽利"这个响亮的品牌运营。该公司最初专注于营养品和阿育吠陀健康产品，通过在斯瓦代希（swadeshi）国货运动①下推广印度产品替代进口产品而扩大了业务。"swadeshi"一词的意思是"自己的国家"，它充满了激情，因为它最早被 19 世纪的民族主义者用作口号，比如我们在第 23 章中看到的约根德拉先生的孟买赞助人达达拜·纳罗吉，被圣雄甘地磨成一种反帝国主义的经济武器，甘地称其中的观念为"地方自治的灵魂"。"帕坦伽利"以不断扩充的印度产品目录削弱了跨国公司的竞争力：食品、美容产品、保健药丸和药剂，甚至蓝色牛仔裤。拉姆德夫的推销方式是对全球化直言不讳的批评；他曾呼吁他的追随者购买可口可乐，因为"它是清洁厕所的最佳选择"。最近的一则国货运动广告警告说："东印度公司掠夺了我们国家 200 年，这些跨国公司通过出售它们有害的化学产品来剥削我们的国家。当心！"

"帕坦伽利"在 2018 年创造了 12 亿英镑的销售额，拉姆德夫的既定目标是到 2025 年销售额达到 115 亿英镑，其中一些将用于资助天然药物的研究。这种商业上的成功当然令人印象深刻，但是公司给员工的报酬低廉，并不慷慨。该公司的所有员工都必须戒除肉类和酒精，而严格的管理制度和员工相应的低士气据称是其各个业务领域的工作常态。有人认为这是良性的家长式

---

① 英属印度的政治自治运动的一个组成部分，其内容是提倡国货，抵制外货，尤其是英国货。

管理。不管怎样，巴巴·拉姆德夫声称他的政策和公司将使印度"到2050年成为世界经济强国和世界精神强国"，这证明了一个事实，即他似乎创造了一种高度成功的爱国主义、工业和禁欲主义的融合体，并凭借敏锐的利润眼光对其进行磨炼。4

对拉姆德夫商人身份的讲述到此为止，他的瑜伽士身份又如何呢？2018年4月，拉姆德夫回到起点哈里瓦，将92名"学者苦行僧"引入苦行，他们穿着新的藏红花色长袍，坐在神圣的恒河岸边，吟诵吠陀咒语。相对而言，印度的遁世者通常没有受过教育，但是，把一生奉献给国家瑜伽服务的这个群体包括前企业管理者、医生和工程师。一旦接受传统读经和瑜伽训练，他们将成为核心团队（1000多人）的一部分，该团队将处理"帕坦伽利"目前所做的工作。正如拉姆德夫解释的那样："学者苦行僧们决心为'帕坦伽利'给自己设定的目标而活，并传播印度文化和传统。"

这使得拉姆德夫很好地契合莫迪的政治议程，印度媒体经常把他们的照片放在一起。总体而言，拉姆德夫是印度民族主义的大力提倡者，他把瑜伽作为真正印度人的核心。2017年4月，在总理的印度人民党（BJP）取得压倒性胜利后，他告诉庆祝的人群：

> 瑜伽一直是我们文化中不可分割的一部分。没有一位国王或皇帝塑造过印度的命运，事实上，印度是由圣人、瑜伽士和苦行僧建造的。总理是一名瑜伽士，人口最多的邦的首席部长也是一名瑜伽士，这对我们来说是一件值得骄傲

的事情……我们将一起做瑜伽，并采取措施消除社会弊病、疾病、不良习惯、酒中毒和其他负面影响。这将使生活变得和平和繁荣。[5]

拉姆德夫甚至推动了政府的政策制定。整个 2011 年，他举行了许多场大型公众集会，要求政府打击腐败、洗钱和税收隐瞒。5 年后一上台，莫迪就大力实施了这样的改革计划，一夜之间宣布 80% 的流通纸币不再是法定货币。但是拉姆德夫也可能会越界。他声称瑜伽不仅可以治愈癌症和猪流感，甚至可以治愈"异常行为——同性恋"，他一再谴责这是不自然的，但他的部分同胞拒不接受。

尽管如此，对许多人而言，他们受够了国大党的裙带腐败，厌烦了对印度传统偏好持西式怀疑态度的贾瓦哈拉尔·尼赫鲁的社会主义遗产，而这个爱国瑜伽士同时抛出了民族主义和宗教的双重身份。数千人聚集在拉姆德夫举行的公众集会上，高喊口号"胜利属于印度，我们的祖国！"（Bharat mata ki jai）！对他们来说，他是位英雄，能够阻止西方堕落思想的浪潮，让印度回到过去的辉煌。拉姆德夫是行进中的历史神话。一些观察家认为他是印度教版的葛培理（Billy Graham），葛培理是一个宗教表演家，他激发了基督教右翼的热情，得到了几位美国总统的青睐。还有人甚至将其比作唐纳德·特朗普（Donald Trump）。鉴于该瑜伽士数十亿美元的帝国，他精力旺盛、善于利用媒体的个性，以及他善于抓住每一个机会推销自己品牌的机敏，人们便可以看出这个比方的来头。

一个生态问题

那些对国际瑜伽日持怀疑态度的人在 2016 年 3 月获得了更多证据，当时印度外交部正在新德里宣传世界文化节（World Culture Festival）。这是其与生活艺术基金会合作举办的，该基金会是由马哈利希·马赫什·约吉的学生斯里·斯里·拉维·尚卡尔发起的国际组织。尚卡尔是近年来人气和政治影响力激增的另一位大师。比起拉姆德夫，他吸引了一个更成熟的支持者群体，即全球化的中产阶级，他们试图与自己的根基保持联系。新德里盛会是为了庆祝基金会运营 35 周年而举行的，300 万名访客中包括了总理和许多其他政界要人。仅此一项就是一个难得的成就，一个私人活动却获得这样的官方支持，即使在赞助人众多的印度政治世界里也极不寻常。外交部前部长纳特瓦尔·辛格（Natwar Singh）向《印度教徒报》（The Hindu）尖锐地透露道："毕竟，前来参会的外交代表所过的生活与灵性相去甚远。"

然而，真正的问题不是此聚会的嘉宾名单，而是它举办的位置。为期三天的活动在历史上神圣的亚穆纳河边举行，其历史上的神圣地位源自它与克里希纳神的联系，但如今它成了一条被污染的河流，缓缓流过一个生态极度脆弱的地区。环保监督机构警告说不要在此聚集，但聚会仍旧举行了，还搭建占地 7 英亩的舞台、浮桥、便携式小屋和停车设施。这些都没有得到官方许可。尽管该活动有健康的瑜伽课程、神圣的仪式和对世界和平的祈祷，但结果还是证明了环保主义者是正确的，因为这次活动导致了价值超过 500 万英镑的生态环境损害，这需要约

10 年才能挽回。尚卡尔被罚款超 60 万英镑，来作为官方报告所说的对该地区"水体和湿地的丧失、洪泛区植被和生物多样性的丧失……以及生态系统功能的丧失"的"环境补偿"。他坚称自己的基金会没有做错任何事，他宁愿坐牢也不愿意付钱，但一年后还是付款和解了。

在幕后

名人表演可能是民族主义瑜伽的公众形象，但民族主义瑜伽有一个清醒挺拔的脊梁，这就是国民自愿团（Rashtriya Swayamsevak Sangh，RSS），一个成立于 1925 年的印度教民族主义组织，旨在为即将建立的民族国家建立纪律和无私服务的道德准则。莫迪是其终身成员。RSS 是一个准军事组织，分为几个分支，组织当地志愿者进行体能训练、急救训练以及各种慈善和社会活动。与维多利亚时代的基督教青年会相呼应，直到最近，它的骨干还穿着一套让人想起童子军运动（Boy Scout Movement）的服装——白衬衫、卡其色短裤、黄色袜子和黑色鞋子。瑜伽是其制度的一个关键组成部分，选择将 6 月 21 日，即 RSS 创始人凯沙夫·巴里拉姆·赫格杜瓦（Keshav Baliram Hegdewar）逝世纪念日，作为国际瑜伽日必定不是巧合。

莫迪政府中的右翼对印度民族主义的宣传被自由派视为用意不善，目的在于建立一种偏狭的霸权，威胁少数群体。原教旨主义者正在进行强制"重新皈依"印度教的活动，并煽动对基督教教堂的袭击。这一政策的支持者认为，这是早就应该进行的对低种姓和部落群体几十年来皈依基督教行为的报复，他们说，这些

人被药品和学校教育收买了。另一方面，没有人忘记，正是 RSS
的前成员纳图拉姆·戈德丝（Nathuram Godse）暗杀了圣雄甘地，
因为其认为甘地对穆斯林的态度太过软弱。之后，在 2002 年的
古吉拉特邦发生了骚乱，当时莫迪是该邦的首席部长，骚乱造成
一千多人死亡，其中 3/4 是穆斯林。莫迪和该邦政府被指控是这
次大规模暴力事件的同谋。现在，就连这个国家最具标志性的形
象也被拖入了这场争论。RSS 希望把泰姬陵从核心文化景点中
排除，并将其从旅游宣传中移除，因为它不是真正的印度文化产
品，而是来自波斯的伊斯兰进口产品。

333

国外的印度民族主义

关于瑜伽所有权的争论已经走向全球。几年前，印度裔
美国人的主要游说团体印度教美国人基金会（Hindu American
Foundation，HAF）发起了"收回瑜伽"运动，提醒美国人瑜伽
是印度人在印度创造的，不应该被商业机会主义所玷污，也不应
该被用来消除西方不健康生活方式带来的后果。它发起强烈反对
所谓的"瑜伽强奸"项目，许多成功的印度侨民——医生、工程
师、信息技术专家——都支持这个项目。在他们看来，现代姿势
瑜伽在贪婪地消耗成果的同时，却不承认创造者的存在，如同在
享受蜂蜜的同时却否认蜜蜂的存在一样。

印度教美国人基金会中最尖锐的声音之一来自拉吉夫·马
尔霍特拉（Rajiv Malhotra），他是一位印裔美国作家、慈善家和
公共演说家。在他的打击名单上排在前面的是那些自由派美国学
者，他们通过对瑜伽历史和文本的研究，比如我们在本书开头几

章中所看到的那些研究，得出了与他截然不同的结论。马尔霍特拉毫不掩饰地将这类西方瑜伽学者与马克思主义游击队和巴基斯坦恐怖主义者相提并论，认为他们是破坏印度团结、危害印度文化完整性的邪恶力量。作为《学术上的印度恐惧症》（*Academic Hinduphobia*）等书籍的作者，他在他的网站上哀叹"美国学界内部强大的反作用力正在系统性地破坏印度文化思想的核心形象和理想"。[6] 他还认为，自由派学者痴迷于批评种姓制度，但这是一种他们因自动将其等同于剥削和偏见而一直误解的社会现象，而"大多数受过良好教育的美国人丝毫未察觉到他们自己的种姓体制"。[7] 马尔霍特拉的另一个打击目标是《纽约时报》，他批评《纽约时报》只发表关于印度的负面文章，从而延续了凯瑟琳·梅奥在近一个世纪前发起的"印度母亲"式偏见。这并非完全没有道理。无论如何，位于这颗行星相对的两个半球上的美国和印度，似乎长期不同步。

广受尊敬的美国学者温迪·多尼格的一本书《印度人：另类历史》（*The Hindus: An Alternative History*）极大冒犯了印度民族主义势力，以至于他们向出版商企鹅集团施压，要求其停止销售该书。2014年，企鹅集团屈服了，把它从零售点下架，把剩下的库存打成纸浆。这是在"拯救教育行动组织"（Shiksha Bachao Andolan Samiti，SBAS）的具体要求下进行的，该组织由 RSS 的长期活动家迪纳斯·巴特拉（Dinanath Batra）创立并主管，其目的是通过删除被认为是反国家的或伤害印度人感情和自我形象的内容来"改变印度教育的面貌"。20 个月后，这本书又重返了市场，有了一个不同的、更大胆的出版商，但印度民族主义保守势力的力量已经非常令人信服地向所有人展现出来了。

让事情进一步复杂化的是，有一些北美学者对马尔霍特拉、巴特拉等人的打击目标抱有同情。其中最突出的是多产作家大卫·弗劳利（David Frawley），即印度人所熟知的瓦玛德瓦·沙斯特里（Vamadeva Shastri），许多人都称赞他是"真正知识的老师"（vedacharya）。弗劳利与他的同事苏哈什·卡克（Subhash Kak）和 N. S. 拉贾拉姆（N. S. Rajaram）一道，整理了关于梵文文本、地理物理学和天文学的新解读方式，试图证明吠陀文本比以前认为的要古老得多，也许可以追溯到公元前 8000 年。作为对这种努力的认可，2015 年，印度总统授予他莲花装勋章（Padma Bhushan），这是政府授予的高级别平民奖，以表彰他"为国家做出的杰出贡献"。然而，回到西方印度学学界，这里认为与弗劳利有关系意味着被厌恶而非获得认可。对这些学者来说，他参与了一场党派斗争，来推动一个罔顾史实的论点，即认为有可追溯到几千年前的一个统一的"精神印度"。[8]

瑜伽挪用？

瑜伽也卷入了纠正历史和重塑语言的运动中，该运动目前已席卷了加拿大、美国和英国的大学。关于在前殖民国家与其前臣民之间的关系里什么构成合法性的意识形态之争中，人们正在努力核查课程中的帝国主义和种族主义偏见内容。这种争议存在于专业领域，但其影响会蔓延到兼职瑜伽老师身上。2015 年，在渥太华大学（University of Ottawa），学生联合会要求詹妮弗·沙夫（Jennifer Scharf）为残疾学生中心（Centre for Students with Disabilities）开设补救性身体瑜伽课程。但之后，倡导社会正义的积极分子告诉她，这样的课程是不合适的，因为瑜伽所起源的许多文化"由于殖民主义和西方霸权，经历了压迫、文化灭绝和流散"。[9] 印度教美国人基金会创始人阿西姆·舒克拉（Aseem Shukla）为相关学生的"洞察力和理解力"表示喝彩。

335   沙夫认为瑜伽是一门通用学科，不受任何一个宗教或地方的约束，但她被联合会否决了，她的课程因"文化挪用"而被终止。然而，沙夫对瑜伽的辩护被许多西方人进一步采纳，他们声称瑜伽是自然本身的一部分，是被发现的，而不是被发明的。作为人类普遍精神遗产的一个方面，它属于整个地球，而且，就像物理定律一样，它是一个永恒的真理，可以被用于造福全人类，而不仅仅是一个民族国家。虽然这些论点可能会引起我们内心的嬉皮士式反叛，但它们也有点不真诚。我们不能仅仅因为我们喜欢，或者因为历史让我们面对一个麻烦的事实，就忽视、否认或改写历史。事实是，正如我们所看到的那样，瑜伽是在印度文化背景下产生并发展的，经历了多个世纪，所以它不能轻易地脱离这些根源。这样做完全无视了一代一代由老师传给弟子的历时性专业知识，这些知识以一代代传承者为代表，赋予这种传统以权威。

可以肯定的是，西方（也许尤其是美国）的瑜伽界可能经常对印度文化的背景不敏感。有太多的瑜伽老师念错梵语术语，误译神圣的诗句，发音不正确，甚至编造咒语。他们在瑜伽垫上和瑜伽垫下的行为，也可能显示出他们对自己所教授东西具有的细微差别的无知。但是这些过失的出现更多的是由于缺乏综合教育，而非出于恶意。这种不敏感并没有因为弥漫在瑜伽领域的反智主义而得到改善，尤其是那些只对健身运动感兴趣的学校。我们已经看到，太多的当代练习粗糙且自以为是，在某些情况下可能会主动地，即使是在不知情的情况下，与许多印度瑜伽练习历史上所依据的神圣原则相违背。然而，这些缺点都不意味着瑜伽应被印度垄断，或者应该允许印度人获得瑜伽实践的版权或得到禁止瑜伽某些形式的法律支持。迈索尔宫传统中的西方体操的影响，就其本身而言，足以证明所有姿势练习都有神圣的本土起源的说法是站不住脚的。总而言之，指责瑜伽被贪婪的新殖民者从一个曾经被压迫的国家偷走是完全不成立的。如果我们公正地研究历史，那么说瑜伽是慷慨的印度教师的礼物就较贴切了，从维韦卡南达开始，他们花费了大量的时间和精力向西方尽可能多的人传播他们的信息。

纳特瑜伽士的回归？

336

印度民族主义瑜伽中一个有趣的方面是，它欢迎纳特兄弟会重返政治舞台。他们最重要的修道院是位于北方邦（Uttar Pradesh，UP）莫迪中心地带的戈拉克纳特修道院（Gorakhnath Peeth），它最近的两任院长在政治舞台上非常活跃。其中一个在甘地遇刺后被调查，因为他经常批评圣雄甘地对穆斯林的妥协。他的继任者曾担任过四届地方议员，是1992年煽动摧毁阿约提亚（Ayodhya）一座16世纪建造的清真寺并提倡在该处建造一座印度教寺庙的人员之一，这一事件引发了该国自分治以来最严重的宗教冲突。

2017 年初，现任修道院院长约吉·阿迪亚纳特（Yogi Adityanath）在担任国会议员并帮助印度人民党在北方邦选举中取得压倒性胜利后，被任命为北方邦首席部长。这一任命意义重大，不仅因为这个职位本身的权力，还因为它被视为拿下总理职位的理想跳板，就像莫迪的情况一样。阿迪亚纳特是印度民族主义的积极推动者，也是一个名为印度青年军（Hindu Yuva Vahini）的激进青年组织的创始人，他以倡导极端的藏红花政策①而闻名。他提出的"反对肉食者和杀牛者"政策显然是针对穆斯林的打击，因为他们是北印度肉类行业的主要经营者，他称这些人是"一群必须被阻止的两腿动物"。这位首席部长在修正历史时，热衷于将伊斯兰地名改为印度地名。最有争议的是，他把拥有 450 年历史的莫卧儿时期的地名阿拉哈巴德（Allahabad，"真主之城"），恢复为以前的名字普拉亚格拉杰（Prayagraj，"祭祀场所之王"）②。这个印度名字纪念了神话中的一个关键事件：四头四臂的梵天神在创造世界后，在那里进行了火祭。这种现象正在蔓延。在邻近的哈里亚纳邦，有着淘金热的新德里郊区古尔冈（Gurgaon）是一个由购物中心、呼叫中心和信息技术初创企业组成的庞大建筑工地，现在不恰当地被定为"古鲁格拉姆"（Gurugram），意为"大师的村庄"。

---

① 藏红花政策是指在学校教科书上实施印度民族主义议程的右翼政策。

② 也称为"普拉亚格"（prayag）。

传统与进步

孕育出瑜伽的世界观并不认同这样的乐观观点，即人类会不可阻挡地进步，这个观点是参与欧洲启蒙运动的思想家——勒内·笛卡儿（Rene Descartes）、弗兰西斯·培根（Francis Bacon）、亚当·斯密（Adam Smith）、让－雅克·卢梭（Jean-Jacques Rousseau）、伏尔泰（Voltaire）等——留下的遗产。与古希腊人一样，印度的圣人（rishis）认为人类的生命从更早的黄金时代开始就在衰退，从我们与维持生命的自然法则（达摩）和谐相处的时候开始就注定了要螺旋式衰退。因此，对于森林圣贤来说，"启蒙"这个词有着比人类理性美誉更深刻的含义。对他们来说，启蒙就是找回失去的宇宙和谐，没有这种和谐，仅有理性知识和科学技能是远远不够的。

337

然而，与进步的普遍理念相一致，我们可能会期望年轻一代比他们的父母更热衷于变革。因此，在瑜伽的背景下，听听大师B.K.S.艾扬格的儿子普拉肖特·艾扬格（Prashant Iyengar）的话是很有趣的，他和他的姐姐吉塔一起在浦那经营拉马尼·艾扬格纪念瑜伽学院（Ramamani Iyengar Memorial Yoga Institute）。普拉肖特如今已接近70岁，他从未被父亲令人敬畏的成就和名声所困扰，尽管要找到自己独特的声音并不容易。其将瑜伽视为自我认知之路（adhyatma sadhana）——这条路完全基于《奥义书》、《薄伽梵歌》和《瑜伽经》的教导——因此他的方法不同于B.K.S.艾扬格教给西方人的以身体锻炼为主的瑜伽。事实上，他显然对我们在本书中记录的关于姿势锻炼的特殊领会不为所动：

瑜伽的流行并没有让我着迷。当一个东西流行时，就会滋生出杂音，误解也会随之蔓延。对不流行的东西人们无知且无意冒犯，这远比他们产生误解要好。我个人的观点是，误解已经蔓延，这一观点可能不是每个人都能接受的。我觉得这样一个对象不必普及。我们不能仅仅因为全球数百万人声称在做瑜伽，就指望有数百万人在练习真正的瑜伽。传遍世界的不是瑜伽。它甚至不是非瑜伽（non-yoga），它是谬瑜伽（un-yoga）。[10]

30

瑜伽、宗教和精神

　　科学可能对瑜伽感兴趣，但宗教通常明显对其冷淡。英国通常是一个世俗和宽容的地方，但那里的许多瑜伽老师经历过被禁止在教会所有或管理的场所工作。一些教区的牧师扭转了态度，但这种扭转并非瑜伽意义上的。这有一个典型案例：2015年2月，布里斯托的一个圣公会教堂禁止一个瑜伽团体使用它的大厅，但这个团体此前已经在此安然地运营了9年。一位发言人解释说："我们知道瑜伽既可以作为一种运动课程，也可以作为一种精神训练，或可以作为处于两者之间的任何一种类型来实践，但是我们认为，此事的根源在于这与基督教信仰不相符合，且基督教信仰并未挪用瑜伽。"接下来的一周，北爱尔兰的一名天主教牧师更加直率地谴责了瑜伽，并将其与"印度头部按摩"的有害做法混为一谈。他说，那些沉迷于此类事情的人正在用他们的精神健康冒险，向"撒旦和堕落天使"敞开心扉，结果他们可能会走上通往"黑暗王国"的道路。罗兰·科尔霍恩（Roland Colhoun）神父向当地的《德里报》（*Derry Journal*）进一步解释道：

教皇弗朗西斯（Francis）说"不要在瑜伽课上寻求精神上的答案"。练习瑜伽确实有风险，会有精神健康风险。当你进行那些来自其他文化的实践时，这些实践不在我们的基督教领域之内，你不知道你在向什么敞开自己。不良的精神可以通过各种方式传达。我不是说每个人都会懂，也不是说每次都会这样，人们做瑜伽很可能不会有伤害；但是这总是有风险的，这就是为什么教皇提到它，以及为什么我们谈论新时代运动和今日神秘学的危险。这源于恐惧。[1]

一位自称是"虔诚天主教徒"的当地瑜伽教练对报纸回应说，瑜伽学生可以"学习良好的姿势和呼吸法来帮助缓解紧绷的身体和让忙碌的心平静下来。在我教瑜伽的所有时间里，没有一个人对深入了解瑜伽的精神元素表现出兴趣"。这正是问题的关键。虽然出于好意，但她的自我辩解无意中暴露了现代姿势教学的缺憾，即这种教学表面上是在推广瑜伽，但同时也是在贬低瑜伽。

魔鬼的作品？

毫无疑问，许多教会当局，无论是圣公会还是天主教，都担心瑜伽表面上的中立会掩盖其与印度精神的联系，这可能会诱使它们放弃对唯一真正信仰的照管。纯粹善的影子总是要投射到"其他"东西上。在美国，一些杰出的牧师比科尔霍恩神父态度更激进，谴责瑜伽是"恶魔"。对他们来说，瑜伽是花样不断翻新、现在变得迷人而狡猾的撒旦的最新阴谋。他们可能从多年来梵蒂冈首席驱魔人加布里埃尔·阿莫斯（Gabriele Amorth）神父那里得到了启示，他声称瑜伽确实是邪恶的，因为"它导致一种对印度教的崇拜，并且所有东方宗教都是基于对轮回的错误信仰"。

如此灵活的逻辑延伸本身就是瑜伽式的，但不管你是否同意，阿莫斯神父至少与他信仰中对轮回观念历史上的不信任是一致的。该观念（连同素食主义）在公元 325 年举行的重要的尼西亚会议（Council of Nicea）上被正式宣布为异端邪说。在耶稣死后的最初几个世纪里，这两种思想一定在构成早期基督教社区的不同精神追求群体中流行得十分广泛，才会被明令禁止。其中一些早期群体的后代，如卡特里派教徒（Cathars），继续相信轮回，至少在 13 世纪他们因难以管控被宗教裁判所残忍地摧毁之前是如此。

说到极端观点，阿莫斯有自己的见解。在 2016 年去世前几年，他在一次意大利电影节上的演讲中声称阅读 J. K .罗琳的《哈利·波特》是危险的，因为它们鼓励孩子们相信黑魔法和巫术。他对瑜伽的敌意无疑是为了强化前任教皇本笃十六世之前发出的警告。1989 年，当教皇还是红衣主教约瑟夫·拉齐格（Joseph Ratzinger）时，他警告天主教徒不要做一切"非基督教形式的冥想"，同时挑战印度教形而上学的非二元论教义。他将瑜伽、禅宗、超验冥想和其他"东方"实践混为一谈，警告说，它们可能会"退化成一种贬低基督教祈祷的身体崇拜"。

作为一种纯粹精神技巧的超验冥想，以及强调长期静坐练习的成熟的宗教禅宗，是如何被解释为"身体崇拜"的，这很让人费解。也许这位优秀的红衣主教指的是基于各种冥想技巧累积的大量生理学研究，以及人们对这些生理数据的普遍兴趣。

地中海瑜伽协会（Mediterranean Yoga Association）的创始人旺达·瓦尼（Wanda Vanni）在回应阿莫斯神父的抨击时，向一家意大利通讯社保证，瑜伽是一种没有威胁的锻炼方式，她直言不讳地说："瑜伽不是一种精神实践。它与撒旦主义或撒旦教派没有丝毫联系。"虽然全世界的瑜伽练习者无疑会真心赞同她的后半段说法，但许多人会对前半段说法提出严重质疑。历史理论和现代实践都与瓦尼的唯物主义定义相矛盾，但人们可以看出，她和德里的那位瑜伽教练一样，在试图证明自己无可怀疑时，感觉自己被逼到了一个角落。宗教裁判所的幽灵还没有安息。

虔诚的基督徒并不总是不认可瑜伽。1921 年，一位天主教神学家，俗称米歇尔·塞奇（Michel Sage），出版了第一部法文版的《瑜伽经》。他的做法无异于支持如转世和业力论这样的异说，但不知何故没有受到教会的责难。此后，在 20 世纪 50 年代，在刚果工作的本笃会牧师让 – 马里·德沙内（Fr. Jean-Marie Déchanet）出版了两本书——《沉默的声音》(La Voie du Silence) 和《基督教瑜伽》(Christian Yoga)，他在书中非常谨慎地阐述了基督徒如何以及为什么能够从瑜伽中受益。10 年后，在印度工作的耶稣会学者加斯帕尔·科尔曼（Gaspar Koelman）完成了对帕坦伽利进行了细致研究的作品《帕坦伽拉瑜伽：从相关的自我到绝对的自我》(Patanjala Yoga: From Related Ego to Absolute Self)。最近，教皇约翰·保罗二世（John Paul II）这样一位权威人士似乎，至少是默认，支持更深层次的瑜伽。1979年访问爱尔兰时，他对崇拜他的人群说："宗教生活中的任何活动都没有任何价值，除非它也是一场向内走向你存在的宁静中心，即基督所在之处的活动。"

有一个人会赞同这种开放的内在思想，那就是前坎特伯雷大主教罗恩·威廉斯（Rowan Williams）。他最近透露，作为受到佛教影响的日常活动的一部分，他每天要花40分钟跪着重复东正教祈祷，并进行呼吸练习。威廉斯现在是剑桥大学莫德林学院的院长，他也花时间慢慢地、反复地俯伏，这是清晨安静冥想和祈祷的严肃仪式的一部分。他解释说，那些定期进行这种默观仪式的人可以达到"高级状态"，并感觉到一种"持续的内在之光"。[2]

基督教的内在

那么，瑜伽，尤其是心灵瑜伽，是如何与基督教的祈祷和默观传统联系起来的呢？这是一个过于庞大和具有技术性的问题，在这里无法深入探讨，但可能的入手途径是查看《圣经》中的证据。虽然希伯来《旧约》没有明确或连续提及一个系统的与瑜伽模式一致的意识探索过程，但其中还是有些引人深思的内容。《奥义书》中被许多后来的先知称颂的永恒自我，似乎接近与其大致同时代的话语的精神："在耶和华造化的起头，在太初创造万物之先就有了我。从亘古，从太初，未有世界以前，我已被立。他立高天，我在那里，他在渊面的周围，划出圆圈。"[3]还有一些更为人所知的更具二元论性质的诗句，比如，"你们要休息，要

知道我是神"⁴，"在主面前保持沉默，耐心地等待他"。⁵

这些都指向一种内心深处的平静与接纳状态，当时的犹太神秘主义者称之为"比图"（bitul），即一种"等待和存在"的状态。虽然四部正统福音书中没有一处提到耶稣教授了一种特定的冥想体系，但他的一些陈述在这种情况下是有意义的，因为它们暗示，比起在自己之外去寻找真理，向内的沉思实际上才是正确方式。想想看这一小段话："他们不应该说，看这里！或者，看那里！因为看哪，神的国度在你们内心。"⁶还有更简洁的语句——"神的国度就在眼前"，或者："你们先寻求神的国度和他的正义；然后所有其他的都会加到你身上。"⁷其他段落被认为是对减少感官活动并从世界上收回注意力的冥想实践的象征性指涉，这种冥想实践是一种接近上帝和使生命更美的手段："但是当你祈祷时，你进入心里的内室，当你关上你的门时，向你隐秘的上帝之父祈祷；你的上帝之父，在暗中察看，必在明处报答你。"⁸

这当然是基督教心灵瑜伽之父约翰·卡西安（John Cassian）对它的解释。他引用自己的精神导师阿博特·艾萨克（Abbot Isaac）的话说：

　　我们在内心里祈祷，当我们把心从所有思想和焦虑的喧嚣中抽离出来时，我们会在暗中祷告，在私下里与主做最亲密的交流。我们关着门祈祷，闭着嘴，完全沉默，我们向着不是话语的而是心灵的搜寻者祈祷。当我们在内心和热忱的头脑里单独向上帝表达我们的祈求时，我们就在暗中祈祷。⁹

1945 年在上埃及的纳格哈马迪（Nag Hammadi）发现的 13
部诺斯替福音书（Gnostic Gospels）记录了早期科普特（Coptic）
教会的教义，其中涉及最多的是内省技巧。最著名的是《托马斯
福音》（Gospel of Thomas），其开篇宣称：

> 这些是活着的耶稣所说的隐秘话语。迪迪摩斯·犹大·托
> 马斯（Didymos Judas Thomas）把它们写了下来。他说："谁
> 知道这些话的意义，谁就将免尝死的滋味。"耶稣说："寻找
> 的人在找到之前不应该停止寻找。当他找到的时候，他会很
> 沮丧。当他沮丧的时候，就必惊骇。他将成为万有之王。"

它继续说道：

> 耶稣说："如果带领你们的人对你们说：'看，天国在天
> 上！'然后天空的鸟会领你在前。如果他们对你说'在海
> 里'，那些鱼就会领你在前。与此相反，天国在你之内，也
> 在你之外。"[10]

2017 年末，在一个 3 世纪文本的碎片于牛津大学图书馆被
发现后，关于诺斯替福音书可能揭示出耶稣教导的深奥之处的
观点得到了加强。这一文本是《第一部詹姆斯启示录》（First
Apocalypse of James），是在纳格哈马迪发现的现存科普特文本的
原始希腊版本。这部作品至少有两个副本的事实表明了它的重要
性。它描述了秘密教义，其中耶稣透露了关于天国和未来事件的

信息，而此书被归于被认为是耶稣兄弟的詹姆斯名下，这意味着在耶稣死后，他是有权接管早期社区的有效领导人。换句话说，这个诺斯替文本可能表明了一种师承（guruparampara）传统的基督教版本，该传统就是从老师到弟子的知识传承，这是所有真正的智慧学派的特征。

教学水平

虽然东正教一直支持基督教是神圣的启蒙传统这一观点，但民粹主义新教和新教教会归正会选择将耶稣描绘成一个完全世俗化的老师。即使是最简单的人也总能接近它们的救世主，他专注于改变社会行为，而不是传授隐秘的知识和更高意识状态的体验。但是，即使在四部福音书中，也清楚地暗示耶稣像所有大师一样，根据不同追随者的能力，在不同的层次上给予他们教导。虽然他主要通过简单的寓言来教学，这些寓言可以用各种各样的方式理解，但对于少数特别的人，他似乎已经传授了一些更高层次的教义。有一次，他对他们说："上帝国度奥秘的知识，已经赐给你们了，但其余的知识都是通过寓言来说的。"[11] 他可能会严厉批评普通人理解深奥精神真理的能力，说他永远不会"把神圣的东西喂狗，或者把珍珠放在猪的面前"。[12] 使徒马可重申，虽然寓言是普通大众的教学媒介，但耶稣向他的核心圈子进行了另一种形式的教学："他对他们（大众）说他们能够理解的言辞……但当他和信徒独处时，他会向他们解释一切。"[13]

追随耶稣并创建了早期基督教会的神秘主义者当然认可神圣领悟的等级制度和保护它的必要性。被保罗改变信仰并成为雅典第一任主教的希腊法官圣狄奥尼修斯（St. Dionysius）对此非常清楚：

> 这些事情你不能透露给任何一个门外汉，我指的是那些执着于人类思想对象的人，他们认为没有超越本质的真实，并幻想着他们通过人类的理解认识使黑暗成为其秘密之所的"他"。而且，如果神圣的启蒙超越了他们的能力所及范围，那么对其他更无能的人还能说些什么呢？后者用来自最低级存在的品质描述所有事物的超验原因，而他们否认它在任何方面优于他们天真地无视这一真理而编造的各种亵渎神灵的妄想。[14]

狄奥尼修斯所说的"亵渎神灵的妄想"是指流行的神学，他认为这种神学是粗糙拟人化的，没有经过深入神圣奥秘的核心所需要的沉思的精炼。内在性关乎经验，以及正确的理解和无误的表达。形而上学需要自己的词汇，因为用来描述可感世界的语言往往不足以涵盖真实的更高领域。印度瑜伽士也总是意识到这一空白，这就是为什么他们发明所谓的"黄昏语言"（sandhya bhashya）并将之作为一种代码，来讨论和阐述深奥的精神真理，这同时保护真理免受外行人的随意打量。

东方和西方

虽然欧洲的大多数基督徒对瑜伽的东方根源没有过度情绪化的反应，但许多人可能会对它的异域性质感到不太信任。这是一个强烈的讽刺——鉴于他们的信仰来自一个弥赛亚式的犹太教

345　派，这个教派兴盛于古老的中东，那确确实实是一个外国世界。对于那些等待皈依的 4 世纪罗马统治下的不列颠人来说，这种刚刚战胜了伊希斯（Isis）和密特拉（Mithras）教派的新宗教，一定看起来充满异国情调和色彩斑斓，是毫无疑问的外来宗教。它是从遥远的沙漠游牧民族的土地上引进的，与欧洲及其定居生活、田园风光、温带气候、种族历史和本土异教文化毫无关系。位于诺福克的英国女王私人小教堂的圣洗池可能盛有来自神圣约旦河的水，但它所代表的信仰最初源自国外。

事实上，在埃及和叙利亚，处于起步阶段的早期基督教团体本身就非常兼收并蓄。地处古代通往中国的路线的西端，这些隐修士很可能受到各种哲学和实践的影响，这些哲学和实践与载有丝绸和香料的商队一起，从更远的东方来此。他们的教义在 5 世纪被沙漠僧侣约翰·卡西安翻译成拉丁文，形成了后来被基督教称为"苦行神学"的基础：祈祷和默观的精神训练。那时代的一位不知姓名的修行者简洁地描述了这条道路："每天早上把头脑放入你的内心，在上帝面前站立一整天。"

这些早期基督教瑜伽士被称为沙漠神父（Desert Fathers）。从感官世界中抽离的行为是在沙漠中进行的，又以沙漠为象征，因为沙漠本身是一个形而上的景观，物质在其中几乎化为乌有。表示"沙漠"的希腊语单词——eremia——字面意思是"孤独"或"抛弃"，由其衍生出英语中的"隐士"（hermit）一词。精神的旅程，即使是在团体里进行的，也总是孤独的。同样，那些抛弃世界的人是住在"修道院"（monasteries）里的"僧侣"（monks），这两个词都来自希腊语"monos"，意思是"孤独"。

尽管对我们现代人来说，这些可能没有吸引力，现代人认为孤独比吸烟更能表明潜在的健康状况不佳，但是孤独带来的剥夺感，无论是外在的还是内在的，一直被认为可以净化朝圣者的灵魂。正如一篇早期的文章所说："净化之路穿过沙漠。它将被命名为神圣之路。"[15]

普罗提诺（Plotinus）是 3 世纪的希腊哲学家，他对后来所有神秘知识体系——异教、伊斯兰教、犹太教、基督教或诺斯替派——都产生了重大影响，他把精神生活的顶点描述为："孤独者向孤独的飞翔。"[16] 古代黎凡特（Levant）的隐士在新信仰在欧洲一路向北的有力传播与发展方面发挥至关重要的作用，他们使用了无疑受到了东方瑜伽、犹太默卡巴神秘主义（Jewish Merkabah Mysticism）和可追溯到柏拉图时代的实践的影响的技术。其中包括身体姿势和呼吸练习，以及对"圣名"的祈祷，"圣名"的使用方式与印度教咒语及遵循圣训教导的苏菲派称为的"真主美丽的名字"的使用方式相同。这种实践对于在英国和爱尔兰海岸周围的偏远岛屿上居住和冥想的小团体僧侣来说已经成为惯例。斯凯利格岛（Skellig）、爱奥那岛（Iona）和林迪斯法恩岛（Lindisfarne），无论在字面上还是引申义上，都很快被确立为位于传统社会边缘的精神边境。

没过多久，这种粗犷的凯尔特个人主义就被圣本尼迪克特规则所取代。圣本尼迪克特规则是一种罗马式的社区组织模式，在宗教改革的剧变之前，它形塑了英国修道院生活。然而，最初的沙漠隐士设定的苦行模式在沿袭东正教仪式的各种教会中继续存在，这些教会从多个团体处获得启发，例如位于希腊北

346

部阿索斯山陡坡上的一个被称为静修士教派（Hesychasm）的团体，这一名称源自希腊单词赫西加（hesychia），意思是"静止"或"沉默"，其主要做法是重复耶稣祷告文。这不是常规的祈祷，常规的祈祷源自拉丁语"prex"——"请求"——要么是恳求，祈求我们所需要的东西，要么是代祷，为别人祈求其需要的东西。这是一种更深层次的、像念咒一样的练习，旨在引导头脑进入思考之上未被染污的寂静中，在天主教中被称为"倾注默观"（Infused Contemplation）。在冥想时，静修士采用了一种把头放在胸前向前弯腰的体式，这种姿势在希腊语中被称为"意守肚脐"（omphaloskepsis），这使他们获得了"凝视肚脐者"的绰号。这种向内的姿态在袖珍画中反复出现，这些袖珍画更常见于17世纪以后的波斯和印度北部，描绘了陷入沉思的苏菲派和印度教圣人。

　　经历宗教改革后的教徒几乎没有时间进行默观的生活，也没兴趣建立促进这种生活的教会结构。毕竟，正是他们的懒惰和道德堕落让充满活力的新信仰认为其是自己需要净化的对象。在英国，当亨利八世宣布脱离罗马教廷并建立英国国教时，他不失时机地废除了修道院，并废除了它们培育了几个世纪的传统：学习、治疗、艺术和教育。另一个损失是默观。不管修道院变得多么腐朽，损失这一传统对英国文化来说是一个重大打击。尽管发生了这些剧烈的社会变革，但在14世纪和15世纪蓬勃发展的北欧圣徒教义的启发下，少数新教徒仍延续了"苦行神学"的生活。在英国，杰出人物包括诺里奇的朱利安（Julian of Norwich）和经典内心生活手册《未知之云》（*The Cloud of Unknowing*）的匿名作者。16 世纪的西班牙方济各会修士弗朗西斯科·德·奥苏纳（Francisco de Osuna）向我们清晰描述了作为一种心灵瑜伽形式的精神之旅，他赞美道：

347

> 那些回顾自己心灵的人感受到了丰富的快乐和持续的安慰，因为正如智者所言，你越放纵自己的思想，你对许多事物的渴望就会越强烈。当习惯于让思想和心灵在错误的地方游荡时，灵魂是放荡不羁的；当它们疲惫不堪、饥饿难耐地回来的时候，它们会埋下新的欲望和邪恶渴望的种子。[17]

这可能源自《奥义书》。

基督教瑜伽士

在那些致力于在实践中调和瑜伽印度教和基督教的人当中，最著名的可能是本笃会修士比德·格里菲斯神父（Father Bede Griffiths）。在他的父亲被一个商业伙伴诈骗至身无分文后，年轻的格里菲斯被瑜伽和印度精神所吸引，无意中接触到了物质的淳朴性。1955 年，他以牧师的身份前往印度，希望过上与印度教的弃世观念相结合的基督教修道生活。他在班加罗尔建立团体的第一次尝试是短暂的，之后他南下搬到了喀拉拉邦。自圣托马斯访问喀拉拉邦以来，基督教就在那里扎根并逐渐发展。他住在一个融合了叙利亚基督教和印度教遁世派风格的道场里。1968 年，他穿着赭色长袍，被称为斯瓦米·达雅南达（Swami Dayananda），最终定居在萨基南达（Sacchinanda），这是一个按照印度教道场模式运作的本笃会修道院，位于泰米尔纳德邦（Tamil Nadu）的提鲁契拉帕利（Tiruchirapalli）附近。

在他的指导下，这个地方被广称为山提瓦南（Shantivanam），意为"静谧之林"。当时，梵蒂冈第二届大公会议鼓励对其他信仰采取更宽容态度，且在罗马教廷的领导下，印度天主教会的权威会议——全印度研讨会（All India Seminar），赞扬了"印度宗教传统中的真、善、美财富"。这种宗教合一的理念仍然是山提瓦南道场的指路明灯，道场的网站上写道，它的目标是："将印度精神的财富带入我们的基督教生活，分享对上帝的深刻体验，这种体验起源于《吠陀经》，在《奥义书》和《薄伽梵歌》中得到发展，并通过圣贤和圣人的不断交流而流传至今。"[18]

山提瓦南吸引了来自世界各地的精神追求者，并成为调和两大信仰的国际中心。格里菲斯写了十几本关于印度教和基督教对话的书，并在他生命的最后一年里游历天下，直到 1993 年去世。

因格里菲斯闻名的道场是由两位法国天主教徒于 1950 年建立的，他们是本笃会修士多姆·亨利·勒索克斯（Dom Henri le Saux）和朱尔斯·蒙钱宁（Jules Monchanin）。从他们的通信中可以清楚地看出，这两个人来到印度时都把自己看作当时所谓"实现神学"（Fulfilment Theology）的使者。这是一个被苏格兰教育传教士约翰·尼科尔·法夸尔（John Nicol Farquhar）广为传播的观点："基督实现了印度教的每一个最高愿望和目标……他身上集中了印度教的每一缕光芒。他是印度信仰的皇冠。"[19]

懂孟加拉语和梵语并在印度基督教青年会工作了 20 年的印度学者法夸尔相信，基督的到来不仅是为了成全《圣经》所说的"律法和先知"，也是为了成全世界上所有伟大的宗教。然而，渐渐地，勒索克斯开始远离这种鬼鬼祟祟的殖民神学。这一转变的一个关键阶段是他在阿鲁纳恰拉（Arunachala）与不二论者拉马纳·马哈利希的相处时光。他在这座山众多洞穴中的一个度过了两个漫长的隐士时期，他认为这是"印度教修道生活的开始"。后来，他改名为斯瓦米·阿比希克塔南达（Swami Abhishiktananda），并承认另一位印度圣人斯里·格纳纳南达（Sri Gnanananda）为他的个人导师。[20] 由于被更加遁世的冥想生活所吸引，阿比希克塔南达很高兴地把山提瓦南道场的管理权移交给了比德·格里菲斯。1968 年，他前往喜马拉雅山，去体验更多他后来对一名弟子描述的"那种持续不断的向上超越，向充满荣耀的金色原人的腾飞"的感觉。[21]

在生命的最后阶段，阿比希克塔南达越来越多地生活在吠檀多不二论的非二元意识世界中，这一转变使他对基督教进行了彻底的重新评价。就像在他之前的尤加南达一样，他注定要通过体验把基督视为活生生神圣内在的本质，而不是历史传说中的模范人物。他在 1966 年的日记中写道："基督在他的世俗历史中不如在我存在的本质奥秘中真实。"[22]3 年后，这种认识有了显著的发展：

　　　　耶稣在唤醒灵魂方面可能是有用的——正如导师一样——但从来都不是必不可少的，就像导师一样，他自己最终必失去所有个人特征。没有人真正需要他……无论是谁，在他的个人经历中……发现了自我后，都不需要基督信仰，不需要祈祷，不需要教会。[23]

这确实是激进的。他响应了《奥义书》的号召，倡导一种超越头脑想象的所有名称和形式的纯然愿景，他批评教会将自己局限于历史和教义："基督的名色（namarupa）必然会被推翻，但教会想让我们保持在名色的层面。"[24]他在去世前不久写的一封信中说："基督'我是'观念的发现毁灭了任何基督教神学，因为所有的观念都在经验之火中烧掉了。"[25]

阿比希克塔南达于1973年去世。他对精神理解的总结，在他死后集结成《远岸》（The Further Shore）一书出版，已经成为一部宗教经典。

基督教对心灵瑜伽的更新

将精神世界迁至印度对大多数人来说毫无吸引力，但20世纪60年代人们对印度教师的热情接受让基督教会察觉到了，许多忠实信徒的需求还没有得到满足。震惊于成群结队的年轻人报名学习外国教义和技巧，一些基督徒受到激励，尝试恢复他们自己已基本僵化的默观传统。

这种复兴的主要尝试之一是由一位名叫约翰·梅因（John Main）的爱尔兰牧师开始的，他在马来西亚外交部门当律师时从一位印度教僧侣那里学会了冥想。回到英国后，梅因加入了本笃会，大约15年后，他发现了约翰·卡西安的著作。他立即被自己源自印度教的实践和卡西安对冥想的描述之间的相似性所触动，这一相同点是："对能够导向内在的寂静和基督在我们心中永恒存在的程式的重复。"梅因紧接着建立了世界范围的基督教冥想运动（Christian Meditation Movement），在这一运动中，瑜伽哲学所认为的原人的纯粹意识变成了对内在基督的认可。在卡西安的导师阿博特·艾萨克所称的"程式"中，在使用咒语的技巧上，东西方的相遇在他的一句话中清晰可见，他把它乐观地称为"128 个字 ① 囊括关于如何冥想你需要知道的一切"：

> 坐下。安静坐直。轻轻闭眼。放松但警觉地坐着。默默地，在内心开始念一个词。我们推荐祷词"主必要来"（maranatha）。用等长的四个音节诵读。边诵边听，轻柔连续。不思考或想象任何东西——精神上的或其他的。若思想或图像显现，这是冥想时的干扰，所以继续简单地说这个词。每天早晚冥想二三十分钟。[26]

在梅因 1982 年去世后，他的工作由另一位本笃会修士劳伦斯·弗里曼（Laurence Freeman）和世界基督教冥想协会（World Community for Christian Meditation）接管，该协会寻求恢复默观的维度，将之作为所有基督教精神的基本和核心。

350

另一个有影响力的思想开放的基督教默观团体是行动和默观中心（Center for Action and Contemplation），由方济各会修士理查德·勒尔（Richard Rohr）神父创建，他就关于伟大信仰中永恒智慧的主题写了不少书。对许多人来说，该中心的代表人物是

---

① 128 个字，此处指下列引文的原文是 128 个字。

辛西娅·布尔吉奥特（Cynthia Bourgeault），她传授所谓的"非二元式基督教"教义。[27] 她的兴趣之一是探索科学和精神的对话，特别提到了 20 世纪古生物学家和神秘主义者皮埃尔·泰尔哈德·德·夏丹（Pierre Teilhard de Chardin）的观点。

基督教非二元论的推广是一种革命性的矛盾修辞法。几个世纪以来，来自所有三种闪米特信仰的神秘主义者不得不非常小心，以避免超越神学上可接受的与上帝的距离。这样做可能会带来可怕的后果。14 世纪的多明我会修道士梅斯特·艾克哈特（Meister Eckhart）是唯一性（unicity）的最杰出的使徒之一，遭到异端指控的他在去罗马为自己辩护的路上死去，而可怜的曼苏尔·哈拉智（Mansur al Hallaj），这位宣称"我就是真理"（ana'l-haqq）的 10 世纪波斯苏菲派圣人，却在底格里斯河畔，在数千人的目睹下，遭受了漫长而可怕的处决。

从非二元论的角度来看，传统宗教不会带来启蒙，只能用来安慰自我。无论这种安慰多么善意，它仍然是《奥义书》中所说的"无知"（avidya），其指的是形而上学的无知，由一个独立的自我的二元假设所助长，与一个看起来与它分离的世界相对立。根据非二元论，正是这种自我占有使我们看不到现实的真实本质。从传统的观点来看，不仅世界，就连神性也永远是"他者"，而《奥义书》的认识是，所有存在的基础是我们最深的自我。[28]

基督徒的身体瑜伽？

回到瑜伽实践的讨论上，一些基督徒试图适应身体瑜伽。在美国，现在有 2000 多万人在做某种体式练习，其中有一个练习版本叫作赞美运动（PraiseMoves），这是一种结合了基督教崇拜和瑜伽伸展运动的锻炼方式。它的创始人劳莱特·威利斯（Laurette Willis）解释说："'瑜伽'这个词是一个梵语单词，意思是'与上帝结合'或'轭缚'。作为一个基督徒，这是不同的轭缚——耶稣说：'我的轭缚是容易的，我的担子是轻省的。'"

威利斯决心让人们远离印度化瑜伽，对对手的底细也了然于胸。她妈妈是瑜伽教练，她自己在 7 岁的时候就开始了姿势练习，经常为全班做示范。她做了 22 年瑜伽，最终自己成为一名教练，才看到了真正的光明。现在，她想"为上帝赢回瑜伽"，尽管尚不清楚她如何将瑜伽与古印度无可争议的联系合理化。

威利斯批评人们说的他们从普通瑜伽课程中获得的平静，在她看来，这不是只有她的上帝才能给予的真正平静，而更多的是她认为的"麻木"。她的课程使用瑜伽姿势，但给它们重新起名，并增加了一段《圣经》中的相应经文。因此，经典的眼镜蛇式变成了"藤蔓姿势"（Vine Posture），并且练习者在练习的时候要背诵《约翰福音》（John's Gospel）："我是藤蔓，你是树枝。你若住在我里面，我住在你里面，你就多结果子；没有我，你什么也做不了。"出于同样的原因，弓式（dhanurasana）变成了"彼得的船姿势"（Peter's Boat Posture），伴随着圣卢克的话来练习："把船开到水深之处，下网打鱼船。"而平衡杆式（tuladandasana）则变成了"天使姿势"（Angel Posture），练习时伴随着对《诗篇》第 91 篇的朗诵："因他要为你吩咐他的天使，在你所有的道路上保护你。"

将体式"改头换面"的工作似乎开始兴起。在加利福尼亚州的恩西尼塔斯（Encinitas），9 所小学的孩子每周参加两次以阿斯汤加瑜伽为基础的课程，这是"生活技能课程"的一部分，"生活技能课程"包括关于道德、营养、一般健康和性格发展的讨论。在一些家长抱怨之后——美国宪法要求学校世俗化——这些姿势的梵语名称被一些对儿童友好的英语名称所取代，比如"袋鼠"、"冲浪"和"洗衣机"。经典莲花坐的练习者可能会惊讶地发现，它现在被称为"十字苹果酱"。拜日式在许多人的印象中与我们星球上所有光、生命和智慧的源头相关，现在变成了平淡无奇的"开启序列"。

这种语义杂耍游戏使组织者能够坚持认为他们只是在教授一种体育锻炼形式。然而，一些不信服的父母争取到了国家法律和政策中心（National Center for Law and Policy, NCLP）的支持，该中心倡导"保护和促进宗教自由以及传统婚姻和父母权利"，并与新保守主义政治和右翼基督教有关联。该案诉诸法院，2013 年 9 月，圣迭戈市高级法院裁定，尽管瑜伽的根源确实是宗教性的，但这种修饰后的锻炼形式没有传播信仰的意图，不违反宪法，因此可以在学校教授。国家法律和政策中心对该判决提出上诉，但在 2015 年败诉。[29]

瑜伽和伊斯兰教

在伊斯兰世界，人们对瑜伽的反应褒贬不一。在伊朗，一些活动已经被禁止，比如在公共场所溜旱冰和遛狗，但古典瑜伽练习活动在过去 10 年里暴增。各种训练班、杂志和电视节目蓬勃发展。甚至一些"希莫加"式新发明也广受欢迎：在 2010 年的 6 个多月里，有 2 万人报名参加了德黑兰的欢笑瑜伽活动。虽然政府还没有干预瑜伽活动，但伊朗瑜伽联合会（Iranian Yoga Federation）表示，他们的老师总是如履薄冰，担心形势随时可能逆转。到目前为止，瑜伽已经成功在一个有着伊斯兰教法和伊斯兰政治体系的国家生存了下来，因为它摆脱了任何可能被认为是亵渎神明的东西。属于国家认证机构的伊朗瑜伽联合会，一直强调瑜伽没有宗教内涵，是具有实际健康益处的世俗放松练习。它的教师总是提到"瑜伽运动"（the sport of yoga），从而将体式与网球或足球相提并论。和其他体育运动一样，瑜伽也举办赛事，并由特别邀请的国际瑜伽老师担任裁判。这种不易觉察的政策似乎奏效了，甚至还有一些毛拉（mullah）在教瑜伽，并且一些高级神职人员的家人也参加了课程。[30]

但是形势仍然不稳定。2014 年春天，巴斯基（basij）在圣城库姆组织了一次会议，讨论可能会破坏"革命和宗教的价值观和理想"的这一"撒旦阴谋"。巴斯基是一个志愿民兵组织，负责强制推行社会礼仪和迫使人们保持政治忠诚。瑜伽太过显眼。参会代表被警告瑜伽可能造成"不可挽回的损失"。其潜台词是它可能导致颠覆性西方化的危险，因为这些瑜伽老师甚至不是伊朗人，而是外国人，最糟糕的是，还有美国人。然而，尽管巴斯基心存疑虑，但一名伊朗瑜伽老师最近告诉英国广播公司，她的信教学生有时报告说，他们在练习瑜伽后能更加专注地祈祷："他们说，当我们去麦加时，我们觉得我们能够因为瑜伽而进行更深入的朝圣。我们的心灵和身体越来越接近我们的信仰。"

其他老师指出，在禁制和劝制原则中表现出来的瑜伽伦理戒律与伊斯兰教的五大支柱 ① 有许多相同的要素。甚至伊斯兰教在礼拜（namaz）② 的日常祈祷程序中所采用的姿势，从瑜伽伸展性角度来看，也可以被认为是一种体式，而穆斯林在祈祷时将中指和拇指并起来的做法，看起来类似于瑜伽印契法。在摩洛哥和沙特阿拉伯，人们对瑜伽非常感兴趣，但在埃及，大穆夫提阿里·戈马（Grand Mufti Ali Gomaa）在 2004 年当选后的第一次声明中宣布瑜伽是一种罪恶的练习。2008 年 11 月，马来西亚政府发布了一项教令（fatwa），禁止瑜伽的一些特征性练习，包括念咒，尽管后来该教令很快就取消了。在人们对瑜伽最感兴趣的首都吉隆坡，瑜伽体式练习目前是被允许的，但是像印度教瑜伽那样的诵经和冥想是被禁止的。在世界上人口最多的伊斯兰国家印度尼西亚，在对身体瑜伽和心灵瑜伽进行类似区分之前，神职人员也宣布了一项教令，容忍前者，但谴责后者。

瑜伽与精神

当然，印度教徒和佛教徒都支持瑜伽，并且大多把它视为一种精神训练。事实上，正如我们在上一章中看到的那样，几年前，印度教美国人基金会发起了一场名为"收回瑜伽"的运动，其声称西方劫持了他们的精神遗产并将其商业化，使其沦为一种愚蠢的盈利活动。在与纽约一位名叫塔拉·斯泰尔斯（Tara Stiles）的瑜伽老师的辩论中，该组织的高级指导茜多·沙（Sheetal Shah）态度坚决：

---

① "五大支柱"即穆斯林应该履行的五项义务，念、礼、斋、课、朝。
② 伊斯兰教中规定的一日五次的祈祷。

将梵语术语基督化、犹太化或世俗化，甚至去掉"唵"和"合十礼"（Namastes）都不足以清除掉瑜伽的指导原则。是的，瑜伽的美在于它既灵活又流畅，但是如果没有它形而上的印度教支撑，瑜伽就会一无所是。[31]

茜多·沙也不同意一百多年前由斯瓦米·维韦卡南达首先倡导的普遍认可的观点，即深刻的瑜伽体验是所有宗教的体验之核心。她认为，在伊斯兰教或基督教等"排外"传统中长大的人，如果深入体验瑜伽，很可能最终会与他们的宗教信仰发生一些冲突。

并非所有这些排外宗教的权威都会同意她。其中一位是大卫·罗森（David Rosen），这位有远见的前爱尔兰首席拉比认为瑜伽提供了"许多恩赐和启示"，并有助于"重新获得可能已经失去的犹太人的智慧和实践"。罗森显然将他的瑜伽观点付诸行动：他旗帜鲜明地支持素食主义，提倡增强生态意识。在瑜伽领域的许多犹太教徒老师中，那些遵守教规的人可能会选择不念梵文咒语或避免在安息日上课。尽管如此，他们仍然觉得瑜伽可以帮助参与者到达定境（kavanah），这种冥想心态被认为是真正的犹太教祈祷和仪式所必需的，也是真正的喀巴拉[①]教义的指路明灯。

SBNR 瑜伽

正如我们在这本书里看到的那样，现代瑜伽是一个混血儿。

---

① 喀巴拉即犹太教神秘主义体系。

它的印度母亲是《吠陀经》和《奥义书》、中世纪巫术、印度教复兴运动和印度民族主义的智慧，而它的西方父亲是以身体健康为基础的基督教道德准则以及通过应用科学方法使人类完美的学说。随着这个混血儿的成长，它沉思的核心被移除了，今天它沿着身心分界线被分成了两半，这令人感到不安。虽然有些老师确实在他们的身体瑜伽教程中加入了精神成分，且少数老师将精神层面作为明确的背景，但大多数老师可能对瑜伽的深层维度一无所知，甚至怀有敌意。

　　然而，社会学家现在发现了一种庞大且不断增长的"精神但非宗教"（spiritual but not religious，SBNRs）的亚文化，它更关注自我发展，而不是教条。现代生活正见证着狂热工作模式、沉重的物质欲望、人际关系与团结的破坏，以及对个人主义的顽固坚持的现象急剧增长。也许这是人类历史上第一次，一个人的社会地位不是由他们明显没有产出的闲暇来判断的，而是由他们的忙碌来判断的。贵族和农奴的历史标记被颠覆了；没有空闲时间意味着我们被重视和尊敬，并为我们赢得尊重。更奇怪的是，失衡也是一种优越的标志。如果名人有一些关于毒瘾、离婚、抑郁和康复的戏剧性事件或书籍能讲或能卖，他们就更容易受到邀约。也许粉丝觉得他们能认同财富和名声的光鲜外表下混乱的人性。或许人们也有点看热闹和幸灾乐祸的心理。许多康复套餐，遵循匿名戒酒会（Alcoholics Anonymous）首创的十二步疗法，都具有强烈的 SBNR 特征，瑜伽也经常被纳入其中。

　　若要为其重塑一个有正面向度的认识视角，瑜伽垫可以成为一个容易转移的神圣空间，即使是在世俗的环境中，如健身房、诊所或杂乱的客厅当中。因此，它的功能与穆斯林祈祷垫或极简主义寺庙没有什么不同，它充当了一个令人上升到另一个存在层次的便携式平台。在治疗背景下，瑜伽被视为一个净化和治愈的过程，垫子的限制可以为这个过程提供一个受保护和私人化的区域，即使它可能在公共场合进行。

神的问题

对于未加入任何联盟的教师和练习者来说，帕坦伽利所概述道路的一个方面往往是有问题的。这就是劝制——"生活法则"的第五条"心住至上"（Ishvara-pranidhana）的概念，这是一个复合词，通常翻译为"对神的奉献"。[32] 问题是：我们在这里谈论的是哪个或谁的神？他是一个暴躁的部落首领，还是一个慈爱但长期缺席的父亲，甚至是一个长着大象头、啤酒肚、爱吃牛奶糖的淘气骗子？还有很多其他可选对象。

"ishvara"（伊什瓦拉）这个词源自动词词根 Öish，意思是"统治，命令，拥有力量"。这个词可能是印度文本中对神最中性的称呼，因为它没有任何形式、个人特征或相关的神话。"ishvara"首先意味着精通。复合词的另一半"pranidhana"，意味着在"应用，奋进，奉献或专注于某事"意义上的投入，而不是这个词更常见的情感含义。在《瑜伽经》中，与"ishvara"共情的方法是重复他的大咒"唵"，这恰巧是整个文本中除了培养积极的思想来对抗消极情绪外唯一特别推荐的做法。[33] 因为这种重复是机械的，而不是情绪上的，它的效果不是增加虔诚的感觉，而是使"头脑向内转，阻碍进步的障碍消失"，[34] 结果是："使三昧的状态圆满。"[35] 换句话说，"心住至上"的实践带来的服从与其说是对宗教感觉的培养，不如说是逐渐放下较粗糙的精神体验，并相应地专注于三昧的深处，即心灵的因果层次。有鉴于此，这一复合词也许最好翻译为"向神臣服"。

在帕坦伽利之前，"ishvara"一词并不常用来指神，而是指地位较高的人，如国王、领主或精神领袖。帕坦伽利文本的重要评注者毗耶娑以哲学家、数论派创始人卡皮拉为例，称其为模范"ishvara"。这开启了一种可能性解释，即《瑜伽经》可能用这个词来指代大师瑜伽士或导师。19 世纪著名的印度学家马克斯·缪勒也沿用了这一解释，将"ishvara"解释为"一个不受痛苦和因果行为影响的特殊存在"，这与其所在文本非常吻合。[36]

理解这些经文的另一种方式是将这位终极瑜伽士视为超越人类主体的永恒自我，打个比方说，就是"最古老教师传统的教师"[37]，或者可能象征着相对显化的最好方面（saguna brahman），即"有品质的绝对"，被当作通向无条件绝对（nirguna brahman）的跳板。尽管各种有神论瑜伽流派都将"ishvara"视为其选择的神，但总的来说，瑜伽在历史上是一条非宗派的道路。因此，13 世纪的密宗作品《达塔特雷亚瑜伽论》，可能是第一个教授明确系统哈他瑜伽的文本，它告诉我们："无论是婆罗门、苦行僧、佛教徒、耆那教徒、迦帕利卡（骷髅师，即湿婆的密宗追随者）还是唯物主义者，具有信仰并不断致力于瑜伽练习的智者都会获得完全的成功。"

总而言之，考虑到这一词语使用的历史，现代瑜伽练习者没有必要把这一词放在基督教的背景下，把"ishvara-pranidhana"等同于"对上帝的奉献"。那些对《奥义书》术语感到亲切的人可以用"ishvara"来表示非个人的自我，而那些更多地从人类潜能发展运动的角度思考的人可能会发现"更高的自我"这一更个性化的概念是有助益的。关注生态的人可能更喜欢一个更异教徒的想法，比如自然母亲的全能力量。

无论内在注意力的焦点是什么，我们都不应该忘记，如同到达彼岸后被抛至身后的船，它也只是一种最终被遗留在身后的手段。帕坦伽利的"三昧圆满"（perfection of samadhi）是"独存"。最后，正如斯瓦米·阿比希克塔南达雄辩地提醒我们的那样，我们在这里谈论的是超越所有名称和形式的无形解放。

语境中的瑜伽

最后，值得记住的是，传统文化被锚定在一个宗教框架内，它们需要稳定性和连续性来滋养。日常生活中的滋养节律和习惯，以自然为根基，并通过人们的生活经历、传唱的歌谣和互相讲述的故事代代相传，所有人都有一种默契，那就是绝不允许个人主义损害群体的整体一致性。这是一个与我们盛行的个人主义文化非常不同的背景。今天的精神追求者随心所欲地来来去去，利用他们忙碌生活中的间隙来尝试各种可能的治疗方法。通常，他们寻求的不是更高级的知识或启迪，而是解决他们目前所面临的问题。许多人受过教育，处于中产阶级，保持怀疑态度，对自己的生活感到某种疏离。正是这种不满，而不是对精神真理的任何有意识的渴望，激发了他们的追求之旅，尽管前者在一定时候

357

很可能酝酿成为后者。

1943 年，有影响力的美国心理学家亚伯拉罕·马斯洛首次阐述了人类需求层次理论，他将处于顶层的需求称为"自我实现"。这个想法在 20 世纪 60 年代兴起，正如我们在第 10 章中所看到的那样，它与关于脉轮层次的瑜伽模型相融合。但没过多久，自我实现的崇高目标就逐渐缩小为马斯洛体系的下一个层次——尊重。为迎合这一点，一个全球产业迅速崛起，致力于把成功的"自我"最优化，使其成为高度可期待的品牌，目前它正蓬勃发展。要说为实现这样一个受人尊敬的自我所付出的所有努力与幸福之间有什么关系，这一点尚不清楚。但是对于许多致力于自我提升的人来说，瑜伽是他们的主要资源之一。如果古代的方法能给现代带来帮助，那是一件美妙的事情，但是智慧的教导只有深深地扎根于一种文化的土壤中，才能结出最多汁的果实。这种文化通常是稳定和健全的，鼓励自然和平衡的生活，而不是神经质和失衡的生活。神圣知识的存在不是为了修补人们的生活或纠正他们的失常，也不是解决任何人类困惑的方法，尽管幸运的是它可能有助于所有这些。正如我们在前面几页中所看到的那样，从文化外壳中提取教义的鲜活的内核是一件精细活。在尝试这样做的过程中，现代世界或许应该留心那些屡试不爽的点子，即关于精神扩张如何最好地建立在人类每日生活中的宝贵局限之上的点子。瑜伽本身不是一种宗教，但是当以正确的精神练习时，它可以逐渐使练习者与所有真正宗教所依赖的永恒原则保持一致。

注 释

引 言

1. 数据源自益普索公共事务机构 (Ipsos Public Affairs) 为《瑜伽杂志》与瑜伽联盟 (Yoga Alliance) 在 2016 年进行的美国瑜伽概况调查。

2. 改编自 Swami Vivekananda, *Raja Yoga*, 第 1 卷, 第 2 章。

3. 这一术语由 Elizabeth de Michelis 在其开创性研究 *A History of ModernYoga: Patanjali and Western Esotericism* (London: Continuum, 2004) 中创造。

4. 重点参考英文学者 James Mallinson 的作品, 如 *The Brill Encyclopedia of Hinduism* (2011) 第 3 卷中的 "哈他瑜伽" 条目, pp. 770–81。

5. 这一主题在第 10 章中讨论。另可参考 Geoffrey Samuel 与 Jay Johnston 编写的跨文化史书籍 *Religion and the Subtle Body in Asia and the West, Routledge Studies in Asian Religion and Philosophy*, Vol. 8 (London: Routledge, 2013)。

6. 参见 Georg Feuerstein, *The Deeper Dimension of Yoga* (Boston, MA: Shambhala, 2003)。 对哈他瑜伽与胜王瑜伽感兴趣者, 可参考 Jason Birch 的作品, 参见网页 http://theluminescent.blogspot. it/。

7. 对身体瑜伽详尽全面的调查可参见 Swami Satyananda Saraswati's *Asana, Pranayama, Mudra, Bandha* (Bihar: Bihar School of Yoga, 2008 reprint)。

8. 在其描述中, 帕坦伽利思想与早期佛教及其在印度灵性领域的前身耆那教的许多流派都十分相似。

9. 有关阿育吠陀概念 "移植" 的讨论, 可参见 Frederick M. Smith and Dagmar Wujastyk, *Modern and Global Ayurveda: Pluralism and Paradigms* (New York:

University of New York Press, 2008)。

10. 参见 James Mallinson and Mark Singleton, *Roots of Yoga* (London: Penguin, 2017); Karl Baier, Philipp A. Maas, Karin Preisendanz (eds), *Yoga in Transformation: Historical and Contemporary Perspectives*, Vienna Forum for Theology and the Study of Religions 16 (2018)。

1.　追溯到何时

1. 参见 Frances Yates, *The Art of Memory* (London: Routledge, 1966)。现代印度传统叙事诗歌的高度可读性记载，可参见 William Dalrymple, *Nine Lives* (London: Bloomsbury, 2009) 中的第 4 章。

2. 德国哲学家 Johann Gottfried Herder (1744–1803) 可能是第一位提出印度是所有文明的摇篮这一观点的，可参见他十分有影响力的作品 *Ideas on the Philosophy of the History of Mankind*。

3. R. Gordon Wasson 曾在其作品 *Soma: Divine Mushroom of Immortality* (New York: Harcourt Brace Jovanovich, 1968) 中尝试讨论。关于此主题最佳的考察仍是德国学者 Alfred Hillebrand 最早于 1927 年出版的 *Vedic Mythology*。

4. 参见 *Rig Veda* 10.135.3; 10.85.8。

5. 中世纪基督教将沉思描述为"死亡的艺术"（ars moriendi）。

6. 少数学者型实践者将学习与精神领悟、诗意视野结合，如格奥尔格·福伊尔施泰因（Georg Feuerstein），他是 *The Yoga Tradition: Its History, Literature, Philosophy and Practice* (Prescott, AZ: Hohm Press, 2001) 与 *The Psychology of Yoga* (NewYork: Shambhala, 2013) 的作者。又如珍尼娜·米勒，她是荷兰印度学家 Jan Gonda 的学生，也是位神智学者。下文所引的《吠陀经》译文均出自她的译本 *The Vedas* (London: Rider, 1974) 及 *The Vision of Cosmic Order in the Vedas* (London: Penguin, 1988)。另可参见他们的合著 *The Essence of Yoga: Essays on the Development of Yogic Philosophy from the Vedas to Modern Times* (Rochester, VT: Inner Traditions, 1998)。

7. *Mahabharata; Shantiparva* 304.2.

8. 参见 *Bhagavad Gita* 2.31–37。

9. *Yoga Sutra* 3.38.

10. 这是他与 Mandana Mishra 著名的辩论。参见 Alistair Shearer, *In the Light of the Self* (Hove: White Crow, 2017)。

11. *Yoga Sutra* 4.1.

360

12. 关于嬉皮士在印度旅行的叙述不少，但关于他们先驱者的故事，参见 Deborah Baker, *A Blue Hand: The Beats in India* (New York: Penguin, 2008)。还可见本书第 5 章注释 1。

13. *Rig Veda* 10.136.

14. 尽管《梨俱吠陀》中提到了弗拉提亚人八九次（如 3.26.6; 5.53.11; 5.75.9; 9.14.2）并将五组弗拉提亚人统称为"五弗拉提亚"（pancha-vratya）(10.34.12)，《阿闼婆吠陀》（第十五卷）专辟一首名为"Vratyasuktha"的赞美诗称颂该团体的神秘情谊。《坦迪亚梵书》（*Tandya Brahmana*）与《奢弥尼雅梵奥义书》（*Jaiminiya Brahmana*）也讨论了弗拉提亚人，还描述了一种名为"vratya-stoma"的献祭仪式，其类似一种瑜伽净化仪式。

15. 参见 *Rig Veda* 1.67.2; 3.26.8。

16. *Rig Veda* 6.9.6.

17. *Rig Veda* 5.40.6.

18. *Rig Veda* 1.164.21.

19. *Rig Veda* 10.47.7.

20. *Rig Veda* 1.16.7.

21. *Yajur Veda* 31.18.

22. *Atharva Veda* 10.

23. *Yajur Veda* 34.3, 34.4.

24. 关于"瑜伽"一词早期用法更多有趣的论述，参见 David Gordon White, *Sinister Yogis* (Chicago: University of Chicago Press, 2009)。

361

2. 森林圣人的遗赠

1. 对相关机制的总结，参见 *Bhagavad Gita* 3.10–15。

2. *Chandogya Upanishad* 8.1.3.

3. *Maitri Upanishad* 6.25.

4. *Maitri Upanishad* 6.29.

5. *Maitri Upanishad* 6.10.

6. *Taittiriya Upanishad* 2.4.1.

7. 如 *Taittiriya Upanishad* 2.7.1.

8. 从 *Taittiriya Upanishad* 1.2.1 开始。

9. *Shvetashvatara Upanishad* 4.6–7. 这一意象还出现在 *Mundaka Upanishad*, 3.1.1–2 中，类似内容还出现在 *Katha Upanishad* 1.3.1 中。

10. *Katha Upanishad* 1.3.13.

11. *Katha Upanishad* 1.3.10. 在基督教语境中，这一旅程被称作"安静祈祷"，这也是"苦行神学"的核心。

12. 在《弥勒奥义书》第 6 卷中进行了生动详尽的论述。

13. *Bhagavad Gita* 5.4–5。

14. *Katha Upanishad* 2.3.10。

15. *Mundaka Upanishad* 1.2.7–9. Translation by Alistair Shearer.

16. 学者们对于这些《奥义书》的完成时期尚有分歧，其中许多作品还存在后来改动与添加的情况，这使得这一问题更为复杂。

17. 一个近现代的例子是拉马纳·马哈利希（Sri Ramana Maharshi），他在 16 岁时经历了一次无意识的灵性体验，之后登上了阿鲁纳恰拉（Arunachala）圣山，此后再未离开，56 年后逝于圣山。他的朝拜者来自全球各地，包括保罗·布伦顿（Paul Brunton），亨利·卡蒂埃·布列松（Henri Cartier Bresson）和威廉·萨默塞特·毛姆（William Somerset Maugham）等人。

18. 试比较亚历山大大帝访问犬儒派哲学创始人第欧根尼（Diogenes）的故事。作为苦行主义者的第欧根尼住在木桶中，怡然自得，在至高无上的征服者到访时他正在享受日光浴。亚历山大大帝问能否为他做些什么，这位圣人答道："我希望你闪到一边去，不要遮住我的阳光。"亚历山大大帝诧异高呼："啊！我若不是亚历山大，我愿是第欧根尼。""我若不是第欧根尼，我仍愿成为第欧根尼。"第欧根尼答道。

3. 伟大的帕坦伽利悖论

1. 这种假翻译在新时代运动时期是很常见的。最成功的是科尔曼·巴克斯（Coleman Barks）对苏菲派大师贾拉勒丁·鲁米（Jalaluddin Rumi）所作波斯语诗歌的翻译，尽管巴克斯既不能读也不能说波斯语，但在过去几年里其译作还是卖出了数百万首。丹尼尔·拉斯基（Daniel Ladinsky）出版了几卷诗集，声称这是另一位苏菲派诗人哈菲兹（Hafiz）作品的翻译，但它们与原作相去甚远，以至于波斯语学者根本无法将译作与原作联系起来。这类译者中最多才多艺的一定是史蒂芬·米切尔（Stephen Mitchell）。在他所谓的"翻译和改编"中，有中国的《道德经》、苏美尔的《吉尔伽美什》、古希腊的《伊利亚特》和《奥德赛》、阿拉姆语的《耶稣所传的福音》和梵文的《薄伽梵歌》。

2. Swami Vivekananda, *Raja Yoga* (1896).

3. 参见 Barbara Stoler Miller, *Yoga: The Discipline of Freedom*(London: Random House,

2009) 封面上的评注。

4. 参见 B. K. S .Iyenger 著 *Light on the Yoga Sutras of Patanjali* (London: Thorsons, 1993) 前言部分。

5. David Gordon White, *The Yoga Sutra of Patanjali* (Princeton: Princeton University Press, 2008).

6. *Yoga Sutra* 2.46–48.

7. *Yoga Sutra* 1.2.

8. *Yoga Sutra Bhashya* 1.1.2.

9. "成就"（vibhuti）一词也出现在《薄伽梵歌》中，它指的是克里希纳毫不费力地展现和编排世界的游戏 (lila)。

10. *Yoga Sutra* 3.38.

11. *Yoga Sutra* 3.43.

12. *Yoga Sutra* 3.37.

13. *Yoga Sutra* 3.51.

14. *Arthashastra* 14.2.42. Patrick Olivelle translation (Oxford: Oxford University Press, 2013).

15. 例如，顺世论者（Charvakas）和胜论派（Vaisheshika）自然主义体系的追随者就是这样。人们常常忘记，用梵语写作的无神论和宗教怀疑主义作品数量比其他任何古代语言都要多。

16. 这些神通包括：把自己缩小到原子大小（animan）；扩展到超大规模（mahiman）；悬浮（laghiman）；瞬间跨越远距离（prapti）；享有不可抗拒意志（prakamya）；控制物质元素（vashitva）；控制生命微妙层次（ishitritva）；满足所有合理愿望（kamavasayitva）。

17. *Yoga Sutra* 3.49–50.

18. *Yoga Sutra* 2.38–3.3.

19. *Yoga Sutra* 3.7.

20. *Yoga Sutra Bhashya* 2.46. 一些权威人士对这一评论的作者是谁有争议，但可以参见 Trevor Leggatt, *Shankara on the Yoga Sutras* (London: Routledge, 1990)。

21. 商羯罗提到的体式有：莲花、乌龟、吉祥、英雄、双腿交叉坐、手拄、支持、王座、杓鹬、大象、骆驼、确认和喜爱。

22. 在 *Direct Experience of Reality*（第 116 节和第 117 节）中，商羯罗对《薄伽梵歌》中的建议（6.13）进行戏仿，即冥想者应该把注意力集中在鼻尖上。Advaitin 大师反驳说，如果有志者这样做，他就只剩下鼻子了！另见商羯罗的

Brihadaranyaka Upanishad 2.4.5 和 4.5.6 部分及相关注释。

23. 参见 Shankara, *Direct Experience of Reality*, 102–126, 143。

24. 这种错误在技术上被称为"身体本身即自我"（dehatmavada）。例如，参见商羯罗对 *Chandogya Upanishad* 8.1.5 的注释；他的原创作品 *The Thousand Teachings* 1.64–5 和 10.1–14 以及他对 *Brahma Sutra* 3.3.54 的注释。

25. *Yoga Sutra* 1.4.

26. *Yoga Sutra* 4.34.

4. 梵歌瑜伽

1. Vinobha Bhave, *Talks on the Gita* [Pavnar,Wardha: Paramdham Prakashan (Gramseva Mandal), 1940].

2. 更多例子可参见第十二书《解脱法》（*Mokshadharma*）的最终章。

3. *Gita* 2.50.

4. *Gita* 6.11–15.

5. *Gita* 17.5.

6. 三性（字面意为"绳线"）包括：悦性（光、纯净）、激性（运动、能量）与情性（质量、惯性）。所有层次的物质构成（原初物质），无论是粗重、精微的，还是因果的，都是这三性不同组合的结果。

7. *Gita* 2.46.

8. *Mundaka Upanishad*, trans. Alistair Shearer, 1.2.12. 试比较 *Dhammapada* 410："他不欲求今生或来世，已解脱贪欲与烦恼，我称此人为婆罗门。"

9. *Gita* 2.45–46.

10. *Gita* 2.48.

11. 若要进行跨文化比较，可参考 14 世纪多明我会先知梅斯特·艾克哈特（Meister Eckhart）有关物质与本质之间完美平衡的阐述："你可能会问'这种漠不关心何以如此高尚？'然后得知，若人的心不为任何偶然的情感所动，悲伤、荣耀也好，诽谤、邪恶也罢，便是真正达到了漠然——如同清风拂山岗。不可动摇的漠然是人与上帝最为相似之处。"出自"About Disinterest", *Meister Eckhart*, trans. Raymond B. Blakney (New York: Harper & Row, 1941)。

12. 参见 *Yoga Sutra* 4.34："三性的目标达成后，便回归最初的和谐状态，纯粹、无所拘束的意识依然存在，永久建立在自身绝对的本质上。这便是开悟。"这种彻底的区分在耆那教与早期佛教的瑜伽体系中都被称为"涅槃"。试与公元 1 世纪耆那教经典，即阿查里亚·康达康达（Acharya Kundakunda）所著《真实宗义》(*Samayasara*) 对比：“灵与非灵共同构成宇宙。必行之事在于区分它们。”

13. *Gita* 4.18–22.

14. *Gita* 5.8–9.

15. 该意象最初出现在 *Rig Veda* (1.164.20–22)：“两只鸟亲密无间，栖居同一枝头。一只品尝甜蜜的无花果，另一只拒绝进食，只是旁观。” 364

16. *Enneads* 1.3.

17. "On solitude and the attainment of God" in "The Talks of Instruction", *Meister Eckhart*, trans. Raymond B. Blakney (NewYork: Harper & Row, 1941).

18. 参见 *Gita* 7.24–27。

19. *Gita* 6.29–30.

20. 源自斯瓦米·普拉巴瓦南达与克里斯托弗·伊舍伍德所译《薄伽梵歌》(1956) 引言。Huxley 在这一具有影响力的译本编辑中发挥了重要作用。

5. 野蛮的人，可疑的名声

1. 详情参阅电视旅行纪录片《东西方的相遇》(*West Meets East*) (BBC 4，2015)，其中还有马林森的朋友和伊顿公学校友——演员多米尼克·威斯特 (Dominic West) 的身影。

2. 我用的是这个词的原意，而不是它后萨义德 (post-Sadian) 时代中的贬义。

3. 哈他瑜伽项目是由欧洲研究理事会 (European Research Council) 资助的一个为期五年的研究项目。通过对文本的语言研究以及对实践者的人种学实地调查来描绘身体瑜伽练习的历史。该项目团队成员中，四位来自伦敦大学亚非研究学院 (SOAS)，一位来自法国远东学院 (École Française d'Extrême Orient) 位于本地治里的联络中心，一位来自位于焦特布尔 (Jodhpur) 的曼·辛格·普斯塔克·普拉卡什王公 (Maharaja Man Singh Pustak Parkash) 研究中心。该研究项目预期成果包括哈他瑜伽 10 个梵文文本的评注版本和注释翻译、4 本专著以及一系列期刊文章、书籍章节和百科全书条目。2016 年 9 月，伦敦大学亚非研究学院为研究瑜伽梵文文本评注版本的学者举办了一次研讨会，2017 年 9 月，又举办了一次关于瑜伽士的研讨会。第三届是关于瑜伽的，于 2019 年 9 月举行。2018 年 2 月，十几位在该领域工作的学者举行了免费线上会议。

4. 参见杰森·伯奇 (Jason Birch)、詹姆斯·马林森和马克·辛格尔顿 (Mark Singleton) 等人的各种出版物，可在 hyp.soas.ac.uk/publications 获取。马林森发表的技术文章包括："A Response to Mark Singleton's Yoga Body" (2011)；"Shaktism

and Hathayoga" (2012); "Yoga and Religion" (2013); "Dattatreya's Discourse on Yoga" (2013) and "Hathayoga's philosophies"。不太学术的介绍可参见马林森的 "Yoga & Yogis", *Namarupa*, 15: 3 (March 2012)。

5. *Chandogya Upanishad* 6.

6. *Mundaka Upanishad* 1.6.

7. 毗湿奴派传统也是现代身体瑜伽之父克里希纳玛查里亚（T. M. Krishnamacharya）所在世系（见第 13 章）。

8. 参见 *Chandogya Upanishad* 6.9.1–6。

9. 例如，《摩诃奥义书》（*Maha Upanishad*）中写道："心胸狭窄的人会说，一个是亲戚，另一个是陌生人。对心胸宽广的人来说，整个世界就是一个家。所以要超脱，要宽宏大量，提升你的思想，享受梵天的自由果实。"(6.71–75)

10. 所采用的手段可能是极端的。为了保证执行他们的禁欲誓言，一些苦行者会用剑或拴在大环上的铅条刺穿他们的生殖器，或把它们拴在铁链上，用挂锁密封。

11. 更多细节请参见 James Mallinson, "Yoga and Sex: What Is the Purpose of Vajroli?", Karl Baier, Philipp A. Maas and Karin Preisendanz (eds), *Transformation: Historical and Contemporary Perspectives* (2018)。

12. *Brihadaranyaka Upanishad* 6.4.10–11.

13. 参见 Michael Witzel, "Female Rishis and Philosophers in the Veda?", *Journal of South Asia Women Studies*, 11:1 (2009), http://asiatica.org/jsaws/11–1/female-rishis-andphilosophers-veda/。

14. 印度对精液的态度请参见 Morris Carstairs, *The Twice Born: A Study of a High Caste Hindu Community* (Bloomington, IN: Indiana University Press, 1957)。卡斯泰尔斯是一名人类学家，在 1968 年至 1972 年担任世界心理卫生联合会 (World Federation for Mental Health) 主席，他认为在近代，遗精是印度男性一个主要和持续的焦虑来源。英国殖民统治下的印度被灌输了一种观念，即遗精是一种医学疾病，对身心有腐蚀和破坏性的影响，19 世纪的西方医学界也普遍这样认为。跨文化视角阐释可参见 Elizabeth Abbott, *The History of Celibacy* (Boston, MA: Da Capo, 1999) ; Carl Olson (ed.), *Celibacy and Religious Traditions* (Oxford: Oxford University Press, 2007)。

15. "五种享乐"(panchamakara) 为打破"左手密宗"禁忌的追随者所享有，它们是：性交（mathuna）、酒（madya）、肉（mamsa）、干粮（mudra）与鱼（matsya）。

16. *Hatha Yoga Pradipika* 1.33.

17. *Shiva Samhita* 1.1.

18. *Shiva Samhita* 3.84.

19. *HYP* 1.61.

20. *HYP* 3.84.

21. Hans-Ulrich Reiker, *The Yoga of Light, The Hatha Yoga Pradipika* (New York: Herder & Herder, 1971). 国际希瓦南达瑜伽吠檀多中心（International Sivananda Yoga Vedanta Centres）的创始人斯瓦米·维斯努瓦南达（Swami Vishnudevananda）也在他 1979 年的译文中同样省略了性能量运行手印法（vajroli）。

22. James Mallinson, *Khecarividya of Adinatha* (London: Routledge, 2007).

23. 参见 Carl Olson, *Indian Asceticism: Power, Violence and Play* (Oxford: Oxford University Press, 2015)。

24. Abu Zayd al Sirafi, *Two Arabic Travel Books, Accounts of China and India, and Mission to the Volga* (New York: New York University Press, 2014), p. 57.

25. Francois Bernier, *Travels in the Mogul Empire*, trans. I. Brock and A. Constable (Delhi: Asia Educational Services, 2004, reprint), p. 321.

26. *The Travels of Ludovico di Varthema in Egypt, Syria, Arabia Deserta and Arabia Felix, in Persia, India and Ethiopia, AD 1503 to 1508*, trans. George Percy Badger (London: Hakluyt Society, 1863), p. 112.

27. Jean Baptiste Tavernier, *Travels in India* (1676), Vol. 1, trans. Valentine Ball, William Crooke (ed.) (New Delhi: Asian Educational Services, 2nd edn), p. 67.

28. 苦行者充当雇佣兵的更多细节请参见 William Pinch's *Warrior Ascetics and Indian Empires* (Cambridge: Cambridge University Press, 2012)。

29. *Weber: Selections in Translation*, trans. Eric Matthews (Cambridge: Cambridge University Press, 1978), p. 220.

30. *The Kautilyan Arthashastra*, R.P. Kangle (ed. and trans.) (New Delhi: Motilal Banarsidass Publishers, 1986 reprint), p. 307.

31. 同上，p. 39。

32. 在他的小说《基姆》（*Kim*, 1901）中，鲁德亚德·吉卜林（Rudyard Kipling）描写了一个在大博弈（Great Game）中为英国秘密安全局工作的间谍头目，其目的是在这场竞争中击败俄国在南亚的势力。他的名字叫 Lurgan Sahib（代号 E23），他把自己伪装成瑜伽士，以便更自由地在全国各地活动。这个角色的原型是一个吵闹的珠宝商人和多才多艺的魔术师，名叫亚历山大·雅各布

366

（Alexander Jacob）。

33. James Tod, *Annals and Antiquities of Rajasthan; Travels in Western India* (London: Smith, Elder & Co., 1829), p. 612.

34. 他们做瑜伽时的灵活身姿可以在如今纳特·马哈曼迪尔（Nath Mahamandir）寺已经破败不堪的壁画中看到，该寺位于焦特布尔郊区。虽然很少有人去参观，但它仍然是一个很有氛围的地方。想要了解这些壁画的当代描绘作品，请参考英国艺术家凯瑟琳·维吉利斯（Katherine Vergilis）的作品。

35. 关于瑜伽的越轨一面的有趣调查，尽管有些夸张，但可参见 David Gordon White, *Sinister Yogis*。

36. Chandra Vasu, *An Introduction to the Yoga Philosophy* (Allahabad: Panini Office, 1915), p. 2.

6. 新月与莲花

1. *Qutab Minar & Adjoining Monuments*, Archaeological Survey of India (2002), p. 30. 另见 Anthony Welch and Howard Crane, "The Tughluqs: Master Builders of the Delhi Sultanate", *Muqarnas*, 1 (1983), pp. 123–166。

2. 参见 Richard M. Eaton, "Temple desecration and Indo-Muslim states", *Journal of Islamic Studies* (2000)。沙贾汗的暴力行为也针对国内。为了成为"世界之王"，他背叛亲父，谋杀了两位兄长以及他们的儿子，随后还杀害了他的两个堂兄弟。

3. Abdul Malik Isami, *Shah Nama-i-Hind*, 3 volumes, trans. A. M. Hussian (Asia Publishing House, 1967–77) quoted in William Dalrymple, *City of Djinns* (Penguin USA, 2000), p. 284.

4. Adul Fazl-i-Allami, *Ain-i-Akbari*, Vol. 3, trans. H. S. Jarrett (Royal Asiatic Society of Bengal, 1948), p. 196.

5. 同上，p. 195。

6. 在一些正统的穆斯林看来，神的惩罚往往是把人类变为比人类更低等的物种。例如，参见 10 世纪塔巴里（Al Tabari）的著作，他是一位颇有影响力的波斯学者。在什叶派的传说中，杀害先知备受人们敬仰的孙子侯赛因·本·阿里（Hussein bin 'Ali）的凶手受到了神的惩罚，变成了一条四眼狗。

367 7. 近期，学者就伊斯兰教、苏菲主义和瑜伽间的关系进行了学术探讨。如 Carl W. Ernst, "Sufism and Yoga According to Muhammad Ghawth", *Sufi*, 29 (1996), pp. 9–29 及其文章 "The Psychophysiology of Ecstasy in Sufism and Yoga", *North*

Carolina Medical Journal, 59: 3 (1998)。也可见 Philipp A. Maas and Noémie Verdon, "On al-Biruni's Kitab Patangal and the Patanjalayogashastra" in Baier, Maas and Priesendanz (eds), *Yoga in Transformation* (2018)。另见 David Gordon White (ed.), *Yoga in Practice* (Princeton: Princeton University Press, 2011)。

8.　参见 Ajit Mookerjee, *Yoga Art* (New York: New York Graphic Society, 1975); Mookerjee and Madhu Khanna, *The Tantric Way: Art, Science and Ritual* (New York: New York Graphic Society, 1977); Philip Rawson, *The Art of Tantra* (London: Thames & Hudson, 1978)。

9.　正如《纽约时报》的一篇文章所述，https://www.nytimes.com/roomforde bate/2012/01/12/is-yoga-for-narcissists。

10.　参见制作精良的编目册 *Yoga: The Art of Transformation* by Debra Diamond, David Gordon White, Tamara Sears, Carl Ernst and Sir James Mallinson (Washington D.C.: Freer Gallery of Art, 2013)。

7. 帝国枷锁

1.　荷兰东印度公司成为企业组织中的典范。到 1796 年该公司破产清算时，其在阿姆斯特丹的股东在公司运营 200 余年间享受了 18% 的年均回报率（有时甚至高达 40%）。

2.　不宜与亲印的沃伦·黑斯廷斯（Warren Hastings）混淆。他是所有英国总督中最受印度人民爱戴的人，审理长达 7 年的哈斯廷斯弹劾案引发了帝国内部两个对立派别的首次公开冲突，其中一派尊重印度传统，另一派则受到自以为是的欧洲中心主义的影响。

3.　Thomas Babington Macaulay, *Education Minute addressed to the Governor General's Council in Calcutta* (2 February 1835). 更多信息请参见 Zareer Masani, *Macaulay: Britain's Liberal Imperialist* (2013)。

4.　*The Lady's Newspaper and Pictorial Times*, 21 November 1857.

5.　麦考利写给父亲的信件，引自 D. D. Basu, *The Rise of Christian power in India* (Calcutta, 1931), p. 803。

6.　参见 *The Collected Works of John Stuart Mill, Volume XXX—Writings on India* [1828]。

7.　在 1853 年 6 月 10 日的 *The New York Herald Tribune* 中，马克思将印度乡村生活描绘成 "有失体统、停滞不前、呆板单调的"，以及 "东方专制主义" 的被动促成者。

8. 参见 *The Serpent Power* (1919); *The Garland of Letters* (1922); *The World as Power* (1922)。

9. 参见 *Paul's Letter to the Corinthians* 9.24–27。

10. "Great Cities and their Influence for Good and Evil", Lecture delivered in Bristol, 5 October 1857, in *The Works*, Vol. 18 *Sanitary and Social Lectures and Essays* (Hildesheim: Olms, 1969), pp. 199–200.

11. Charles Kingsley, "Nausicaa in London: or, The Lower Education of Women", *Health and Education* (London: Macmillan and Co., 1887), p. 86.

12. Henry Reeve, "Popular Education in England", *Edinburgh Review* (July 1861).

368

13. 法国人顾拜旦（le Baron de Coubertin）也持有相同观点。他到拉格比公学参观，看到了团队比赛对学生们产生的影响，这激发了他将古希腊奥运会的传统重新打造为一项现代国际赛事的想法。顾拜旦敏锐地意识到，法国在最近的普法战争中惨败德国，是因为德国军人出众的体能。顾拜旦将奥运会视为一种可以让法国重塑她的力量和民族自豪感的方式，这种想法又回归了传统的运动理念，即认为体育是为了给战争做好准备，斯巴达城邦就是这种文化最好的例证。

14. 塔拉斯塞尔伊（Thalassery）[现在以它的马拉雅拉姆语名特里切里（Tellicheri）著称]，是印度第一个板球俱乐部的所在地。19 世纪 90 年代，当地一位名叫考德雷（Cowdrey）的茶农修建了第一个像样的板球场。考德雷是一位狂热的板球爱好者，为了纪念处于偶像地位的玛丽勒本板球俱乐部（Marylebone Cricket Club），他将 M. C. C. 作为儿子名字的首字母。就像之前的州长乔治·哈里斯一样，迈克尔·"科林"·考德雷（Michael "Colin" Cowdrey）后来为肯特和英格兰队效力，成为有史以来身着英格兰队服的最伟大的全能球员之一。

15. "体操""体育馆"等这些我们所用的词，来源于希腊语 gymnazo，意为"光着身子训练"。在最初的奥林匹克运动会中，运动员都裸体参赛。

16. 对某些人来说，它仍然是。教皇方济各将梵蒂冈板球队 2015 年的英国之旅描述为"神圣计划"的一部分，该计划将团结全球自由网络中的各基督教教派，是一个旨在根除奴隶制和人口贩运的多宗教联合倡议。事实上，公立学校和体育实力仍有关系。英国在 2014 年奥运会上赢得的奖牌中，有一半以上都是由曾在公立学校接受过教育的运动员获得的，尽管在英国，只有不到 10% 的孩子上过公立学校。

17. J. G. Cotton Minchin, *Our Public Schools: Their Influence on English History; Charter House, Eton, Harrow, Merchant Taylors', Rugby, St. Paul's Westminster, Winchester* (London: Swan Sonnenschein & Co., 1901), p. 113.

8. 我们想要自由

1. Swami Dayanand Saraswati, Satyarth Prakhash ["The Light of Truth"] (1875)。

2. 在印度独立以后，这个计划以一种更加普遍的方式延续下去。从 20 世纪 40 年代开始，印度政府开始资助信息和广播部拍摄纪录片，旨在以印度传统文化价值观来教育国民。

9. 武术瑜伽

1. *Bhagavad Gita* 2.21.

2. 人类学家约瑟夫·阿尔特（Joseph S. Alter）是研究印度身体文化的专家。参见 *The Wrestler's Body: Identity and Ideology in North India* (Berkeley, CA: University of California Press, 1992) 及 "The Sannyasi and the Indian Wrestler: The Anatomy of a Relationship", *American Ethnologist*, 19:2 (1992)。关于武术与瑜伽体式发展的关系，洛约拉大学（Loyola University）瑜伽研究项目的毕业生、洛杉矶瑜伽教师罗布·扎贝尔（Rob Zabel）写了一篇卓有参考价值的文章："Martial Medical Mystical: The Triple Braid of a Traditional Yoga" in Karl Baier, Philipp Andre Maas, and Karin Preisendanz (eds), *Yoga in Transformation* (Vienna: Vienna University Press, 2018)。本书后文中许多内容参考了这篇文章，对此我不胜感激。

369

3. 参见 *Katha Upanishad* 1.3.3–6。

4. *Brihat Sharngadhara Paddhati* 1.5, 这是一个兼收并蓄的文本，其中包括对瑜伽的分析。

5. 参见 *Shrimad Bhagavatam*, Book 11。

6. 引自 Edwin F. Bryant, *The Yoga Sutras of Patanjali* (New York: North Point Press, 2009)。

7. 参见 D. C. Majumdar (ed.), *Encyclopedia of Indian Physical Culture* (Baroda: Good Companions, 1950)。

8. 关于当代摔跤苦行僧团，参见 Cynthia Hulmes and Bradley R. Hertel (eds), *Living Banaras: Religion in Cultural Context* (New Delhi: Manohar, 1998)。关于苦行主义在印度武术中发挥作用的学术研究，参见 Joseph S. Alter, *Moral Materialism: Sex and Masculinity in Modern India* (New Delhi: Penguin, 2012)。

9. 参见 Zabel, "Martial Medical Mystical"。对于现代姿势练习中标志性序列的起源和时代，现仍有争议。

10. 选自 D. C. Mazumdar, *Encyclopedia of Indian Physical Culture* (Baroda: Good Companions, 1950) 前言。

11. Joseph S. Alter 在 *The Wrestler's Body: Identity and Ideology in North India* (Berkeley: University of California Press, 1992) 第 17 页中引用了 Patodi 对蒂拉克的评论。

12. 参见 Alter, *TheWrestler's Body*。

13. Gauripada Chatterjee, *Midnapore, the Forerunner of India's Freedom Struggle* (Delhi: Mittal Publications, 1986).

14. 引自 Joseph Alter, *Gandhi's Body: Sex, Diet and the Politics of Nationalism* (Oxford: Oxford University Press, 2001), p. 131。

15. 至今仍有许多心怀抱负的医生坚守希波克拉底誓言，他们发誓"仰赖医神阿波罗、阿斯克勒庇俄斯、阿克索及天地诸神为证，凡授我艺者，敬之如父母"和"凡我所知，无论口授书传，俱传之吾与吾师之子及发誓遵守此约之生徒"。

16. *The Times,* 27 July 1813.

17. 想要了解英国人为何迷恋印度艺人，参见 John Zubrzycki, *Empire of Enchantment; The Story of Indian Magic* (London: Hurst, 2018)。

10. 瑜伽神智学

1. 1883 年，由神智学会出版的伊利法斯·列维《最高科学的悖论》(*The Paradoxes of the Highest Science*) 的开篇语，布拉瓦茨基本人也是该书的撰稿人。

2. 其中包括 Srisa Chandra Vasu, *Shiva Samhita* (1884); M. N. Dvivedi, *Yoga Sutra* (1890); V. L. Mitra, *The Yoga Vasishta* (1891); Srinivasa Iyangar, *Hatha Yoga Pradipika* (1893) and Srisa Chandra Vasu, *Gheranda Samhita* (1895)。神智瑜伽学术的传统一直延续到 20 世纪 60 年代，出版了 I. K. Taimini, T*he Science of Yoga: The Yoga Sutra of Patanjali* (Chennai: Quest Books, 1961)。

3. W. Q. Judge, "Theosophy in the Press", *Path* (1886).

4. H. P. Blavatsky, *Collected Writings* [Vol. 6, 1881–2] (Wheaton, Ill: Theosophical Publishing House, 1982), p. 160.

5. 同上，p. 104。

6. Annie Besant, *An Introduction to Yoga* (1907).

7. 参见 Karl Baier, "Yoga within Viennese Occultism: Carl Kellner and Co.", in Baier, Maas and Preisendanz (eds), *Yoga in Transformation*。这篇文章讲述了维也纳的神

秘学界，对此我不胜感激。

8.　Sigmund Freud, *Civilisation and its Discontents* (NewYork: W.W. Norton & Company, 1962 [first edn. 1930]), p. 19.

9.　Franz Hartmann, "Die Bhagavad-Gita der Indier", *Wiener Rundschau*', 15 (15 June 1899), pp. 250–259.

10.　Franz Hartmann, "The Dangers of Experimenting in Occultism", *The Occult Review*, Vol. 3 (1906), pp. 133–35.

11.　Carl Kellner, *Yoga: An Introduction to the Psycho-Physiological Aspect of the Ancient Indian Yogic Teaching* (1896).

12.　Gustav Meyrink, "The Transformation of the Blood" in Mike Mitchell (ed.), *The Dedalus Meyrink Reader* (Sawtry: Dedalus, 2010), pp. 120–185.

13.　同上；Carl Kellner, *Eine Skizze uber den psycho-physiologishcen Teil der alten indischen Yogalehre*, Dem 111, Internationalen Congress fur Psychologie gewidmet. (Munich, Kassner & Lossen, 1896), p.12–13。

14.　关于这种体验的现代且理性的描述，请参见 Robert Monroe, *Journeys out of the Body* (London: Profile Books, 1989)。

15.　1934 年 5 月 6 日 的 信 件，V. L. Dutko (ed.), *Letters of Helena Roerich*, Vol. 1: 1929–1938 (NewYork: AgniYoga Society, 1954), p. 203。

16.　1934 年 9 月 8 日的信件，同上，p. 297。

17.　1934 年 5 月 6 日的信件，同上，p. 203。

18.　同上。

19.　*Brihadaranyaka* 4.2.3; *Chandogya* 8.6.1–6.

20.　例见 *Vivekachudamani* 159–213。

21.　有趣的论述可参见 Ken Wilber, "Are the chakras real?" in J.White (ed.), *Kundalini, Evolution and Enlightenment* (New York: Doubleday/Anchor, 1979)。

22.　参见 *Yoga Sutra* 3.20–43。

23.　关于精神开放在印度文化中的重要性常被低估，参见 Frederick Smith, *The Self Possessed* (New York: Columbia University Press, 2006)。当然，这种多孔性并不需要涉及超凡脱俗的精神；今天，在充斥着意识形态的病理学中，它随处可见。

24.　H. P. Blavatsky, *Collected Writings* [Vol. 4: 1882–1883], p. 615.

25.　参见 *Yoga Sutra* 3.49–51。

26.　Arthur Avalon (Sir John Woodroffe), *The Serpent Power, being the Shat-chakra-*

nirupana and Paduka-Panchaka (Madras: Ganesh and Co., 1964), p. 22.

27.　参见 Henry Olcott, *Applied Theosophy and Other Essays* (Chennai: Theosophical Publishing House, 1975)。

28.　Vasant G. Rele, *The Mysterious Kundalini* (Pomeroy, WA: Health Research Reprint, 1985), p. 86.

29.　H. P. Blavatsky, *Collected Writings* [Vol. 4: 1882–1883], p. 619.

30.　Kurt Leland 所著 *The Rainbow Body: A History of the Western Chakra System from Blavatsky to Brennan* (Newburyport: Nicolas-Hays Inc., 2016) 对此故事有完整讲述，对此我不胜感激。

11. 斯瓦米的使命

1.　摘自 1892 年 3 月 19 日写给 Swami Ramakrishnananda 的一封信。

2.　引自 Gopal Stavig, *Western Admirers of Ramakrishna and his Disciples* (Kolkata: Advaita Ashrama, 2010)。

3.　*Baltimore News*, 13 October 1894.

4.　引自 John James Clarke, *Oriental Enlightenment* (London: Routledge, 1997)。

5.　维韦卡南达对后宗教时代及愈发凸显个人主义的世界观的相关论述可参见 Elizabeth de Michelis, *A History of Modern Yoga: Patanjali and Western Esotericism* (London: Continuum, 2004)。

6.　Henry David Thoreau, *A Week on the Concord and Merrimack Rivers* (Boston, MA: James Munroe & Co., 1849), p. 74.

7.　Henry David Thoreau, *Walden* (Boston, MA: Ticknor and Fields, 1854), Chapter 2.

8.　惠特曼将自己的名字作为咒语，开发了一种修复和集中冥想的个人方式。他的同胞、几乎和他同时代的诗人阿尔弗雷德·丁尼生也是如此，他一生都在享受冥想给他带来的超然体验。维多利亚时期的桂冠诗人可能会感到十分惊讶，因为他的君主秘密召见一位来自喀拉拉邦的瑜伽士西瓦普利·巴巴（Shivapuri Baba）。这位瑜伽士自称已 200 岁了，他给女王殿下上了 18 堂深奥的灵修课。参见 *The Long Pilgrimage* by J. G. Bennett (London: Hodder and Stoughton, 1965)。

9.　可对比耶稣会牧师、科学家皮埃尔·泰尔哈德·德·夏丹（Pierre Teilhard de Chardi）关于此问题的论述。

10.　"先贤告诫道，这条路狭窄、崎岖不平，如同锋利的刀刃，是最难走的。" *Katha Upanishad* 1.3.14.

11.　*Bhagavad Gita, The Song of God* (1944); *Shankara's Crest-Jewel of Discrimination*

(1947); *How to Know God: TheYoga Aphorisms of Patanjali* (1953).

12. *Ramakrishna and His Disciples* (1965).

13. 可参见 *Vedanta for Modern Man* (1945); *What Vedanta Means to Me* (1951); *An Approach to Vedanta* (1964); *Essentials of Vedanta* (1966); *My Guru and His Disciple* (1980); 刊登在 *Vedanta and the West* 杂志上的众多文章。

14. Christopher Isherwood, *Introduction to What Religion Is in the words of Swami Vivekananda* (Belur: Advaita Ashram, 1972), p. 4.

15. 在这方面，他也是一位开拓者；B. K. S. 艾扬格、帕塔比·乔伊斯和比克拉姆·乔里都跟着他学习瑜伽，以治愈他们在童年落下的疾病。

16. Swami Vivekananda, *The Complete Works of Swami Vivekananda*, 8.160 (Belur: Advaita Ashram, 1947).

17. Swami Vivekananda, "The Work Before Us" in *Lectures from Colombo to Almora* (Madras: Vyjayanti Press, 1897).

18. *Bhagavad Gita*, 2.3.

19. Swami Vivekananda, *Complete Works*, 8.213.

20. 摘自 Sister Nivedita, *Notes of Some Wanderings with Swami Vivekananda* (Calcutta: Udbodhan Office, 1913) 第 8 章。

21. 维韦卡南达，1898 年 7 月的日记，摘自 Sister Nivedita, *Swamiji and his Message* (Advaita Ashrama, Mayavati, 1980), p. 21。

22. 考虑到维韦卡南达在美国的重要地位，他在美国独立日（7 月 4 日）离世也许是最合适的。在埃及时，他准确地预测了法国歌剧明星埃玛·卡尔维（Emma Calve）的死亡日期。

12. 引领潮流者：谜一般的瑜伽士

1. 我们称之为印度的国家原名为巴拉特（Bharat）。

2. *New York American*, 3 May 1910.

3. *New York World*, 5 May 1910.

4. *Los Angeles Herald*, 8 May 1910.

5. *Los Angeles Times*, 22 October 1911.

6. 布兰奇·德弗里斯可以说是美国第一位产生重要影响的女瑜伽老师。她先是在好莱坞教授瑜伽，然后到纽约继续教学生涯，一直到 80 多岁。在她的客户中，很多都是电影明星，她开启了名人练瑜伽的潮流。

7. 结集为 14 卷本 *The Sufi Message of Hazrat Inayat Khan* (1927) 出版。

8. *The New York World-Telegram*, 15 December 1931.

9. 参见 Joseph Laycock, "Yoga for the New Woman and the New Man: The Role of Pierre Bernard and Blanche DeVries in the Creation of Modern Postural Yoga", *Religion and American Culture: A Journal of Interpretation*, Vol. 23, No. 1 (Winter 2013)。

10. Robert Love, *The Great Oom: The Improbable Birth of Yoga in America* (New York:Viking, 2010), p. 237.

11. 更完整有趣的叙述，请参照上一注释内容。

12. 艾哈迈迪教派教徒相信，耶稣圣体被埋葬在克什米尔首府斯利那加市中心的罗萨巴尔（Roza Bal）圣地，在这里，人们尊称他为 Yuz Asaf。

373 **13. 大力士瑜伽**

1. K.V. Iyer, "The Beauties of a Symmetrical body", *Vyayam, the Bodybuilder*, Vol. 1, No. 6 (1927), pp. 163–66.

2. Iyer, *Muscle Cult: A Pro-Em to My System* (Bangalore: Hercules Gymnasium and Correspondence School of Physical Culture, 1930), pp. 41–42.

3. Iyer, "A Message to the Youth of My Country", *Vyayam, the Bodybuilder*, Vol. 1, No. 12 (1927), pp. 245–248.

4. 在各种流行的瑜伽流派中，最极端的可能是 20 世纪 80 年代的火箭瑜伽体系，它由拉里·舒尔茨（Larry Schultz）创立于旧金山。拉里是长期跟随乔伊斯学习瑜伽的学生之一，他重新编排、加速老师的姿势训练，创建了自己的瑜伽馆。这些创新都展现了现代西方体操的影响。

5. 在 1995 年写给《瑜伽杂志》的一封信中，乔伊斯谴责力量瑜伽是一种"无知的健身"。"力量瑜伽"很可能源于沃尔特·巴蒂斯特。随后，他的儿子巴伦·巴蒂斯特和布莱恩·凯斯特（Bryan Kest）都成为瑜伽老师，他们两人首次用这个词来形容他们开创的有氧运动，并将"力量瑜伽"发展成了一个品牌。

6. *The Economist*, 4 June 2009.

7. 参见 Mark Singleton and Jean Byrne's introduction in Byrne and Singleton (eds), *Yoga in the Modern World: Contemporary Perspectives* (London: Routledge, 2008); Janni Mikkonen, Palle Pederson and Peter William McCarthy, "A Survey of Musculoskeletal Injury among Ashtanga Yoga Practitioners", *International Journal of Yoga Therapy*, 18: 1 (2008), pp. 59–64; William Broad, *The Science of Yoga: The Risks and the Rewards* (New York: Simon and Schuster, 2012)。

8. *CounterPunch*, 7 May 2013.

9. 参见 *Elephant Journal*, 22 September 2009 and 4 January 2010; *YogaDork*, 14 September 2009。命解脱瑜伽（Jivamukti Yoga）被宣传为一条极其有益的道路，"能够通过共情给练习者带来启迪"，但实际上，它的发展历史非常坎坷。2014 年，藏传佛教专家罗伯特·瑟曼（Robert Thurman）的儿子德兴·瑟曼（Dechen Thurman），也是电影明星乌马（Uma）的弟弟，承认曾和自己的很多学生发生关系。哥伦比亚大学媒体法教授玛丽亚·斯利瓦（Maria Sliwa）写了一份长达 41 页的报告，详细描述了瑟曼多次痛哭、情绪剧烈波动、威胁自杀并供认自己的性瘾。2016 年，另一位高级命解脱瑜伽教师露丝·劳尔 – 曼尼蒂（Ruth Lauer-Manenti），被她的一位女学生起诉性骚扰，对方要求她赔偿 160 万美元。在庭外和解后，露丝离开了纽约。

14. 迈索尔宫马萨拉

1. B. K. S. Iyengar, *Astadala Yogamala*, Vol. 1 (New Delhi: Allied Publishers, 2012), pp. 51–52.

2. 参见 *Namarupa*, *Categories of Indian Thought*, 19 (2014), p. 11。

3. *Yoga Sutra* 3.7.

4. 诺曼·斯乔曼（Norman Sjoman）是首位指出该联系的学者。他是位加拿大人，也在学习瑜伽，著有 *Yoga Tradition of the Mysore Palace* (New Delhi: Abhinav Publications, 1999)。另一位著名学术界批评家马克·辛格尔顿也研究了迈索尔宫瑜伽学院在姿势瑜伽练习发源中起到的作用，并取得了开创性的成果，尤其是在他的著作 *Yoga Body: The Origins of Modern Posture Practice* (New York: Oxford University Press, 2010) 中。辛格尔顿认为迈索尔王公是创造现代身体瑜伽的关键人物。Jan Schmidt-Garre 的电影 *Breath of the Gods* 以更加简单概括的方式讲述了这个故事，http://www.yogamatters.com/breath-of-the-gods-a-journey-to-the-origins-of.html。

5. 马克·辛格尔顿和阿纳特·拉奥的访谈，*Yoga Body* (2010), p. 194。

6. Gita Desai 和 Mukesh Desai 联合出品的电影纪录片 *Yoga Unveiled: the Evolution and Essence of a Spiritual Tradition* (2004) 中的 A.V. Balasubramaniam。

7. 直到今天，我们经常能看到一些梵学家背诵《吠陀经》，但他们并不知道其中的含义。对我们这些非常重视读写能力的现代人来说，这种现象似乎非常奇怪，但对这些口头传授知识的专家来说，完美无误地传达这种圣音是他们的首要工作，接下来的工作就交给声带来震动发声；任何概念意义都是次要的。

374

8. *Asian Medicine: Tradition and Modernity*, 3: 1 (2007), p. 177.

9. Mark Singleton, *Yoga Body*, p. 200.

10. 同上，p. 186。

11. 同上，p. 177。

12. 参见 *Roots of Yoga* (London: Penguin, 2017)，这是一本全新的、源于印度传统的原始瑜伽教材，介绍了公元前 500 年到公元 1750 年的瑜伽，由马克·辛格尔顿与詹姆斯·马林森编撰成书。

13. 其 中 一 个 版 本 参 见 David Gordon White's *The Yoga Sutra of Patanjali: A Biography* (Princeton: Princeton University Press, 2008), Chapter 12。

15. 狮子王登场

1. B. K. S. Iyengar, *Light on Life: The Yoga Journey to Wholeness, Inner Peace and Ultimate Freedom* (Basingstoke: Rodale, 2008), p. xvii。

2. 同上，p. xix。

3. 同上。

4. 例证参见 https://iynaus.org/research/research。

5. "India yoga guru BKS Iyengar dies"，BBC News, 20 August 2014.

6. 尽管艾扬格瑜伽一直是身体瑜伽的完美代表，但在 Kofi Busia 主编的选集 *Iyengar: The Yoga Master* (Boston, MA: Shambhala, 2013) 中，收录了戈弗雷·德弗里克斯的 "The Secret Gift of the Bandhas" 等文章，文中都阐释了这种练习可以达到的精微深度。虽然从表面来看，艾扬格瑜伽兼具技术性和体操性，并且经常受到其他瑜伽体系这样的批评，但恰当地理解和练习艾扬格瑜伽并不像一些批评者所说的那样受到约束。

7. 到了 19 世纪，印度知识分子已经不再重视印度古典音乐，瑜伽也处于同样的境地，因为当时他们接受的都是英国统治者的教育。殖民者厌恶那些在无知的西方人听来奇怪且和他们不搭调的音乐，也在极力遏制它们的发展。这种抵制部分源于其社会背景，因为自莫卧儿时代以来，印度的音乐家就一直与当地的集市有着紧密联系，他们经常在豪华妓院里表演，周围还围绕着印度舞女。直到印度教复兴运动兴起和斯瓦米·维韦卡南达等人进行文化改造，音乐才开始被西化的印度人视为他们古代和前殖民遗产的一部分，因此他们也应该更重视这个文化遗产。

8. Ellen Barry, "B. K. S. Iyengar, Who Helped Bring Yoga to the West, Dies at 95"，*The New York Times,* 20 August 2014.

9. 参见艾扬格接受的最后一次采访，https://www.youtube.com/watch?v=QOBdVK9_UO4。

10. Silvia Prescott, "My guru, the yoga teacher", *The Guardian*, 22 August 2014.

16. 女性健身

1. 更重量级的资源包括: *Asana, International Yoga Journal* (general); *The International Journal of Yoga Therapy* (medical); *Sutra Journal* (online, for the serious/academic student); *Namarupa* (Indo-cultural) and *Journal of Yoga Studies*, an open-access academic e-journal。信息最全面的在线论坛: http://www.modernyogare– search.org/。其他专业网站包括: http://hyp.soas.ac.uk; http:// theluminescent.blogspot.it/ and http://www.ayuryog.org。

2. Sri Ramana Maharshi, *Talks with Sri Ramana Maharshi 1935–1939* (Tiruvannamalai: Sri Ramanasramam, 1955), p. 21.

3. 啦啦队最初限定成员为男性，而在 20 世纪 40 年代，啦啦队成为女性主导的运动，因为大学里的男生都被征召去参加第二次世界大战。

4. Jack Kennedy, "The Soft American", *Sports Illustrated,* 26 December 1960.

5. 正如行业龙头锡安市场研究（Zion Market Research）预测的那样，https://www.globen-ewswire.com/newsrelease/2016/10/26/882889/0/en/Anti-Aging-Market-Set-for-Rapid-Growth-to-Reach–216–52–Billion-Globally-by–2021–Zion-Market–Research.html。

6. "瑜伽第一夫人" Alexandra Jacobs 的采访，*The New York Times*, 5 April 2013。

17. 开创性的瑜伽女修行者

1. 关于英德拉·黛维的更多信息请参见 Michelle Goldberg, *The Goddess Pose* (New York: Vintage, 2015)。

2. Sharon Gannon, *Yoga and Vegetarianism: The Diet of Enlightenment* (San Rafael: Mandala Publishing, 2008).

18. 挥舞着三叉戟的湿婆神

1. "Atma bodhi" 是少数确切被认为是伟大的吠檀多的原创表达之一。

2. 出自尤加南达的畅销作品 *Autobiography of a Yogi* (London: Rider & Co., 1949), pp. 248, 374。

3. Swami Yogananda, *General Principles and Merits of Yogoda or Tissue-Will System*

of Body and Mind Perfection, Originated and Taught by Swami Yogananda (Los Angeles: Sat-Sanga & Yogoda Headquarters, 1925).

4. 例如，1925 年 1 月 28 日的《洛杉矶邮报》(*The Los Angeles Post*) 告诉我们，"注意力是他的主题，通过身体对主要肌肉的控制来证明"。

5. Yogananda, *Autobiography of a Yogi* (London: Rider & Co., 1949), p. 204.

6. 如 "The Aims and Ideals of the Self-Realization Fellowship" 中所述。参见 http://www.yogananda-srf.org。

7. Paramahansa Yogananda, *The Second Coming of Christ: The Resurrection of the Christ Within You* (Vols 1 and 2, 2008), p. xxi. 另见 *Revelations of Christ* (2010) 和 *The Yoga of Jesus: Understanding the Hidden Teachings of the Gospels* (2007)。

8. 这样的信息已经存在于许多成功的新时代学说和出版物中，如迪帕克·乔普拉（Deepak Chopra）的《成功的七大精神法则》(*The Seven Spiritual Laws of Success*)。标题中包含"力量"一词的自助书籍数量惊人，从中可以看出它的长盛不衰。值得注意的是，20 世纪 30 年代与当下都是充满着经济和政治不确定因素的时代，在面对不可抗拒的全球化潮流时伴随着一种无力感。

9. 出自目击者 Daya Mata，她是位与尤加南达关系亲密的门徒，在 1955~2010 年领导了自我实现联谊会。详见她的文章 "My Spirit Shall Live On: The Final Days of Paramahansa Yogananda", *Self-Realization Magazine* (Spring 2002)。

10. Harry T. Rowe 是加州格伦代尔森林草坪纪念公园公墓洛杉矶殡仪馆主任，*Time Magazine*, 4 August 1952。

11. *Yoga Sutra* 4，重点参考 8–11 和 27–30。

12. Maharishi Mahesh Yogi, *Maharishi Mahesh Yogi on the Bhagavad Gita: A new translation and commentary with Sanskrit text: Chapters 1–6* (London: Penguin, 1967).

13. 当然，这并不是说现代所有的凯亚斯塔都从事这样的职业，就像所有的婆罗门不一定都是牧师一样。尽管如此，这种巧合还是有重要意义的；奥罗宾多·高斯也是凯亚斯塔。

14. 2013 年，大壶节在两周内吸引了大约 1.2 亿名朝圣者。

15. 出自其于 1962 年 8 月在奥地利希格尔对冥想者的演讲。Romy Jacobs Archive，作者个人收藏。

19. 莲花坐姿，食莲者

1. 参见 *The Telegraph*, 12 December 2012。在 1971 年的孟加拉国音乐会上，尚卡

尔不得不向他天真的听众指出，他们不需要为他长时间的西塔琴调音鼓掌："如果你这么喜欢调音，我希望你会更喜欢演奏。"

2. 有关那些令人陶醉的岁月的神话如此强大，以至于人们很容易忘记这场"革命"的局部化和相对特权的性质。在整个"爱之夏"运动期间，美国空军 B–52 远程轰炸机每天向北越投放 800 吨炸弹；比亚法拉的伊博人在尼日利亚内战中不是被残杀，就是被饿死。

3. 更多细节参见 Philip Goldberg, *American Veda* (New York: Doubleday, 2010); Lola Williamson, *Transcendent in America* (New York: New York University Press, 2010)。

4. 1970 年 6 月 20 日，在意大利利维尼奥一次国际冥想课程中的讲座。作者个人收藏。

5. *Bhagavad Gita* 2.50: *yogah karmasu kaushalam*.

6. Richard Hittleman, *Yoga for Health*（New York: Random House, 2013），p.18.

7. 1969 年更名为"西方瑜伽联合会"（The Western Yoga Federation），1973 年注册为慈善机构，次年最终更名为"英国瑜伽扶轮会"（British Wheel of Yoga）。

20. 托钵僧和行骗者

1. Quoted by Maureen Seaberg in "Can Meditation Cure Disease?", *The Daily Beast*, 25 December 2010 and in *Huffpost*, 6 December 2017.

2. 参见 James Mallinson, *The Khecarividya of Adinatha* (London: Routledge, 2007)。

3. https://www.drdo.gov.in/drdo/labs1/DIPAS/English/indexnew.jsp?pg=about-lab.jsp.

21. 有人喜欢热瑜伽

1. 这种现象可能是实际的，也可能是象征性的。对一种将抑郁作为神经系统炎症症状的有趣研究方法的介绍，请参见 Edward Bullmore, *The Inflamed Mind: A Radical New Approach to Depression* (New York: Macmillan, 2018)。

2. 这种本质上的分离在卡皮拉的《数论经》(*Sankya Sutra*) 中有清楚表述，帕坦伽利的教义就是从中衍生而来的："灵魂的束缚并不是因为它被环境所限制；因为这不是关乎灵魂，乃是关乎肉体的事实。因为这个灵魂（原人）与任何可以束缚它的条件或环境无关，它是绝对的……这个所谓的灵魂束缚只是口头上的，而不是现实；因为它存在于心灵，而不是灵魂本身。"(1.14–15 和 58)

3. *Yoga Sutra* 1.2–4; 1.12; 1.15–16.

4. *Bhagavad Gita* 6.33–36; 13.8; 18.52.

5. 引自 Benjamin Lorr, Hell-Bent: *Obsession, Pain, and the Search for Something Like*

Transcendence in Competitive Yoga (New York: St Martin's Press, 2014), http:// www.benjaminlorr.net/characters/。

6. *The Daily Telegraph,* 28 January 2013.

7. Richard Godwin，"He said he could do what he wanted: the scandal that rocked Bikram Yoga"，*The Guardian*, 18 February 2017, quoting Benjamin Lorr, *Hell-Bent.*

8. Clancy Martin，"The Overheated, Oversexed Cult of Bikram Choudhury"，*GQ*, February 2011.

9. Ben Wallace，"Bikram Feels the Heat"，*Vanity Fair*, January 2014.

10. https://www.law360.com/articles/750844/yogi-must-pay-atty-6-4m-punitiveaward-in-harassment-case.

22. 风险和监管

1. Marc Campo, Mariya P. Shiyko, Mary Beth Kean, Lynne Roberts, Evangelos Pappas，"Musculoskeletal pain associated with recreational yoga participation: A prospective cohort study with 1-year follow-up"，*Journal of Bodywork and Movement Therapies*, 22: 2 (April 2018), pp. 418–423.

2. 例如著名瑜伽教师、作家 Donna Farhi。

3. *Yoga Sutra* 2.46–47.

4. *The New York Times*, 12 February 2012.

5. 同上。

6. Swami Gitananda Giri，"Real Yoga is as Safe as Mother's Milk"，*Yoga Life*，28:12 (December 1997)，pp. 3–12.

7. Beth Spindler, *Yoga International* (October 2015).

8. *Brihadaranyaka Upanishad* 3.6.1.

9. https://www.bwy.org.uk/.

10. 瑜伽和阿育吠陀有相似之处。尽管大多数印度阿育吠陀实践者对英国殖民统治的影响持负面看法，但他们遵循了西方的方法和框架来复兴这门学科。因此，阿育吠陀的实践已经脱离了传统的老师－弟子制，进入了正式的教育体系。在批评者看来，这种正式化实际上为阿育吠陀毕业生开辟了一条途径，让他们私下练习对抗疗法，因为现代的阿育吠陀实践者倾向于从对抗疗法的角度来看待他们的训练。于是，阿育吠陀不再扮演传统意义上为预防疾病而建立健康生活方式的角色，而被标榜为美容保健疗法，或患病后的最后处方，这进一步削弱了它的力量。这种营销活动鼓励相对富裕的消费者购买阿育吠套餐作为排毒策略，甚至是一种"纵容"疗法，而不是真正参与实践的更深层次。

11. 当然，这并不意味着瑜伽不能作为一门学科来研究。自 2013 年以来，洛杉矶洛约拉玛丽蒙特大学（Loyola Marymount University）一直在提供两年制硕士学位项目"瑜伽研究"，而伦敦大学亚非研究学院还设有"瑜伽和冥想传统"一年制硕士学位项目，詹姆斯·马林森是该项目的导师。

12. 详情可参见 http://www.keepyogafree.co.uk/article_files/Are-the-british-wheel-of-yogaqualified.html;http://www.skillsactive.com/faqs。

13. Swami Ambikananda Saraswati, "selling yoga back to its teachers is pure neo-colonialism", *The Guardian*, 26 October 2016.

14. Francesca Marshall, "Yoga wars as heads of British ruling body quit in protest of "interfering trustees", *The Telegraph*, 3 May 2018.

23. 科学、精神和减压

379

1. 参见 http://theyogainstitute.org。

2. 参见 Shri Yogendra, *Paramahansa ni Prasad*（1917）。

3. 直到回到印度，他才改用约根德拉（Yogendra）这个名字；在此之前，他被称为尤加南达（Yogananda），但为了避免与 1923 年在美国安家的帕拉马曼萨·尤加南达（Paramahansa Yogananda）混淆，他决定改名。

4. 关于瑜伽治疗抑郁症的一些最新研究可以参见美国心理学协会第 125 届年度大会，https://www.apa.org/news/press/releases/2017/08/yoga-depression。

5. Maharishi Mahesh Yogi, *Thirty Years Around the World, Dawn of the Age of Enlightenment*, Vol. 1 (1957–64) (Seelisburg: MVU Press, 1986), p. 242.

6. 出自 *Maharishi's Message* 1960 年 4 月的抄本 (Washington D.C.: Age of Enlightenment Publications, 1989), p. 6。

7. 出自早期关于超验冥想的畅销作品 Jhan Robbins, *Tranquility without Pills* (New York: Bantam, 1973)。

8. 1960 年 7 月 11 日在剑桥市政厅的演讲。Maharishi Mahesh Yogi, "Deep Meditation", World Pacific Records (1962).

9. 1967 年 2 月于瑞诗凯诗商羯罗查尔雅那加（Shan-karacharya Nagar）所做的演讲。Romy Jacob Archive，作者个人收藏。

10. "How Meditation May Help People With HIV", *Time Magazine*, 30 October 2014. 还可参见 Sumedha Chhatre et al., "Effects of Behavioural Stress Reduction:

Transcendental Meditation Intervention in Persons with HIV", *AIDS Care*, 25:10 (2013), pp. 1291–97。

11. 参见 Roger Chalmers, "Summary of Scientific Research on Maharishi's Transcendental Meditation and TM-Sidhi Programme", 16 April 2014。Retrieved from:https://uk.tm.org/documents/12132/2642888/TM+Research+Summary+Chalmers+16+April+2014.pdf/ea9f914b–6a4f–4a26–b754–ef19d1e2e36e.

12. Richard P. Feynman, "Cargo Cult Science", Commencement Address at California Institute of Technology, June 1974. Retrieved from: http://calteches.library.caltech.edu/51/2/CargoCult.pdf.

13. 不同观点可参见 Thomas A. Forsthoefel and Cynthia Ann Hulmes (eds), *Gurus in America* (Albany: State University of New York Press, 2005), 对比 David W. Orme Johnson 关于超验冥想的研究, http://www.truthabouttm.org/truth/TMResearch/index.cfm。关于科学与精神，参见 Rupert Sheldrake, *Science and Spiritual Practices: Reconnecting through Direct Experience* (London: Coronet, 2018)。

14. 参见 *Yoga Sutra* 3.37 和 3.43。

15. 帕坦伽利并没有像我们理解的那样特别提到"悬浮"。在《瑜伽经》中，他提到"向上移动身体，以避免接触水、泥和荆棘"(3.39)，然后"在空中随意移动"(3.42)。后者似乎与"瑜伽飞行"相对应。重要的吠陀文本《极欲瑜伽》的第六册名为《论精神解放》(*Nirvana prakaranam*)，其中许多节详细描述了通过精神意念升起身体和移动身体的阶段，以及练习这个神功的效果。

16. 这个古老的印度教皇室习俗被称为"匀富"(tuladhana)，由印度莫卧儿帝国统治者贾汗季（Jahangir）复兴。他每年举行两次匀富活动（每年阳历和阴历的第一天），在那天将硬币分发给穷人和有需要的人。

17. *Knight Ridder Tribune Business News*, 13 November 2005.

18. *Hindustan Times*, 11 and 12 February 2008.

19. "Psychological Impacts of Male Circumcision", *CIRP*, http://www.cirp.org/library/psych/.

20. 参见 Rachel Yehuda, "Cultural Trauma and Epigenetic Inheritance", *Development and Psychopathy*, 30: 5 (2018), pp. 1763–1777; Weaver et al., "Epigenetic programming by maternal behaviour", *Nature Neuroscience* 7 (2004), pp. 847–854; McGowan et al., "Epigenetic regulation of the glucocorticoid receptor in human brain associates with childhood abuse", *Nature Neuroscience,* 12: 3 (2009), pp. 342–348。

21. *Chandogya Upanishad* 8.1.1 评注。

24. 四种类型的心灵瑜伽

1. 关于当前针对身体瑜伽的科学研究的讨论，请参见 *Namarupa*, 23(August 2017)。

2. 参见艾奥瓦州马哈利希管理大学（Maharishi University of Management）David Orme Johnson 的著作。关于不同类型冥想的生理学最新研究可参考以下文章：B. R. Cahn and J. Polich, "Meditation states and traits: EEG, ERP, and neuroimaging studies", *Psychological Bulletin of the American Psychological Association* (2006); B. R. Cahn, A. Delorme and J. Polich, "Occipital gamma activation during Vipassana meditation", *Cognitive Processes* (2010); R. Brook et al., "Beyond medications and diet: alternative approaches to lowering blood pressure", *Hypertension: Journal of the American Heart Association* (2013); D. W. Orme-Johnson and K. Walton, "All approaches of preventing or reversing effects of stress are not the same", *American Journal of Health Promotion* (1998); M. Richard, A. Lutz and J. R. T. Davidson, "Mind of the meditator", *Scientific American* (2014); F. Travis and J. Shear, "Focused attention, open monitoring, and automatic self-transcending: Categories to organize meditations from Vedic, Buddhist and Chinese traditions", *Consciousness and Cognition* (2010)。

3. "The Neuroscience of Meditation", *Scientific American*, Vol. 311, Issue 5 (November 2014).

4. 这就是为什么 *Isha Upanishad* 的开篇诗自相矛盾地建议我们"弃绝欲念"（tena tyaktena bhunjitha)。

5. https://www.ncbi.nlm.nih.gov/pmc/articles/PMC4636982/.

6. 参见 H. Beneviste et al., "The Glymphatic System and Waste Clearance with Brain Aging: A Review", *Gerontology* 65 (2019), pp. 106–119。

7. 整个过程在帕坦伽利文本的开篇中得以总结，*Yoga Sutra* 1.2–4。同时参见 *Yoga Sutra* 3.49 和 3.55。

8. 参见 Swami Satyananda Saraswati, *Yoga Nidra* (Bangalore: Nesma Books, 2003)。有关瑜伽休息术效果的研究，可参见 Richard Miller, "Welcoming All That Is: Yoga Nidra and the Play of Opposites in Psychotherapy" in John J. Prendergast, Peter Fenner and Sheila Krystal (eds), *The Sacred Mirror: Nondual Wisdom & Psychotherapy* (St. Paul, MN: Omega Books, 2003)。

9. *Yoga Sutra* 1.38.

10. 对比 *Yoga Sutra* 4.17–19 与奥古斯丁（Augustine）的 *Confessions*, Book 7,

Chapters 10 and 11。 对奥古斯丁来说，"当它肯定地宣布，永定优于变化时"，内在的光便点亮了心灵，也多亏于此，他的心灵也"认识了永定本身"。奥古斯丁因此把投射在他心灵上的光看作对神性的先验经验的基础和来源，就像瑜伽士意识到意识之光来自普遍的原人而不是个人的心灵一样。

11.　这种超越了清醒、做梦和睡眠三种状态的先验觉知，即 *Mandukya Upanishad* 6–8 里描述的"第四状态"。

25. 正念潮流

1.　巴利文经典 *Kayagatasati Sutta*，"Mindfulness Immersed in the Body"。

2.　参见 Barbara Ehrenreich, *Natural Causes: An Epidemic of Wellness, the Certainty of Dying, and Killing Ourselves to Live* (New York: Hachette, 2018)。

3.　数字的统治力是不可阻挡的。乔普拉最新的在线项目是名为"Jiyo wellness"的应用程序，他希望通过这个应用程序将自己的想法扩展到 10 亿以上用户。另一位正在崛起的电子大师是迈克尔·阿克顿·史密斯（Michael Acton Smith），他的应用程序"Calm"吸引了近 100 万人每年花 60 美元订阅每日引导冥想的服务，这些服务通过智能手机发送。该公司刚刚从支持者那里筹集了 2700 万美元（折合 2070 万英镑），这笔资金的注入将"Calm"的市值提高至 2.5 亿美元。

4.　考文垂大学（University of Coventry）的一个研究小组最近发现，包括冥想、瑜伽和太极在内的各种身心干预手段都能影响 DNA。来自 18 项研究的数据显示，846 名参与者的分子变化模式有益于身心健康。其关键是一种名为核因子 kappa B（NF-kB）的基因调节应激分子。参见 Ivana Buric, Miguel Farias, Jonathan Jong, Christopher Mee and Inti A. Brazil, "What Is the Molecular Signature of Mind–Body Interventions? A Systematic Review of Gene Expression Changes Induced by Meditation and Related Practice", *Frontiers in Immunology*（2017）。

5.　参见 Nicholas T. Van Dam et al., "Mind the Hype: A Critical Evaluation and Prescriptive Agenda for Research on Mindfulness and Meditation", *Perspectives on Psychological Science*, 13: 1, pp. 36–61; Richard J. Davidson and Cortland J. Dahl, "Outstanding Challenges in Scientific Research on Mindfulness and Meditation", *Perspectives on Psychological Science*, 13: 1, pp. 62–65; Matthew Abrahams, "Bad Science", *Tricycle*, 28: 2 (Winter 2018)。

6.　参见 Miguel Farias and Catherine Wikholm, *The Buddha Pill: Can Meditation Change You?* (London: Watkins Publishing, 2015)。

7.　Dawn Foster, "Is Mindfulness Making us Ill?", *The Guardian*, 23 January 2016.

8. 参见 *Frontiers of Psychology* 上发表的研究，January 2017, https://www.brown. edu/news/2017-04-20/meditationand https://www.frontiersin.org/articles/10.3389/ fpsyg.2017.00551/full。

26. 希莫加瑜伽

1. 更多细节参见 Georg Feuerstein, *The Deeper Dimension of Yoga* (Boulder, CO: Shambhala, 2003) 第 12 章。

2. *Yoga Journal*, May 2015.

3. *Daily Mail*, 22 February 2013.

4. *Yoga Sutra* 4.1.

5. 参见 www.omyogashow.com。

6. *Ecologist*, 28 February 2012.

7. Alexander Lipski (ed. Joseph A. Fitzgerald), *The Essential Sri Anandamayi Ma: Life and Teachings of a 20th Century Indian Saint* (Bloomington: World Wisdom, 2007), p. 100.

27. 天堂里的麻烦

1. 参见 Stefanie Syman, "How Yoga Sold Out", *Wall Street Journal*, 26 September 2010。

2. 调查数据由益普索公共事务机构代表《瑜伽杂志》和美国主要组织机构瑜伽联盟收集。

3. 这种复杂的情况已有阐述，参见 Sarah Caldwell in "The Heart of the Secret: A Personal and Scholarly Encounter with Shakta Tantrism in Siddha Yoga", *Nova Religion: The Journal of Alternative and Emergent Religions*, Vol. 5, No. 1 (2001), pp. 9–51。

4. "$1.9 Million Awarded In Swami Sexual Case", *The New York Times*, 6 September 1997.

5. Kausthub Desikachar, 10 October 2014, http://kausthub.com/legalclosure. 在发表公开道歉并歇业一年"对自己的行为方式自我反省"后，德西卡哈尔于 2014 年 10 月重返教学岗位。与此同时，指称犯罪发生的各奥地利当局撤销了对他的所有指控。

6. 参见网飞（Netflix）纪录片 *Wild, Wild Country* (2018)。

7. Mary Finnigan and Rob Hogendoorn, *Sex and Violence in Tibetan Buddhism: The*

Rise and Fall of Sogyal Rinpoche (Portland: Jorvik Press, 2019).

8. 参见 William J. Broad, "Yoga and Scandals: No Surprise Here", *The New York Times*, 27 February 2012。

9. 有关该主题的详细调查可参考 Georg Feuerstein, *Holy Madness: The Shock Tactics and Radical Teachings of Crazy-Wise Adepts, Holy Fools and Rascal Gurus* (New York: Paragon House, 1991)。

10. *Yoga Sutra* 1.13.

11. William James, "The Gifford Lectures", *The Varieties of Religious Experience* (1902) (Oxford: Oxford University Press, 2012), p. 32.

12. 这种批评不仅适用于对印度教瑜伽或佛教瑜伽的当前的理解，也与 Phillip Berg 声名狼藉的"加州喀巴拉"(California Kabbalah) 的推广有关。

13. 参见美国佛教徒 Stephen Batchelor 的文章"Why I Quit Guru Yoga", *Tricycle*（Winter 2017）。关于西方佛教团体的一个分支对这些问题的讨论，另见由香巴拉（Shambhala）前成员 Andrea Winn 撰写并于 2018 年 7 月 27 日发布的 *Buddhist Project Sunshine* (Phase 3 Final Report)。

14. 参见 *Teaching Yoga: Exploring the Teacher-Student Relationship by Donna Farhi* (Berkeley: Rodmell Press, 2006)。

15. *Yoga Sutra* 2.33–34.

16. *Vasudhaiva kutumbakam*，参见 *Maha Upanishad* 6.72 and *Hitopadesha* 1.3.71。

17. 参见 http://maclarenfoundation.net/context/schools/。

18. 对于精神结构的清晰的重新评估，参见 Joel Kramer and Diana Alstad, *The Guru Papers: Masks of Authoritarian Power* (Berkeley: North Atlantic Books, 1993)。

19. *Rig Veda* 10. 32. 13–14.

28. 瑜伽可以拯救生命吗

1. *New England Journal of Medicine*, 377 (2017), pp. 13–27. 基于最新研究"全球疾病负担"（Global Burden of Disease）的数据。

2. NHS, "Diabetes: cases and costs predicted to rise", https://www.nhs.uk/news/diabetes/diabetes-cases-and-costs-predicted-to-rise/.

3. RCPCH, "State of Child Health", https://www.rcpch.ac.uk/state-of-child-health.

4. "NHS prescribed record number of antidepressants last year", *British Medical Journal*, 364 (March 2019), https://www.bmj.com/content/364/bmj.l1508.

5. Consumer Insights, Microsoft Canada, "Microsoft Attention Spans Research

Report", 2015, http://www.sparkler.co.uk/microsoftattention/microsoft-attention-report. pdf.

6. Harvard School of Public Health, Obesity Prevention Source, "Television Watching and 'Sit Time'", December 2016, https://www.hsph.harvard.edu/obesity-prevention-source/obesity-causes/television-and-sedentary-behavior-and-obesity/.

7. 任何经典的瑜伽或密宗文本都没有提到松果体。它似乎被 19 世纪 80 年代的神智论者纳入对脉轮系统的理解中。1995 年，马萨诸塞大学医学中心减压和放松项目（University of Massachusetts Medical Center's Stress Reduction and Relaxation Program）的研究人员发现，冥想者的褪黑激素水平明显高于非冥想者。

8. 英国政府报告 *Why Sleep Matters: Quantifying the Economic Costs of Insufficient Sleep*, https://www.rand.org/randeurope/research/projects/the-value-of-the-sleepeconomy.html。

9. https://www.plasticsurgery.org/documents/News/Statistics/2017/plastic-surgery-statistics-full-report–2017.pdf.

10. https://www. the guardian . com/society/2016/8/22/.

11. https://www.theguardian.com/society/2016/feb/16/children-in-england-ranknear-bottom-in-international-happiness-table .

12. 参见 Steffany Haaz Moonaz et al., "Yoga in Sedentary Adults with Arthritis: Effects of a Randomized Controlled Pragmatic Trial", *Journal of Rheumatology*, 42: 7 (2015), pp. 1194–1202。另见 James A. Raub, "Psychophysiologic Effects of Hatha Yoga on Musculoskeletal and Cardiopulmonary Function: A Literature Review", *The Journal of Alternative and Complementary Medicine,* 8: 6 (2003), pp. 797–812。

13. 参见 Rui F. Afonso et al., "Greater Cortical Thickness in Elderly Female Yoga Practitioners—A Cross-Sectional Study", *Frontiers in Ageing Neuroscience* (June 2017)。

14. 例证可见 H. Lavretsky et al., "A pilot study of yogic meditation for family dementia caregivers with depressive symptoms: effects on mental health, cognition, and telomerase activity", *International Journal of Geriatric Psychiatry*, 28:1 (2013), pp. 57–65。

15. "State of the UK Fitness Industry Report", 2019, https://www.forbes.com/sites/ benmidgley/2018/09/26/the-six-reasons-the-fitness-industry-is-booming/#647d30a1506d.

384

16. 参见 Jeremy Carrette, *Selling Spirituality: The Silent Takeover of Religion* (Abingdon: Routledge, 2005); Ronald Purser, *McMindfulness* (London: Repeater Books, 2019)。

17. 所讨论的昆达里尼瑜伽是在20世纪60年代由锡克教大师约吉·巴赞带到西方的。该体系包括充满活力的体式和调息法，但它与真正的密宗实践的关系尚不清楚。正统的锡克教徒与约吉·巴赞保持距离，多年来也有很多对其德行的质疑。

18. 参见 Elvira Perez et al., "Kundalini Yoga as Mutual Recovery: a feasibility study including children in care and their carers", *Journal of Children's Services*, 11: 4, pp. 261–282。

19. 参见 Magloria Borras-Boneu et al., "Mild Cognitive Impairment: the Effect of Kirtan Kriya Meditation on Psychological and Cognitive Status", *The Journal of Alzheimer's Disease*, 12: 7 (July 2016), p. 1001–1002。

20. 任何怀疑这种谨慎是否明智的人都应阅读 *Kundalini: The Evolutionary Energy in Man by Gopi Krishna* (Boulder, CA: Shambhala, 1967)，这是一位在不知不觉中接受女神恩惠者的自传。

21. 参见 cnbc.com, "Hedge fund billionaire Ray Dalio: Meditation is 'the single most important reason' for my success", 16 March 2018; "How billionaire Ray Dalio used 'mantra' meditation to come back from financial ruin", 1 July 2019; "Billionaire Ray Dalio attributes his success to the Beatles and an Indian yogi", 27 August 2019。

22. https://www.bbc.com/news/magazine-24272978.

29. 藏红花的五十种色调

1. 2014年9月27日在联合国大会上的讲话。

2. Maseeh Rahman, "Indian prime minister claims genetic science existed in ancient times", *The Guardian*, 28 October 2014.

3. Gabriel Van Loon (ed.), *Charaka Samhita Handbook on Ayurveda*, Vol. I, Chapter 6, "On Fertility" (Varanasi: Chaukambha Orientalia, 2003), p. 497.

4. Robert F. Worth, "Is billionaire yogi Baba Ramdev India's answer to Donald Trump?" *The Times*, 18 August 2018.

5. "India has been built by saints, yogis, fakirs: Ramdev", *Economic Times*, 29 March 2017.

6. 参见 https://infinityfoundation.com。

7. Rajiv Malhotra, "Is there an American caste system?", https://rajivmalhotra.com/library/articles/american-caste-system-2/.

8. 关于弗劳利作品的介绍，请参见他的 *Gods, Sages and Kings: Vedic Secrets of Ancient Civilisation* (Delhi: Motilal Banarsidass, 1999)。

9. Andrew Duffy, "University of Ottawa students derided for cancelling yoga classes over fears of cultural appropriation", *National Post*, 22 November 2015.

10. 杂志中的访谈，*Namarupa*, Issue 4, Fall 2005。

30. 瑜伽、宗教和精神

1. James Dunn, "Yoga Leads to Satan Says Northern Ireland Priest", *The Independent*, 21 February 2015.

2. John Bingham, "Rowan Williams: how Buddhism helps me pray", *Daily Telegraph*, 2 July 2014. 有关威廉斯的基督教冥想，参见 Santha Bhattacharji, Dominic Mattos and Rowan Williams (eds), *Prayer and Thought in Monastic Tradition: Essays in Honour of Benedicta Ward* (London: Bloomsbury, 2015)。

3. *Proverbs* 8.

4. *Psalms* 46.10.

5. *Psalms* 37.7.

6. *Luke* 17.21.

7. *Luke* 21.31.

8. *Matthew* 6.6.

9. 摘自 *The First Conference of Abbot Isaac on Prayer*（Chapter 35）。

10. Stephen J. Patterson and James M. Robinson (trans.), "The Gospel of Thomas", 出自 Gnostic Society Library, http://gnosis.org/naghamm/gth_pat_rob.htm。

11. *Luke* 8.10.

12. *Matthew* 7.6.

13. *Mark* 4.33–34.

14. 以下文献第一章：*The Mystical Theology and the Divine Name* (first century AD), trans. C. E. Rolt (New York: Dover, 2004), p. 192。

15. *Isaiah* 35.8.

16. *Enneads* 6.9. 值得注意的是，帕坦伽利瑜伽的目标是他所称的"独存"，意为"孤独"。

17. Francisco de Osuna, *The Third Spiritual Alphabet*, trans. Mary E. Giles (Mahwah, NJ: Paulist Press, 2016), p. 31.

18. 参见 https://saccidanandaashramshantivanam.000webhostapp.com/?page_id=5。

386

19. John Nicol Farquhar, *The Crown of Hinduism* (Oxford: Oxford University Press, 1913), p. 457.

20. Swami Abhishiktananda, *Guru and Disciple: an encounter with Sri Gnanananda giri, a contemporary spiritual master* (Delhi: The Abhishiktananda Centre for Interreligious Dialogue, 2014).

21. A letter to Marc Chaduc in James Stuart, *Swami Abhishiktananda: His Life Told through his Letters* (Delhi: ISPCK, 1989).

22. Antony Kalliath, *The Word in the Cave: The Experiential Journey of Swami Abhishiktaananda to the Point of Hindu-Christian Meeting* (New Delhi: Intercultural Publications, 1996), p. 253.

23. 引自 Harry Oldmeadow, *A Christian Pilgrim in India: The Spiritual Journey of Swami Abhishiktananda* (Bloomington, IN: World Wisdom, 2008), p. 142。

24. 1972 年 4 月 24 日的日记条目，出处同上。

25. 摘自 1973 年写给 Murray Rogers 的一封信，引自 Harry Oldmeadow, *A Christian Pilgrim in India*, p.143。

26. 参见: www.johnmain.org。阿拉姆语短语"maranatha"可以翻译成"来吧，主啊"。

27. 参见: https://wisdomwayofknowing.org; Cynthia Bourgeault, *The Heart of Centering Prayer* (Boulder, CO: Shambhala, 2016)。

28. 例如 *Brihadaranyaka Upanishad* 1.4.10："如果一个人崇拜另一个神，认为神是一个，他是另一个，他就是无知。"

29. *Stephen Sedlock et al. v Timothy Baird et al.*, Court of Appeal Fourth Appellate District Division One State of California (2015).

30. 同样，英国瑜伽扶轮会隶属于英国体育委员会（UK Sports Council）。这也是讨好政府的一种尝试——尽管在英国，主导的正统观念是世俗而非宗教的。然而，在这两种情况下，瑜伽更深更精神化的层面实际上被国家法令边缘化了。

31. 参见 Sheetal Shah, "Yoga Is a Hindu Practice", *Huffington Post*, 15 March 2012。

32. *Yoga Sutra* 2.32.

33. *Yoga Sutra* 2.33.

34. *Yoga Sutra* 1.29.

35. *Yoga Sutra* 2.45.

36. *Yoga Sutra* 1.24.

37. *Yoga Sutra* 1.26.

索引*

---

*　索引中页码为英文原书页码，即本书页边码。

图书在版编目(CIP)数据

瑜伽新史：从古印度到现代西方 / (英) 阿利斯戴尔·希勒 (Alistair Shearer) 著；罗金，潘丽妃译. -- 北京：社会科学文献出版社，2024.1
书名原文：The Story of Yoga: From Ancient India to the Modern West
ISBN 978-7-5228-2443-7

Ⅰ.①瑜…　Ⅱ.①阿…②罗…③潘…　Ⅲ.①瑜伽–文化史　Ⅳ.①R161.1

中国国家版本馆CIP数据核字（2023）第169052号

瑜伽新史：从古印度到现代西方

著　　者 / 〔英〕阿利斯戴尔·希勒（Alistair Shearer）
译　　者 / 罗　金　潘丽妃

出 版 人 / 冀祥德
责任编辑 / 杨　轩
文稿编辑 / 邹丹妮
责任印制 / 王京美

出　　版 / 社会科学文献出版社
　　　　　地址：北京市北三环中路甲29号院华龙大厦　邮编：100029
　　　　　网址：www.ssap.com.cn
发　　行 / 社会科学文献出版社（010）59367028
印　　装 / 南京爱德印刷有限公司

规　　格 / 开　本：889mm×1194mm　1/32
　　　　　印　张：18.625　插　页：0.5　字　数：408千字
版　　次 / 2024年1月第1版　2024年1月第1次印刷
书　　号 / ISBN 978-7-5228-2443-7
著作权合同
登 记 号 / 图字01-2022-5390号
定　　价 / 128.00元

读者服务电话：4008918866